U0262877

"十三五"国家重点研发计划项目基金资助

视网膜光学相干断层图像
处理与分析

Retinal Optical Coherence Tomography Image Processing and Analysis

陈新建　石　霏　陈浩宇　陈　强　主编

本书出版由国家重点研发计划"变革性技术关键科学问题"重点专项（项目号 2018YFA0701700）资助

科学出版社

北　京

内 容 简 介

光学相干断层扫描（OCT）可以实现非损伤性、非接触性的眼科影像学检查，能清晰显示视网膜及其病变的细微结构，现已广泛应用于眼科临床。快速、客观、全面、准确的 OCT 图像处理和分析算法，对视网膜疾病的诊断和治疗具有十分重要的意义。本书关注 OCT 成像及其自动分析技术的发展情况，介绍其在视网膜疾病诊断和分析上的应用。全书内容丰富，汇集了国内外多个研究团队的最新研究成果，涵盖视网膜 OCT 图像的预处理、分析和建模技术。除了介绍正常视网膜 OCT 图像处理算法和定量分析方法外，还介绍了病变视网膜的 OCT 图像分析和疾病辅助诊断方法。

本书适合从事视网膜成像、视网膜 OCT 图像处理和分析相关研究工作的人员参考、阅读。

图书在版编目(CIP)数据

视网膜光学相干断层图像处理与分析/陈新建等主编. —北京：科学出版社，2022.8

ISBN 978-7-03-072858-6

I. ①视… II. ①陈… III. ①视网膜疾病-计算机 X 线扫描体层摄影-诊断 IV. ①R774.104

中国版本图书馆 CIP 数据核字(2022) 第 144649 号

责任编辑：惠　雪　沈　旭／责任校对：任苗苗
责任印制：师艳茹／封面设计：许　瑞

科 学 出 版 社 出版
北京东黄城根北街 16 号
邮政编码：100717
http://www.sciencep.com

北京汇瑞嘉合文化发展有限公司 印刷
科学出版社发行　各地新华书店经销

*

2022 年 8 月第 一 版　开本：720×1000　1/16
2022 年 8 月第一次印刷　印张：22
字数：441 000
定价：199.00 元
(如有印装质量问题，我社负责调换)

视网膜光学相干断层图像处理与分析
编　委　会

序

    眼部三维光学相干断层扫描（optical coherence tomography，OCT）使眼科疾病的诊断和处理发生了革命性的变化。OCT 最早提出于 20 世纪 80 年代，而在 20 世纪 90 年代第一次应用于生物医学成像。2002 年出现的蔡司（Zeiss）Stratus OCT 设备是最早得到广泛应用的眼部 OCT 成像系统，该系统提供视网膜的二维深度扫描。随着技术的发展，2008 年左右，多家公司推出了能提供真正的三维体扫描的视网膜 OCT 设备。自此，出现了不同形式的视网膜 OCT 技术：最早的二维时域 OCT 技术每秒可采集 400 条轴向扫描线（称为 A-扫描），然后出现了能将扫描速度提高 50 余倍的频域 OCT 技术，每秒可采集 2.7 万个 A-扫描，以及更新的扫频 OCT（每秒可采集 10 万个 A-扫描）、多普勒 OCT、自适应 OCT 等。随着成像技术的发展，OCT 被广泛应用于临床，最常见的是对视网膜层和视神经乳头的成像分析，并逐渐出现了其他多种应用，如应用于脉络膜、视盘、视网膜血管及其他眼部解剖结构的成像分析。从而，OCT 被用于眼部多种疾病的诊断，并用于指导疾病治疗，包括年龄相关性黄斑变性、黄斑裂孔、视神经乳头水肿、视网膜静脉阻塞、青光眼、视网膜内肿瘤等。

    眼科 OCT 图像量化分析技术始终紧随视网膜扫描仪技术的发展。三维医学影像分析在放射影像、心脏影像及神经影像方面的应用已有数十年的历史，相关研究人员积累了丰富的经验，这些知识可以快速迁移到眼科 OCT 图像分析中。眼科图像分析的重点迅速从二维眼底图像、荧光血管造影及其他定性的二维图像分析转变为定量的三维图像分析，这可以说是所有临床及转化医学中最快的转变。

    该书纵览了最新的视网膜 OCT 图像相关的技术，包括 OCT 图像获取、OCT 图像定量分析及其临床应用，介绍了截至 2018 年的最先进技术。该书共分为 13 章，由陈新建、石霏、陈浩宇、陈强担任主编，多名国际相关领域专家共同编写完成，包括医学成像专家、医学图像分析领域学者及活跃于临床一线的研究型医生。因此，该书给出了眼科 OCT 成像转化应用的真知灼见。从 OCT 成像的物理原理出发，涵盖了 OCT 图像分析的多个领域，尤其关注了 OCT 图像分析在视网膜疾病诊断、治疗、结果预测方面的应用。

    该书第一部分为第 1 章，给出了全书的应用背景与动机，概述了视网膜 OCT 成像的临床应用。第二部分由第 2 章至第 4 章构成，介绍了 OCT 成像的基本原理、基于去噪和增强获取高质量 OCT 图像的方法及具有前瞻性的基于稀疏表示的 OCT 成像算法。第三部分篇幅最长，由第 5 章至第 12 章构成，介绍了 OCT 量化分析方法，重点介绍了图像分割、视网膜形态量化描述及其在视网膜疾病诊断中的应用、视网膜层的光密度定量分析在视网膜疾病诊断中的应用、基于 OCT 的青光眼视神经乳头分析、脉络膜分析等。其中，第 10 章至第 12 章介绍了视网膜层分割难题的解决方法，这些困难主要是由病变导致了视网膜形态和拓扑结构的改变引起的。具体来说，介绍了色素上皮脱离情况下的视网膜层分割、外界膜完整性的定量分析、玻璃膜疣和地图状萎缩的分析，以及常见于年龄相关性黄斑变性、糖尿病视网膜水肿及其他视网膜疾病的症状性渗出紊乱病症的检测与量化。最后一个部分，第 13 章介绍了基于 OCT 图像序列的病变预测，可用于指导治疗方案制订及预测治疗结果。虽然此方法只基于很小的样本进行测试，但给出了一种对时序 OCT 的临床应用的前瞻性探索。

　　该书内容是眼科影像定量分析领域专著的有益补充。该书属于交叉学科领域，体现了 OCT 图像处理领域的最新进展，强调了相关方法的转化意义，展示了医学成像学者、工程师、物理学家、临床医生并肩努力的成果。毫无疑问，该书适用于硕士研究生及以上学习阶段的学生、眼科成像研究人员、眼科影像相关从业者及眼科医生阅读。

Milan Sonka 博士

美国爱荷华大学教授

爱荷华医学影像研究中心主任

IEEE 会士

目　　录

第 1 章 光学相干断层扫描
在视网膜疾病中的应用

医学成像技术和医学图像分析方法的发展总是由临床应用的需要所推动。本章介绍眼的解剖学和视网膜的组织学，描述可以用光学相干断层扫描图像进行分析的多种眼病类型，由此为对视网膜图像分析感兴趣的读者提供必要的背景知识。

1.1 眼和视网膜的解剖结构

1.1.1 人眼解剖结构简介

眼是一种感知光线和视觉信息的器官。人体有 5 种感官，包括视觉、听觉、嗅觉、触觉和味觉，我们所接收到的信息中，超过 80%是通过眼睛感知的视觉获得的。

眼睛的结构就像一个球，不过它不是一个完美的球体。眼球壁有三层结构，包围着三个眼内组件：① 眼球最外面一层的前部是角膜，它是透明的，决定了眼的大部分屈光力；后部是巩膜，由纤维组织组成并保护眼球内部结构。② 眼球的中间层是血管膜，称为葡萄膜，由虹膜、睫状体和脉络膜组成。虹膜中心是开放的，称为瞳孔。虹膜内的肌肉控制着瞳孔的大小和进入视网膜的光量。睫状体负责产生房水并有调节眼的屈光能力。脉络膜位于视网膜外，为视网膜外层提供营养和氧气。③ 最内层是视网膜，是中枢神经系统的延伸，负责将光信号转换为神经信号。眼的内容物包括房水、晶状体和玻璃体。晶状体通过悬韧带连接到睫状体。房水和玻璃体分别位于晶状体的前后方（图 1-1）。

眼睛是一个非常特殊的器官。它的光学介质，包括角膜、房水、晶状体和玻璃体，都是透明的。该特征不仅可以让光线进入眼球的最内层（视网膜），也可以让各种仪器，如光学相干断层扫描（optical coherence tomography，OCT），对视网膜进行成像。

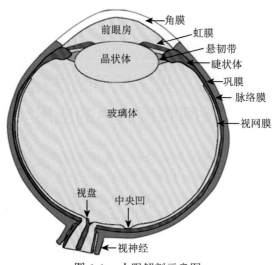

图 1-1　人眼解剖示意图

1.1.2　视网膜的简单组织学

视网膜是眼睛最重要的结构。它是一种神经组织，可将光信号转换为神经信号。

视网膜由十层组成。从内到外，它们是内界膜（internal limiting membrane，ILM）、视网膜神经纤维层（retinal nerve fiber layer，RNFL）、神经节细胞层（ganglion cell layer，GCL）、内丛状层（inner plexiform layer，IPL）、内核层（inner nuclear layer，INL）、外丛状层（outer plexiform layer，OPL）、外核层（outer nuclear layer，ONL）、外界膜（external limiting membrane，ELM）、光感受器（photoreceptor，PR）内外节（inner and outer segments，IS/OS）和视网膜色素上皮（retinal pigment epithelium，RPE）（图 1-2）。除了血管和单层的视网膜色素上皮以外，视网膜是透明的。视网膜的透明度可让光线通过并到达光感受器，在那里将光信号转换为神经信号。

视网膜有两套血液供应系统，即视网膜血管系统和脉络膜血管系统。视网膜血管起始于视盘，在视网膜神经纤维层上分枝，形成三层毛细血管，分别位于视网膜神经节细胞层、内丛状层和外丛状层。视网膜血管系统将氧气和营养供给内层视网膜。而外层视网膜是没有血管的，其氧气和营养由脉络膜毛细血管通过视网膜色素上皮提供。

在眼底照相中，视盘是视网膜的重要标志。它的直径约为 1.5mm，中间是视杯。在视盘颞侧 2.5 个视盘直径处是中央凹，它是黄斑区的中心点。中央凹有大量的视锥光感受器，负责精细视觉和色觉。中央凹没有内层视网膜结构，因此，也没有视网膜血管，使得光线可以到达光感受器而不受任何干扰（图 1-3）。

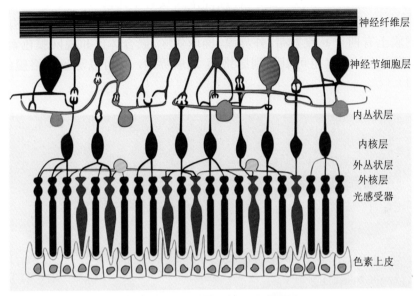

图 1-2　人视网膜结构的横截面图

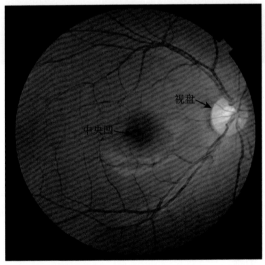

图 1-3　一张正常人眼底照相

1.1.3　正常黄斑的 OCT 图像

OCT 为视网膜的横截面结构提供了高分辨率的成像。组织的反射率由组织本身的光学特性决定。在正常人的黄斑区 OCT 图像上，玻璃体的反射率最低,视网膜神经纤维层是内层视网膜各层中反射度最高的,其在视盘周围处最厚,而在中央凹颞侧最薄。通常,神经纤维层反射率比细胞核层高。OCT 不仅展示了 10 层视网膜结构,还能够详细显示感光器和脉络膜的细微结构[1]。外层视网膜上有四个高反带:外界膜、椭球体区、嵌合体区和视网膜色素上皮/Bruch 膜复合体。它也可以识别脉络膜–巩膜界面,并可以测量脉络膜的厚度(图 1-4)。

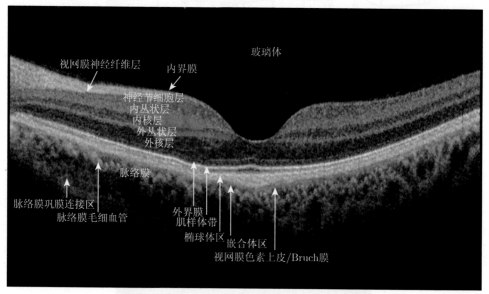

图 1-4　正常人眼视网膜各层在 OCT 上的表现

1.2　玻璃体黄斑交界面疾病

玻璃体是透明结构,填充视网膜前方的空间。在生理条件下,玻璃体为视网膜提供机械支撑。然而,玻璃体可能随着衰老或病理条件而退化。得益于 OCT 为玻璃体黄斑交界面提供的高分辨率横截面成像,相关疾病直到最近才被很好地认识。

1.2.1　玻璃体黄斑粘连

玻璃体黄斑粘连的定义为在中央凹处玻璃体粘连,而周围的玻璃体脱离,视网膜内结构不发生改变[2]。玻璃体黄斑粘连是一种生理状态,而非疾病。大多数人在出生时其眼睛具有完全的玻璃体视网膜粘连,并随着衰老发展为玻璃体后脱离。玻璃体与视网膜粘连最紧密的地方在中央凹、视盘和其周边视网膜。玻璃体后脱离的过程始于旁中央凹区域。根据粘连的范围，玻璃体黄斑粘连可以进一步分类为局灶性（≤1500μm）和广泛性（>1500μm）粘连（图1-5）。

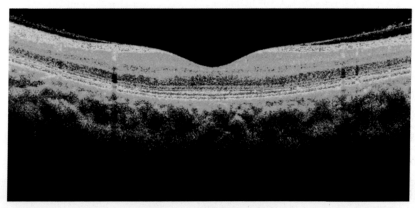

图1-5 玻璃体黄斑粘连

在旁中央凹区域可以看到玻璃体与视网膜分离，需要注意的是，视网膜内的结构并没有发生形态的改变

1.2.2 玻璃体黄斑牵引

玻璃体黄斑牵引（vitreomacular traction，VMT）的定义为玻璃体在旁中央凹处脱离，但在中央凹处紧密粘连，并改变了视网膜内的结构[2]。中央凹处的牵引可导致视网膜内表面的轮廓变化、视网膜内假性囊肿和视网膜与视网膜色素上皮的分离。这些变化导致视物变形和视力下降。根据粘连的范围，玻璃体黄斑牵引可以分类为局灶性（≤1500μm）和广泛性（>1500μm）牵引（图1-6）。

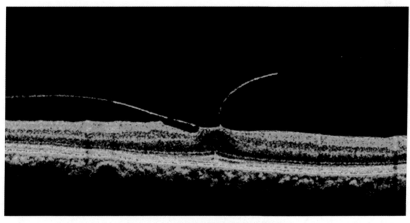

图1-6 局灶性玻璃体黄斑牵引

OCT显示玻璃体后界膜的高反射带未完全从视网膜上脱离下来，并且引起了中央凹处视网膜内表面略微升高及

视网膜内结构的变化

1.2.3　全层黄斑裂孔

全层黄斑裂孔（full thickness macular hole，FTMH）的定义为中央凹处全层视网膜组织的中断。视网膜的开口累及从内界膜到感光器的所有神经视网膜层次。在眼底照相中，黄斑裂孔通常是圆形的，在孔周围环绕着水肿的视网膜。

基于生物显微镜检查，Gass[3] 将黄斑裂孔分为 4 个阶段：第 1 阶段，即将出现黄斑裂孔；第 2 阶段，小孔；第 3 阶段，大孔；第 4 阶段，全层黄斑裂孔伴玻璃体后脱离（posterior vitreous detachment, PVD）。现在，有了 OCT，阶段被重新定义：第 1 阶段现称为玻璃体牵引；第 2 阶段是一个小型或中型黄斑裂孔，伴有玻璃体黄斑牵引（图 1-7）；第 3 阶段是伴有玻璃体黄斑牵引的中型或大型黄斑裂孔；第 4 阶段是不伴有玻璃体牵引的黄斑裂孔（图 1-8）[2]。

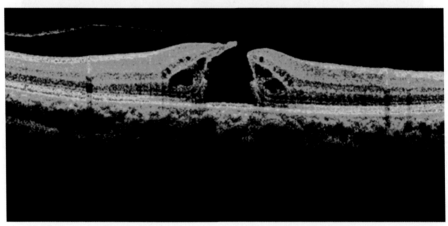

图 1-7　伴有玻璃体黄斑牵引的小型全层黄斑裂孔

OCT 图像显示玻璃体附着于孔的边缘及视网膜内囊样改变

OCT 可以帮助测量黄斑裂孔的直径。不同层的直径不一致，中间最窄。因此，通常测量两个直径，即最小直径和底部直径。黄斑裂孔的直径通常为 50~1000μm。此外，OCT 可以显示黄斑裂孔的细节形态变化，孔周围通常有一些视网膜内囊肿。

OCT 还有助于黄斑裂孔的鉴别诊断。有些假性黄斑裂孔的病例实际上是由视网膜前膜引起的，中央凹周围视网膜厚度增加但没有神经视网膜组织的中断（图 1-9 和图 1-10）。还有一些病例为板层黄斑裂孔，内层视网膜出现中断，而不是全层视网膜裂孔。

OCT 还可用于手术修复黄斑裂孔的随访。在黄斑裂孔的修复过程中，首先黄斑裂孔的内层会相互连接，而外层视网膜断裂的修复需要更长的时间，这也解释了手术后较长时间内患者都无法恢复较好的视力的原因。修复后的黄斑裂孔形态可分为三种模式：U 形（正常中央凹轮廓）、V 形（陡峭的中央凹轮廓）和 W 形

（神经视网膜中央凹缺损）。这种分类系统与术后视力恢复相关[4]。

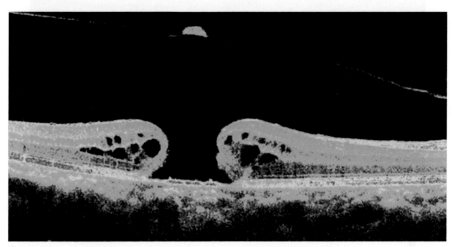

图 1-8   不伴有玻璃体牵引的大型全层黄斑裂孔

OCT 图像显示全层裂孔并伴有视网膜内囊腔和上方孔盖

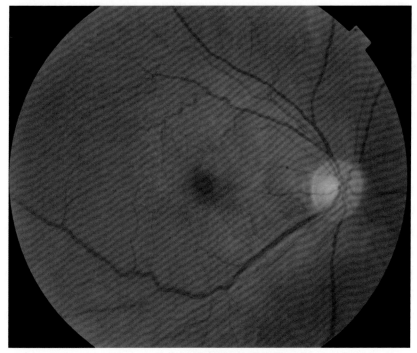

图 1-9   一例视网膜前膜患者的眼底照

图中显示黄斑区除中央凹外有纤维增殖膜，像是一个黄斑裂孔

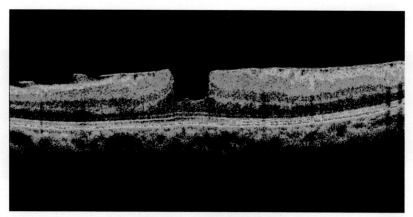

图 1-10　图 1-9 中病例的 OCT 图像

图中显示视网膜表面的高反射带，可见视网膜内表面变扁平，视网膜增厚；没有视网膜组织的中断，中央凹表现
为黄斑假孔

1.2.4　视网膜前膜

视网膜前膜（epiretinal membrane, ERM）是视网膜内表面纤维细胞组织的增殖（图 1-9）。在 OCT 上，表现为神经视网膜表面一条中到高反射性的线。视网膜前膜与视网膜内表面在多个位置粘连。这些粘连有的很宽，有的比较局限。有时在视网膜前膜的早期阶段，粘连的范围可能非常宽，以致粘连区域不容易被分辨出来。这些情况在 OCT 上的表现是视网膜内表面变扁平（图 1-10）。

OCT 不仅可用于诊断视网膜前膜，还可为制订手术计划提供帮助。从 OCT 图像中，眼底外科医生可以识别视网膜前膜和内界膜之间距离最大的区域，这是剥膜时起瓣的最佳位置，可以避免损伤视网膜组织[5]。

1.2.5　高度近视牵引性黄斑病变

高度近视的发病机制是眼球的轴向伸长。巩膜重塑并伸长，但视网膜组织和脉络膜不会与巩膜等效伸长，特别是内界膜和视网膜血管[6]。

高度近视牵引性黄斑病变（myopic traction maculopathy, MTM）的形态特征包括以下几种：

（1）玻璃体黄斑交界面的玻璃体粘连和牵引。粘连不仅限于中央凹，还包括其他位置，尤其是大血管。

（2）视网膜劈裂，指视网膜内层间的分离，是由视网膜内层表面的牵引力引起的。

（3）光感受器的破坏，可表现为"外层板孔"。

（4）中央凹局限性视网膜脱离，无全层黄斑裂孔（图 1-11）。

（5）全层黄斑裂孔伴有或不伴有视网膜脱离。

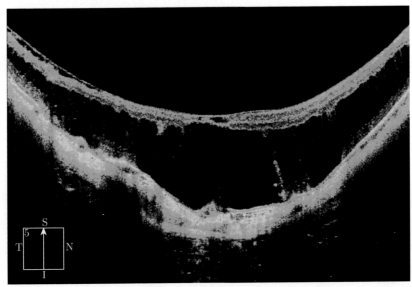

图 1-11　一例高度近视黄斑病变患者的 OCT 图像

可见有玻璃体界面牵引、视网膜劈裂、光感受器的破坏

1.3　青光眼和视神经病变

青光眼是一组以视神经进行性退化为特征的眼部疾病。OCT 可以提供疾病的早期诊断和进展监测[7]。因为视网膜是中枢神经系统的延伸，许多中枢神经系统疾病可能在视网膜和视乳头上有所表现。

有几种不同的商用 OCT 设备可提供不同的扫描和分析模块。一般来说，有三个重要的视网膜 OCT 指标用于测量青光眼和视神经病变，包括视乳头周围视网膜神经纤维层厚度、黄斑区神经节细胞层厚度和视乳头形态。

1.3.1　视乳头周围视网膜神经纤维层厚度

视网膜神经纤维是视网膜神经节细胞的轴突，它构成了位于 ILM 下方的 RNFL。RNFL 具有高反射率，可以在 OCT 图像上被轻松识别和分割。神经纤维在视乳头处穿出眼球并通过视神经连接到大脑。因此，RNFL 的厚度在视乳头周围区域是最大的。通常，OCT 提供以视神经乳头（optical nerve head，ONH）为中心的立方体扫描并产生 RNFL 厚度图。在 3.4mm 直径圆范围内计算每个位置的 RNFL 厚度，还计算了每个钟点和每个象限的平均厚度。将结果与正常人数据库的分布进行比较，并用颜色来表示检查结果与正常数据库的差异。RNFL 厚度的对称性也会被计算出来[8]。在青光眼的早期阶段，RNFL 的损害主要发生在颞上和颞下束，在青光眼晚期，在所有累及区域可出现 RNFL 的弥漫性变薄（图 1-12）。

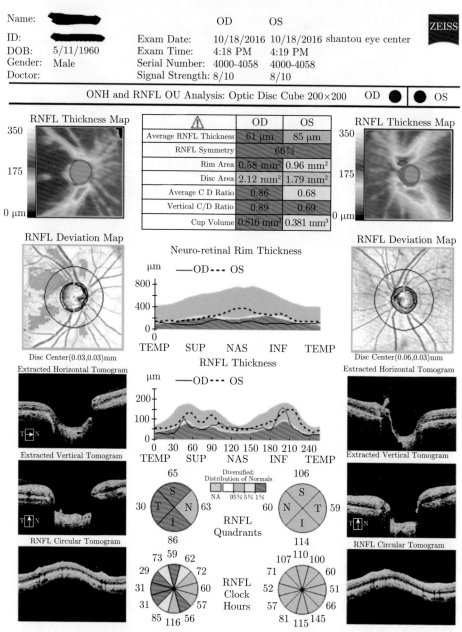

图 1-12　一例青光眼患者的视乳头周围视网膜神经纤维层厚度分析和视乳头形态分析

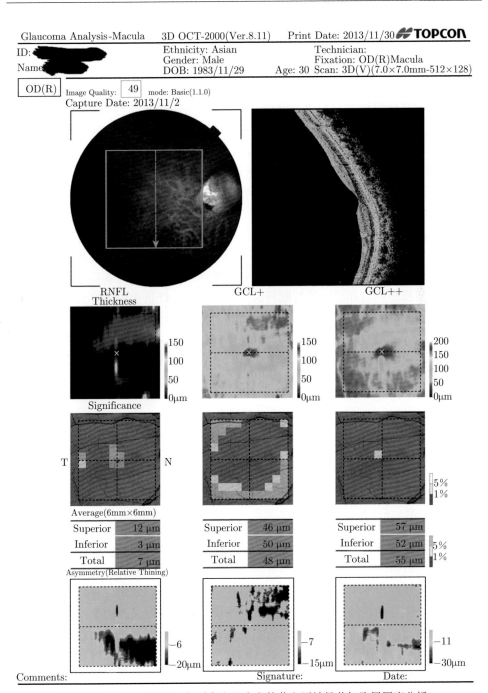

图 1-13　一例原发性开角型青光眼患者的黄斑区神经节细胞层厚度分析

1.3.2 黄斑区神经节细胞层厚度

神经节细胞层在 OCT 上表现为相对较低的反射层，位于 RNFL 和 IPL 之间，在黄斑区域最厚。然而，基于反射强度分割神经节细胞层是困难的。因此，经常把它和其他层放在一起进行测量。在蔡司 Cirrus OCT 中，GCL 分析包括了神经节细胞层和内丛状层。在 Optovue OCT 中，神经节细胞层复合体包括 RNFL、GCL 和 IPL。Topcon OCT 提供了黄斑 RNFL、GCL + IPL 和 RNFL + GCL + IPL 厚度测量。扫描区域分为多个区域。将黄斑区神经节细胞层厚度结果与正常数据库相比较，再用颜色表示比较的结果。对于青光眼患者，其神经节细胞层厚度减少[9]（图 1-13）。

1.3.3 视乳头形态

视神经乳头的形态是用生物显微镜分析视神经损伤程度的重要参数。在 OCT 中，视盘和视杯的边界可以用与眼科医师进行的主观评价类似的方式进行自动分割。视盘的边界被定义为 Bruch 膜的止端。然后，软件可以自动计算视盘面积、视杯面积、边缘面积、平均杯盘比（cup-to-disc ratio，C/D）、垂直杯与盘的比率。最后，将这些参数与正常数据库进行比较[10]。对于青光眼患者，其杯盘比增加，盘缘厚度减小（图 1-12）。

1.4 视网膜血管疾病

视网膜血管疾病包括视网膜动脉阻塞、视网膜静脉阻塞、视网膜血管炎、糖尿病性视网膜病变等。

1.4.1 视网膜动脉阻塞

视网膜动脉阻塞（retinal artery occlusion，RAO）是视网膜血液供应的突然阻塞。它可以进一步分为视网膜中央动脉阻塞和视网膜动脉分枝阻塞。在眼底照相中，视网膜在生理条件下是透明的，而在视网膜动脉阻塞时，视网膜变白、变混浊。中央凹处的视网膜缺乏内层组织，不受视网膜动脉阻塞的影响，因此中央凹处仍然是透明的，可透见视网膜色素上皮的红色，周围包绕着白色不透明视网膜，称为"樱桃红斑"（图 1-14）。在 OCT 上，视网膜内层的厚度在急性期会增加，然后随着视网膜变白消退后降低[11]。除了视网膜厚度的变化，内层视网膜的光密度也会增加，这提示视网膜的缺血，而视网膜外层光密度的降低则是由视网膜内层的光影效应引起的（图 1-15）[12]。进一步的研究表明，内层和外层视网膜的光密度比与视网膜中央动脉阻塞患者的视力结果相关[13]。

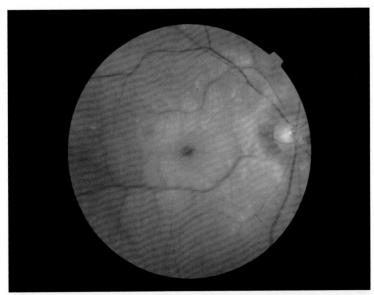

图 1-14　一例视网膜中央动脉阻塞患者的眼底彩照

图中显示"樱桃红斑"

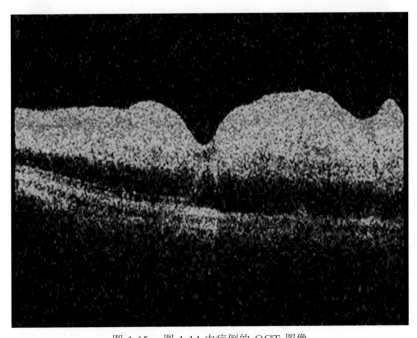

图 1-15　图 1-14 中病例的 OCT 图像

显示弥漫性视网膜增厚，内层视网膜呈现高反射，而光感受器和视网膜色素上皮的反射性下降

1.4.2　糖尿病性视网膜病变

糖尿病性视网膜病变（diabetic retinopathy，DR）是糖尿病患者视力丧失的最常见原因，也是工作年龄成人失明的主要原因。它是由微血管内皮细胞的损伤引起的。糖尿病性视网膜病变的临床表现包括视网膜出血、硬性渗出、棉绒斑和黄斑水肿（图 1-16）。

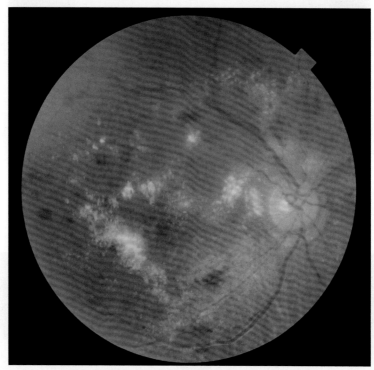

图 1-16　一例糖尿病性视网膜病变患者的眼底彩照

照片中显示黄斑中央凹周围广泛的硬性渗出和散在点状出血

在 OCT 上，棉绒斑在视网膜内层是局部的高反射性点。它的出现表明视网膜缺血。硬性渗出呈高反射点，位于视网膜更深层。它们是由从异常的视网膜毛细血管漏出细胞外的脂质引起的。

黄斑水肿是黄斑区积液。临床上，黄斑水肿被定义为黄斑视网膜的增厚。在 OCT 上，有三种类型的黄斑水肿：浆液性视网膜脱离、视网膜内囊肿和弥漫性视网膜增厚。大多数黄斑水肿是这些特征的组合（图 1-17）。除了横断面形态，OCT 还提供黄斑区视网膜厚度的定量测量，可根据早期治疗糖尿病视网膜病变研究（early treatment diabetic retinopathy study，ETDRS）的 9 个标准区域分别计算厚度（图 1-18）。视网膜厚度可用于监测黄斑水肿的进展及其对治疗的反应[14]。

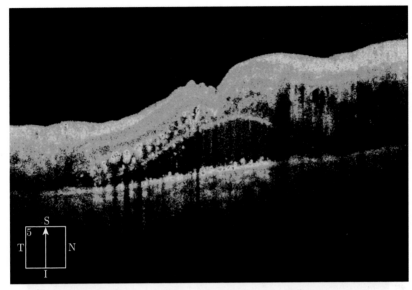

图 1-17　图 1-16 中病例的 OCT 图像

显示神经上皮层内的高反射性点，对应于大范围的硬性渗出、视网膜内囊肿和浆液性视网膜脱离

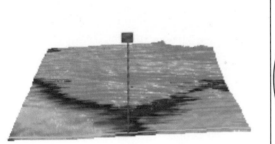

ILM-RPE

（a）视网膜厚度图

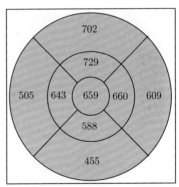

ILM-RPE厚度/μm

（b）9个ETDRS区域的平均视网膜厚度

图 1-18　视网膜厚度图和 9 个 ETDRS 区域的平均视网膜厚度

1.4.3　视网膜静脉阻塞

视网膜静脉阻塞（retinal vein occlusion，RVO）可涉及视网膜中央或分枝静脉。视网膜静脉阻塞的临床表现包括视网膜出血、棉绒斑、视网膜硬性渗出物和黄斑水肿。其 OCT 外观类似于糖尿病性视网膜病变（图 1-19 和图 1-20）。

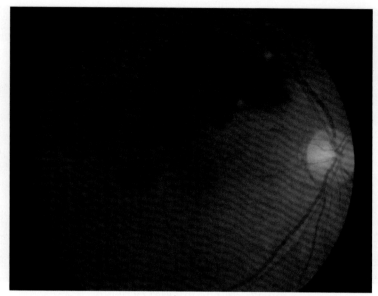

图 1-19　一例视网膜静脉分枝阻塞患者的眼底彩照

照片中显示颞上方视网膜的火焰状和点状出血、棉绒斑和静脉迂曲

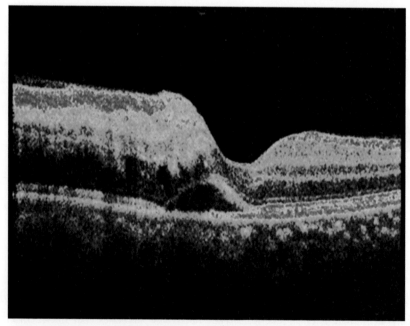

图 1-20　图 1-19 病例的 OCT 图像

图中显示视网膜增厚、内层视网膜高反射和中央凹处浆液性视网膜脱离

1.5 外层视网膜变性

外层视网膜层包括外核层、光感受器内节和外节层、视网膜色素上皮层。外层视网膜变性可由基因突变引起，或继发于其他因素，包括视网膜挫伤、视网膜脱离、炎症、中毒或年龄相关性黄斑变性（age-related macular degeneration，AMD）。

光感受器的退化是外层视网膜疾病的主要特征。光感受器在视觉中起着关键作用。因此，光感受器的退化将导致视觉障碍。在 OCT 上，光感受器内节椭圆体带的破坏与视觉丧失相关。此外，视网膜厚度会减小，特别是在视网膜外层（图 1-21 和图 1-22）[15]。

在眼底镜检查中，RPE 的变化是由局部色素的迁移性改变（色素减退和色素沉着过度）所致。在 OCT 上，它看起来像 RPE 变形或变厚，可能形成不规则形态，在某些情况下会出现 RPE 萎缩。在 OCT 上，除了 RPE 层的损失外，由于失去 RPE 的阴影效应，脉络膜的光密度会增加（图 1-21 和图 1-22）[16]。

玻璃疣是位于 Bruch 膜和 RPE 之间的退行性结节形成物。它由蛋白质、脂质、黏多糖和其他成分组成，是年龄相关性黄斑变性的一个标志性特征。在 OCT 上，它的特征是具有低或中反射性的 RPE 下结节（图 1-21 和图 1-22）[17]。

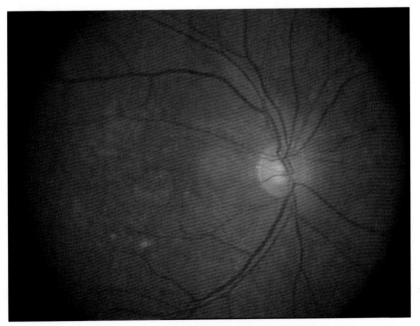

图 1-21 一例外层视网膜变性患者的眼底彩照

图中显示中央凹处视网膜色素上皮细胞地图状萎缩和旁中央凹区域的一些软性玻璃疣

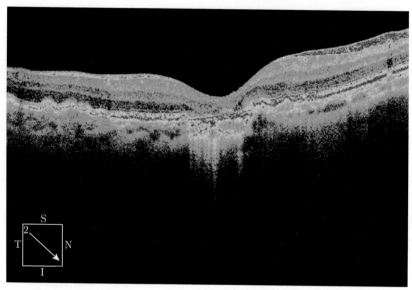

图 1-22　图 1-21 中病例的 OCT 图像

图中显示中央凹处视网膜色素上皮的缺陷，由于 RPE 的阴影效应减弱，脉络膜的反射率增加，光感受器内节椭圆体区破坏和外核层萎缩均可见于地图状萎缩区。在颞侧旁中央凹区，可见多个 RPE 隆起灶，RPE 下存在中反射物，这些是玻璃疣

1.6　脉络膜新生血管和息肉状脉络膜血管病变

　　脉络膜新生血管（choroidal neovascularization，CNV）是从脉络膜血管长出，穿破 Bruch 膜进入视网膜下或 RPE 下的新血管。脉络膜新生血管的病因包括年龄相关性黄斑变性、高度近视、眼部炎症和眼外伤。年龄相关性黄斑变性是老年人不可逆失明的主要原因，通常发病于黄斑区，可引起中央暗点和严重视觉损失。脉络膜新生血管形成会导致出血、渗出和纤维化。它可以进一步分为 1 型、2 型和 3 型。1 型新生血管也称为隐匿型，指的是 RPE 下的新生血管组织。2 型新生血管形成是指突破 RPE 并生长于视网膜下的新生血管。3 型新生血管形成也称为视网膜血管瘤样增生，其特征性的表现为视网膜–脉络膜血管吻合[18]。

　　在 OCT 图像中，脉络膜新生血管显示为位于 RPE 之下或之上的中度至高度反射性病灶。它通常伴有视网膜下或 RPE 下出血或积液。在晚期，脉络膜新生血管的形成可能发展为纤维化并且表现为高反射性病灶。渗漏性新血管形成可引起视网膜内囊肿，其在视网膜中显示为低反射性囊肿（图 1-23 和图 1-24）。ETDRS 9 个分区的黄斑厚度图也是检测疾病病程或治疗应答的重要参数[18]。

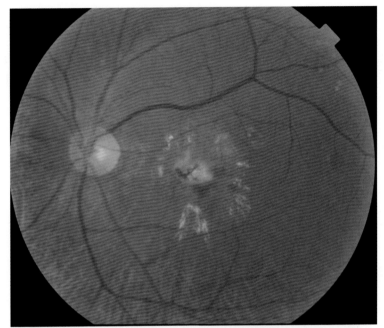

图 1-23　一例脉络膜新生血管患者的眼底彩照

图中显示黄斑区视网膜下纤维血管性病灶，周围伴视网膜内硬性渗出

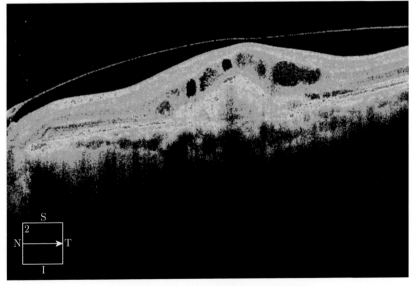

图 1-24　图 1-23 中病例的 OCT 图像

照片中视网膜下高反射肿块伴视网膜下和视网膜内积液

　　息肉状脉络膜血管病变（polypoidal choroidal vasculopathy，PCV）的特征在于它来自脉络膜血管系统的分枝血管网络及 RPE 下息肉样病灶。关于 PCV 是 AMD 的一种亚型还是一种独立的疾病，目前仍然存在争议。在 OCT 上，视网膜色素上皮脱离，双层征和拇指样息肉在 PCV 眼中比在 AMD 眼中更常见[19]（图 1-25～ 图 1-27）。

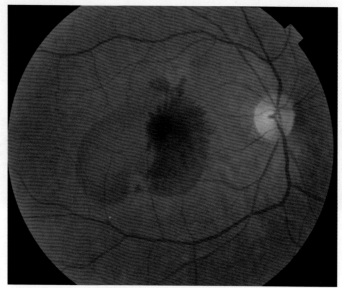

图 1-25　一例息肉状脉络膜血管病变患者的眼底彩照

图像中出血性视网膜色素上皮脱离伴有视网膜下出血

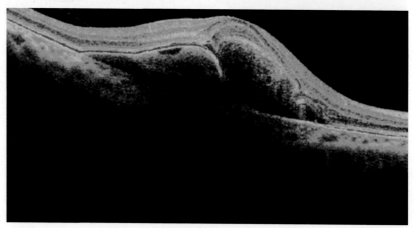

图 1-26　图 1-25 中病例的 OCT 图像

照片中显示视网膜下出血和视网膜色素上皮脱离

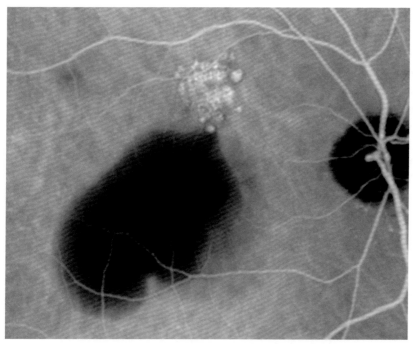

图 1-27 图 1-25 中病例的吲哚氰绿脉络膜血管造影图像
照片中显示多个息肉样高荧光、分枝血管网及视网膜下出血

参 考 文 献

[1] Staurenghi G, Sadda S, Chakravarthy U, et al. Proposed lexicon for anatomic landmarks in normal posterior segment spectral-domain optical coherence tomography: The IN·OCT consensus[J]. Ophthalmology, 2014, 121(8): 1572-1578.

[2] Duker J S, Kaiser P K, Binder S, et al. The international vitreomacular traction study group classification of vitreomacular adhesion, traction, and macular hole[J]. Ophthalmology, 2013, 120(12): 2611-2619.

[3] Gass J D. Reappraisal of biomicroscopic classification of stages of development of a macular hole[J]. American Journal of Ophthalmology, 1995, 119(6): 752-759.

[4] Imai M, Iijima H, Gotoh T, et al. Optical coherence tomography of successfully repaired idiopathic macular holes[J]. American Journal of Ophthalmology, 1999, 128(5): 621-627.

[5] Pavlidis M, Georgalas I, Körber N. Determination of a new parameter, elevated epiretinal membrane, by En Face OCT as a prognostic factor for pars plana vitrectomy and safer epiretinal membrane peeling[J]. Journal of Ophthalmology, 2015, 2015: 838646.

[6] Ng D S C, Cheung C Y L, Luk F O, et al. Advances of optical coherence tomography in myopia and pathologic myopia[J]. Eye (Lond), 2016, 30 (7): 901-916.

[7] Leung C K. Diagnosing glaucoma progression with optical coherence tomography[J]. Current Opinion in Ophthalmology, 2014, 25(2): 104-111.

[8] Leite M T, Rao H L, Weinreb R N, et al. Agreement among spectral-domain optical coherence tomography instruments for assessing retinal nerve fiber layer thickness[J]. American Journal of Ophthalmology, 2011, 151(1): 85-92.

[9] Balendra S I, Normando E M, Bloom P A, et al. Advances in retinal ganglion cell imaging[J]. Eye (Lond), 2015, 29(10): 1260-1269.

[10] Michelessi M, Lucenteforte E, Oddone F, et al. Optic nerve head and fibre layer imaging for diagnosing glaucoma[J]. Cochrane Database of Systematic Reviews, 2015, 11(11): CD008803.

[11] Ritter M, Sacu S, Deák G G, et al. In vivo identification of alteration of inner neurosensory layers in branch retinal artery occlusion[J]. British Journal of Ophthalmology, 2012, 96(2): 201-207.

[12] Chen H, Chen X, Qiu Z, et al. Quantitative analysis of retinal layers' optical intensities on 3D optical coherence tomography for central retinal artery occlusion[J]. Scientific Reports, 2015, 5: 9269.

[13] Chen H, Xia H, Qiu Z, et al. Correlation of optical intensity on optical coherence tomography and visual outcome in central retinal artery occlusion[J]. Retina, 2016, 36(10): 1964-1970.

[14] Ruia S, Saxena S, Gemml C C M, et al. Spectral domain optical coherence tomography features and classification systems for diabetic macular edema: A review[J]. Asia-Pacific Journal of Ophthalmology (Phila), 2016, 5 (5): 360-367.

[15] Chen H, Lu Y, Huang H, et al. Prediction of visual prognosis with spectral-domain optical coherence tomography in outer retinal atrophy secondary to closed globe trauma[J]. Retina, 2013, 33(6): 1258-1262.

[16] Holz F G, Strauss E C, Schmitz-Valckenberg S, et al. Geographic atrophy: Clinical features and potential therapeutic approaches[J]. Ophthalmology, 2014, 121(5): 1079-1091.

[17] Keane P A, Patel P J, Liakopoulos S, et al. Evaluation of age-related macular degeneration with optical coherence tomography[J]. Survey of Ophthalmology, 2012, 57(5): 389-414.

[18] Regatieri C V, Branchini L, Duker J S. The role of spectral-domain OCT in the diagnosis and management of neovascular age-related macular degeneration[J]. Ophthalmic Surgery, Lasers and Imaging Retina, 2011, 42 (4): S56-S66.

[19] Liu R, Li J, Li Z, et al. Distinguishing polypoidal choroidal vasculopathy from typical neovascular age-related macular degeneration based on spectral domain optical coherence tomography[J]. Retina, 2016, 36 (4): 778-786.

第 2 章 视网膜光学相干断层扫描成像原理

医学图像特征的解释与新型诊断成像分析方法的发展有赖于对医学成像技术原理的理解。本章将介绍视网膜 OCT 成像的发展和原理，并解释视网膜多层结构的 OCT 影像特征。

2.1 引　言

21 世纪以来，关于视网膜疾病的诊断工具及治疗方法的研究取得了显著进展，这些成果造福了广大视网膜疾病患者。其中，OCT 技术彻底改变了黄斑疾病的诊断和治疗。OCT 技术更适用于对新生血管性年龄相关性黄斑变性、视网膜分枝和中央静脉阻塞及糖尿病性黄斑水肿（diabetic macular edema，DME）进行玻璃体内抗血管内皮生长因子（vascular endothelial growth factor，VEGF）注射治疗过程。OCT 已被认为是最广泛应用的眼科决策技术之一[1]。最近进入临床日常应用的 OCT 血管造影术和大视场成像技术则进一步为视网膜疾病的理解和处置提供了新的视角[2]。

OCT 使用后向散射光实现生物组织微米级分辨率和横截面扫描。在 1991 年，诞生了第一台应用于人体视网膜的微米级分辨率在体成像 OCT 设备[3-5]。OCT 是一种具有说服力的眼科医疗成像技术，它可以获得具有比其他非侵入成像技术更高分辨率的眼后节和前节横截面图像[3]。OCT 的深度分辨率很高，一般在微米量级。OCT 图像反映组织横截面在微米尺度上的光学反射特征[3]，该图像可用于定性评估组织特征和病理特征或进行客观定量测量。

2.2 OCT 的发展历程和工作原理

OCT 可视作光学相干反射测量技术在二维或三维领域的应用[6]，其通过记录光束在样本横向扫描时的深度反射信号重建出横截面图像。深度方向上组织结构的位置通过测量的反射光信号传播时间延迟计算得到。光信号的时延则通过低相干干涉技术进行测量。从组织深层反射回的光信号会比组织浅层有更大的传播时延。

OCT 可用作视网膜和眼前节层析成像。眼科 OCT 检查类似于眼前节裂隙灯和眼底彩照的组合。设备在采集 OCT 图像时为操作者提供了眼前节或眼底二维和实时视频显示及同步的断层扫描显示。采集的图像存储在计算机中，作为诊断记录[7]。

2.2.1　时域 OCT

时域 OCT（time domain OCT，TD-OCT）基于的是可探测目标深度信息的低相干干涉原理。低相干指系统光源包含很多的波长，具有很大的带宽。OCT低相干干涉的技术实现最直接和最常用的是使用迈克尔逊干涉仪[8]。典型的光纤TD-OCT 系统见图 2-1，采用光纤器件有利于仪器的布局和提高稳定性。低相干光源发光耦合进入作为干涉仪的光纤耦合器，被 50/50 分光到样品臂和参考臂。参考臂和样品臂反射的光信号在光纤耦合器中发生干涉并被置于探测臂的光探测器检测和记录。参考臂的光信号通常会大幅衰减以提高信噪比（signal-to-noise ratio，SNR）。

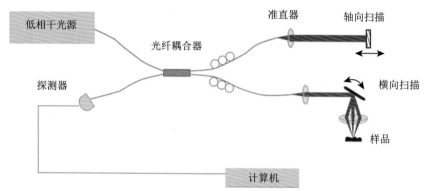

图 2-1　典型的光纤 TD-OCT 系统

眼底某个位置的组织深度形貌（A-扫描）通过改变参考臂的反射镜位置同步记录干涉信号强度并计算深度与光反射率的关系得到。将样品臂的光斑沿眼底横向扫描则可得到一系列的 A-扫描并组成 B-扫描图像，从而获得横截面的组织结构信息。

OCT 图像的横向分辨率由扫描光斑的大小决定，但轴向分辨率与光斑特性无关，而是取决于光源的相干长度。TD-OCT 的轴向分辨率可以达到 8~10μm。但 TD-OCT 的成像速率只有几千赫兹而无法应用于实时 3D 成像应用，因为耗时太长人眼会运动从而导致 OCT 影像模糊，使成像质量下降。

2.2.2　频域 OCT

频域 OCT 测量组织反射光信号的光谱分布，以获取深度分布信息。频域 OCT不需要在参考臂中使用机械时间延迟线，可以大幅提高 A-扫描成像速率。频域OCT 系统按实现方式分为谱域 OCT（spectral domain OCT，SD-OCT）和扫频OCT（swept source OCT，SS-OCT）[9,10]。SD-OCT 成像系统（图 2-2）采用低相干光源,使用光纤耦合器构建干涉仪。参考臂的长度在成像时是固定的,且与样品臂的光程是接近相等的。样品臂由二维扫描器和目镜组成。在探测臂,干涉光信号在光谱仪中经光栅按波长分开向不同的方向传播并由线阵相机检测和记录。

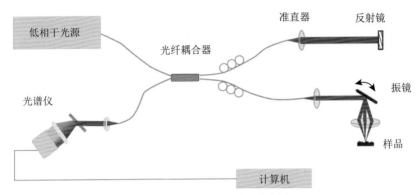

图 2-2 SD-OCT 原理示意图

SS-OCT 系统采用高速可调频的扫频激光器作为光源(图 2-3)。样品臂和参考臂与 SD-OCT 的相同。在探测臂,采用单点探测器而非光谱仪测量干涉信号各频谱分量的强度。SS-OCT 通常集成平衡探测器,从干涉光信号中减去光源的热噪声,从而可以提高灵敏度约 10dB。频域 OCT 的成像通过对干涉光信号强度进行逆傅里叶变换实现重建。直流项、自相关项和复共轭项等会影响重建的图像质量,相移成像、相位修正等方法可以用于消除这些缺陷[11-13]。SD-OCT 系统的 A-扫描速率取决于线阵相机的数据采集速率,SS-OCT 的 A-扫描速率则取决于扫频光源的调谐速率。SD-OCT 和 SS-OCT 都可以实现很高的 A-扫描速率。

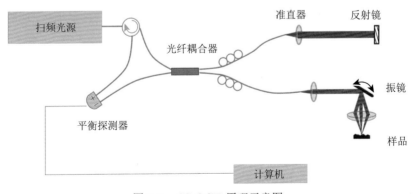

图 2-3 SS-OCT 原理示意图

当前,SS-OCT 是商用机型中成像速率最高的,可以达到每秒 10 万次 A-

扫描以上[14,15]。SS-OCT 的高速性能可以减少成像时间从而降低眼动引起的成像噪声。SS-OCT 采用的光源相较于通常的 SD-OCT 具有更长的波长，可减少 RPE 光散射的影响，还可获取对白内障病眼、脉络膜和巩膜筛板等深层组织更清晰的图像。SD-OCT 受限于光谱仪的固有特性在较大的成像深度时灵敏度会下降，相比而言，SS-OCT 的另一个优势是没有随成像深度增加而灵敏度下降的问题，从而可以在一次扫描中对不同深度的视网膜、玻璃体和深层眼结构等组织同时成像。

2.2.3   持续发展中的 OCT 技术

OCT 技术仍在持续发展中，特别是针对更高的成像分辨率和更佳的血管成像能力的研究正在不断开展。多普勒 OCT 成像已临床应用在病人的血流变化检测及新生血管的三维结构评估中[16,17]。光学相干扫描血管造影术（optical coherence tomography angiography，OCTA）是最新的眼科成像发展成果之一，可以同时定量分析血流和提供视网膜血管的高对比度影像，而不需要进行荧光造影[18-20]。最近的研究表明，OCTA 具有评估毛细血管断流和确认新生血管存在的潜力[20-23]，从而成为更精确诊断和处置视网膜疾病的一种替代手段。

偏振敏感 OCT（polarization sensitive OCT，PS-OCT）可探测组织光散射中与偏振相关的额外信息[24]，特别是眼睛组织中视网膜神经纤维层、视网膜色素上皮细胞和角膜会改变光的偏振态。因此 PS-OCT 图像可显示特定组织与光相互作用导致的偏振对比度变化。与常规 OCT 相比，PS-OCT 增加了偏振对比度这一新信息，且可对特定组织进行定量的测量。PS-OCT 在样品臂中使用圆偏振光进行照明，在探测臂中使用两个正交的线偏振光探测器进行测量，以获取样品组织散射光的全偏振态信息。但 PS-OCT 要特别处理光在设备器件内部传输过程中的偏振态变化，否则会与样品本身的偏振态特征混淆，从而导致错误的偏振图像重建和测量。

多模态 OCT 是同时结合 OCT 和其他成像方式的技术。在一些商用眼科 OCT 设备中同时集成了共聚焦扫描的激光扫描检眼镜（scanning laser ophthalmoscope，SLO），以提供多模态的影像数据。SLO 使用二维扫描反射镜对眼底指定区域成像，与标准 OCT 的成像动作相同，可以与 OCT 在样品臂中共用大部分的光学设计，再用分光镜将光信号引导至与 OCT 不同的探测光路。SLO，特别是自适应光学 SLO（adaptive optics SLO，AO-SLO），可以提供比 OCT 更佳的横向分辨率，并且测量中无须散瞳[25]。SLO 技术可实现准确的眼动追踪，以实时修正 OCT 的扫描过程。眼底自发荧光（fundus autofluorescence，FAF）成像作为 SLO 模态的一种，也可集成到 OCT 中[26]。FAF 属于 SLO 模态，但其激发光和探测光在不同波段。FAF 可以探测作为视网膜色素上皮细胞生物指标的脂褐素密度分布变化。另外，自适应光学 OCT（adaptive optics OCT，AO-OCT）通过补偿眼睛引起的成像光束畸变来提高成像的横向分辨率。在 AO-OCT 的样品臂中放置波前传感器，以测量光束的相位畸变并反馈到空间光调制器（如可变形镜）中进行实时畸变补偿，这样可以使 OCT 的横向分辨率接近衍射极限[27]。Cense 等[28] 也进行了 PS-OCT 与 AO 技术结合的相关研究。

全场 OCT（也叫作 en face OCT）是另一种可实现高横向分辨率的视网膜成像技术，采用了全场照明和平行探测器，以获取与显微镜类似的二维正面影像[29,30]。由于不采用样品臂光束进行横向扫描来成像，全场 OCT 的横向分辨率不再受限于扫描光斑的大小，而是取决于目镜的数值孔径（numerical aperture, NA）。在采用高数值孔径目镜（如水浸目镜）时可以实现高达 1μm 的横向分辨率。因扫描方向平行于视网膜的解剖结构，全场 OCT 的横截面影像是连续的，有助于分辨组织中的微小病变。

OCT 成像系统仍在追求更强的成像能力以满足医疗诊断的需求，特别是疾病的早期诊断。在疾病早期，OCT 的结构影像没有明显的变化，但组织功能可能已不正常。有研究提出，血氧代谢率可作为青光眼、糖尿病性视网膜病变和年龄相关性黄斑变性等疾病早期诊断的潜在生物特征[31]。一种结合光声（photoacoustic, PA）成像和 OCT 成像的多模态系统，利用 PA 测量视网膜和脉络膜血管的血氧饱和度，同时利用多普勒 OCT 测量血流速度，实现了血氧代谢率的测量[32]。然而，PA-OCT 目前仍在动物实验阶段，因其需要较高的激光功率以产生光声效应，可能对人眼造成伤害。因此，另外提出了一种可见光 OCT 技术，可以利用单一技术同时测得人眼视网膜结构影像、血流、血氧饱和度和血氧代谢率[33,34]。可见光 OCT 技术采用吸收光谱方法，利用血红蛋白在携氧和脱氧两种状态下在可见光波段的吸收谱差异进行血氧的测量，它不需要 PA 的高激光功率，可以满足人眼光安全标准。

OCT 将来的发展会持续影响眼科疾病的诊断，并促进与视觉损伤相关的重要临床和公共健康问题的处理方式的进步。将 OCT 技术纳入脑血管和神经疾病的临床应用也是一大发展趋势[35]。然而，OCT 在远程医疗和大规模筛查方面的应用仍有赖于低成本解决方案的实现[36]。

2.3 OCT 图像的解释

一个生物组织层的 OCT 信号是综合该层组织的反射特性及其上所有组织层的吸收和散射特性而形成的。强的反射信号发生在具有不同折射率的两种材料的界面或源于具有高散射特性的组织沿完美后向散射信号的合成[3,26]。因此，一幅 OCT 图像反映了样品深度方向的反射率分布。在大部分组织中，主要的反射源是胶原纤维束、细胞壁和细胞核。图像中的暗区（低反射率区域）通常为低反射的各向同性材料，如空气或清澈液体。成像光信号在样品中衰减导致图像在深度上的强度发生指数式下降。组织中血液衰减光信号比胶原组织快，而脂肪和液体对光信号的衰减最小。

在 OCT 图像中，信号强度用伪彩色或灰度图表示。伪彩色图像中高后向散射组织用红-橙色表示，低后向散射组织用蓝-黑色表示（图 2-4）。因此，具有不同反射率的组织用不同的颜色显示。需要注意的是，OCT 图像对比度源于生物组织光学特性的固有差别，因此伪彩色图像中不同结构的着色表示不同的光学特性，但不一定表示不同的组织病理（图 2-4）。生物组织特性与 OCT 影像特征之间的严格关系仍在研究中。通常，相对高反射率层对应于视网膜的水平区域，如视网膜表面的 RNFL 或更深的丛状层和 RPE 的最外侧单层；相对低反射率层对应于核层和光感受器的内节与外节层（图 2-4 和图 1-4）。暖色（红到黄）表示相对高反射率区域，而冷色（蓝到黑）表示相对低反射率区域。然而，定性来看，OCT 的灰度图表示优于伪彩色图，因其可以避免对 OCT 反射率的误解。

人眼黄斑区域正常眼和病眼的代表性伪彩色编码 OCT 图像如图 2-4 所示。图 2-4（b）中的 OCT 图像采集自糖尿病性黄斑水肿患眼，显示了中央凹处几个大的低反射囊状物导致的黄斑变厚。定量测量视网膜特征和病理结构改变量对于比较病眼和正常眼的图像是非常重要的。

在视网膜中，玻璃体视网膜界面可由视网膜界面的反射信号区分。RPE 层和脉络膜毛细血管层（choriocapillaris, ChCap）显示为高反射率红色层并表示了视网膜的后边界。在脉络膜毛细血管层之下，脉络膜和巩膜的光散射信号较弱，因为光信号在通过视网膜神经上皮层、RPE 和 ChCap 等层后衰减了。在 RPE 和 ChCap 之前的外侧柱状和锥状细胞层表现为极低反射率的暗层。视网膜的中间层表现为中等强度的反射（图 2-4）。视网膜的明显凹陷处为中央凹。

视网膜血管可由高亮的点和对 RPE 与 ChCap 层反射的阻挡来识别。脉络膜血管相比视网膜血管更大，有极小的反射率，在图上呈暗色。视盘区域可按放射线方向采集一系列截面图。这些图显示视网膜的厚度在不同的截面中是变化的。视神经乳头（ONH）的 OCT 图像清晰地显示了视神经的杯状结构，以及脉络膜毛细血管终结于筛板。绕 ONH 的环形截面 OCT 影像对测量 RNFL 的厚度和损伤状态非常有意义。这些环形截面图可按 ONH 为圆心取不同的直径进行测量。环形截面图展开后以常见的横截面图形式显示。图 2-5 中可见 ONH 的上方和下方边缘处，RNFL 的厚度明显增加，与已知的视网膜生理解剖结果相符。

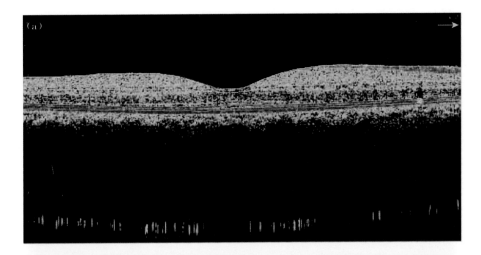

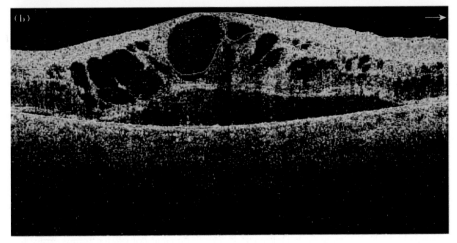

对数反射率

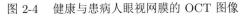

图 2-4 健康与患病人眼视网膜的 OCT 图像

（a）正常健康眼的视网膜影像，注意正常视网膜的中央凹为特征性的凹陷；（b）糖尿病性黄斑水肿病例的 OCT
图像，中央区域变厚，伴随几个较大的囊状低反射率区域。OCT 信号强度使用可见光谱进行伪彩色编码，低反
射散射区呈蓝-黑色

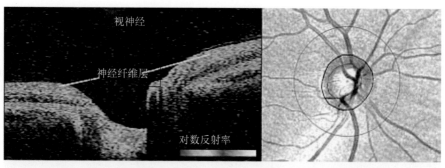

（a）OCT影像　　　　　　　　　　　　　　（b）视频图像

图 2-5　视神经区域的 OCT 影像和相应的视频图像（引自 Savini 等[37]）

可清楚看到视网膜神经纤维层从视盘开始向黄斑区域厚度变小的趋势

参 考 文 献

[1] Puliafito C A. Optical coherence tomography: 20 years after[J]. Ophthalmic Surgery, Lasers and Imaging Retina, 2010, 41(6): S5.

[2] Puliafito C A. OCT angiography: The next era of OCT technology emerges[J]. Ophthalmic Surgery, Lasers and Imaging Retina, 2014, 45(5): 360.

[3] Huang D, Swanson E A, Lin C P, et al. Optical coherence tomography[J]. Science, 1991, 254(5035): 1178-1181.

[4] Izatt J A, Hee M R, Swanson E A, et al. Micrometer-scale resolution imaging of the anterior eye in vivo with optical coherence tomography[J]. Archives of Ophthalmology, 1994, 112(12): 1584-1589.

[5] Hee M R, Izatt J A, Swanson E A, et al. Optical coherence tomography of the human retina[J]. Archives of Ophthalmology, 1995, 113(3): 325-332.

[6] Brezinski M E, Tearney G J, Bouma B E, et al. Optical coherence tomography for optical biopsy: Properties and demonstration of vascular pathology[J]. Circulation, 1996, 93(6): 1206-1213.

[7] Schuman J S, Puliafito C A, Fujimoto J G, et al. Optical Coherence Tomography of Ocular Diseases[M]. Thorofare, USA: Slack Inc., 1996.

[8] Michelson A A, Morley E W. On the relative motion of the earth and the luminiferous ether[J]. Philos. Mag. S., 1887, 24(151): 449-463.

[9] Leitgeb R, Hitzenberger C K, Fercher A F. Performance of Fourier domain vs time domain optical coherence tomography[J]. Optics Express, 2003, 11(8): 889-894.

[10] Yasin A A, Or C, Witkin A J. Swept source optical coherence tomography: A review[J]. Current Ophthalmology Reports, 2018, 6(1): 7-16.

[11] Leitgeb R A, Hitzenberger C K, Fercher A F, et al. Phase-shifting algorithm to achieve high-speed long-depth-range probing by frequency-domain optical coherence tomography[J]. Optics Letters, 2003, 28(22): 2201-2203.

[12] Zhang J, Nelson J S, Chen Z P. Removal of a mirror image and enhancement of the signal-to-noise ratio in Fourier-domain optical coherence tomography using an electro-optic phase modulator[J]. Optics Letters, 2005, 30(2): 147-149.

[13] Sarunic M V, Applegate B E, Izatt J A. Real-time quadrature projection complex conjugate resolved Fourier domain optical coherence tomography[J]. Optics Letters, 2006, 31(16): 2426-2428.

[14] Choma M A, Sarunic M V, Yang C, et al. Sensitivity advantage of swept source and Fourier domain optical coherence tomography[J]. Optics Express, 2003, 11(18): 2183-2189.

[15] de Boer J F, Cense B, Park B H, et al. Improved signal-to-noise ratio in spectral-domain compared with time-domain optical coherence tomography[J]. Optics Letters, 2003, 28(21): 2067-2069.

[16] Chen Z P, Milner T E, Srinivas S, et al. Noninvasive imaging of in vivo blood flow velocity using optical Doppler tomography[J]. Optics Letters, 1997, 22(14): 1119-1121.

[17] Izatt J A, Kulkarni M D, Yazdanfar S, et al. In vivo bidirectional color Doppler flow imaging of picoliter blood volumes using optical coherence tomography[J]. Optics Letters, 1997, 22(18): 1439-1441.

[18] Makita S, Hong Y, Yamanari M, et al. Optical coherence angiography[J]. Optics Express, 2006, 14(17): 7821-7840.

[19] Wang R K, Jacques S, Ma Z, et al. Three dimensional optical angiography[J]. Optics Express, 2007, 15(7): 4083-4097.

[20] Huang Y, Zhang Q, Thorell M R, et al. Swept-source OCT angiography of the retinal vasculature using intensity differentiation-based opti-cal microangiography algorithms[J]. Ophthalmic Surgery, Lasers and Imaging Retina, 2014, 45(5): 382-389.

[21] Moult E, Choi W, Waheed N K, et al. Ultrahigh-speed swept-source OCT angiography in exudative AMD[J]. Ophthalmic Surgery, Lasers and Imaging Retina, 2014, 45(6): 496-505.

[22] Thorell M R, Zhang Q, Huang Y, et al. Swept-source OCT angiography of macular telangiectasia type 2[J]. Ophthalmic Surgery, Lasers and Imaging Retina, 2014, 45(5): 369-380.

[23] Koustenis A, Harris A, Gross J, et al. Optical coherence tomography angiography: An overview of the technology and an assessment of applications for clinical research[J]. British Journal of Ophthalmology, 2016, 101(1): 16-20.

[24] Pircher M, Goetzinger E, Leitgeb R, et al. Transversal phase resolved polarization sensitive optical coherence tomography[J]. Physics in Medicine & Biology, 2004, 49(7): 1257-1263.

[25] Merino D, Loza-Alvarez P. Adaptive optics scanning laser ophthalmoscope imaging: Technology update[J]. Clinical Ophthalmology, 2016, 10(1): 743-755.

[26] Lai W W, Leung G Y O, Chan C W S, et al. Simultaneous spectral domain OCT and fundus autofluorescence imaging of the macula and microperimetric correspon-

dence after successful repair of rhegmatogenous retinal detachment[J]. British Journal of Ophthalmology, 2010, 94(3): 311-318.

[27] Bigelow C E, Iftimia N V, Ferguson R D, et al. Compact multimodal adaptive-optics spectral-domain optical coherence tomography instrument for retinal imaging[J]. Journal of the Optical Society of America. A: Optics, Image Science, and Vision, 2007, 24(5): 1327-1336.

[28] Cense B, Gao W H, Brown J M, et al. Retinal imaging with polarization-sensitive optical coherence tomography and adaptive optics[J]. Optics Express, 2009, 17(24): 21634-21651.

[29] Dubois A, Vabre L, Boccara A C, et al. High-resolution full-field optical coherence tomography with a Linnik microscope[J]. Applied Optics, 2002, 41(4): 805-812.

[30] Dubois A, Grieve K, Moneron G, et al. Ultrahigh-resolution full-field optical coherence tomography[J]. Applied Optics, 2004, 43(14): 2874-2883.

[31] Li L, Maslov K, Ku G, et al. Three-dimensional combined photoacoustic and optical coherence microscopy for in vivo microcirculation studies[J]. Optics Express, 2009, 17(19): 16450-16455.

[32] Jiao S, Jiang M, Hu J, et al. Photoacoustic ophthalmoscopy for in vivo retinal imaging[J]. Optics Express, 2010, 18(4): 3967-3972.

[33] Yi J, Wei Q, Liu W, et al. Visible-light optical coherence tomography for retinal oximetry[J]. Optics Letters, 2013, 38(11): 1796-1798.

[34] Linsenmeier R A, Zhang H F. Retinal oxygen: From animals to humans[J]. Progress in Retinal and Eye Research, 2017, 58: 115-151.

[35] DeBuc D C. The role of retinal imaging and portable screening devices in tele-ophthalmology applications for diabetic retinopathy management[J]. Current Diabetes Reports, 2016, 16(12): 132.

[36] DeBuc D C, Somfai G M, Koller A. Retinal microvascular network alterations: Potential biomarkers of cerebrovascular and neural diseases[J]. American Journal of Physiology-Heart and Circulatory Physiology, 2017, 312(2): H201-H202.

[37] Savini G, Carbonelli M, Parisi V, et al. Repeatability of optic nerve head parameters measured by spectral-domain OCT in healthy eyes[J]. Ophthalmic Surgery, Lasers and Imaging Retina, 2011, 42(3): 209-215.

第 3 章   OCT 图像去噪与增强

OCT 图像中的散斑噪声是由成像过程中的多重双向散射波引起的。噪声去除是 OCT 图像预处理中最为重要的步骤，它有助于后续的图像处理过程，如图像分割。本章将会介绍三种 OCT 图像去噪与增强的方法，分别是基于统计模型的方法、基于数据自适应变换的方法及基于非数据自适应变换的方法。

3.1   OCT 技术介绍

利用无创性成像技术获取解剖结构的信息由来已久，例如，大家所熟悉的磁共振成像、计算机断层扫描和超声成像。相对而言，OCT 则是在 20 世纪末发展起来的。在 OCT 成像技术中，用红外光源替代超声波来测量组织的反射特性[1]。图 3-1 展示了 OCT 成像原理。在图 3-1 中，每一束反射光束称为 A-扫描，一排 A-扫描构成一幅二维的图像，称为 B-扫描。一系列的 B-扫描合起来可以重构出组织内部解剖结构的三维图像。显然，视网膜具有透光性，因为人眼成像时，

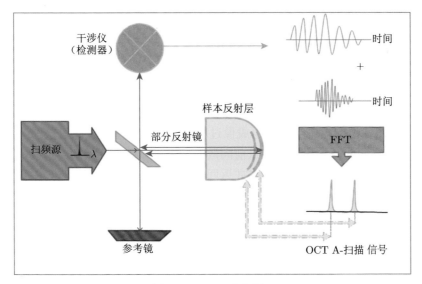

图 3-1   OCT 成像原理

FFT 指快速傅里叶变换；λ 指波长

光线需要穿过整个视网膜层，从而到达光感受器，光感受器则负责将光信号转化为电信号，再传递给大脑。基于视网膜的透光性，OCT 非常适用于视网膜组织成像。

与现有的有关 OCT 成像的原理与性能的文献不同,在本章中,我们针对 OCT 去噪这一应用，着重介绍 OCT 图像噪声的产生原理及其特点。与超声图像类似,散斑噪声是造成 OCT 图像质量下降的主要原因。在时域 OCT 技术中,参考反射镜的轴向移动会产生干涉条纹,同时,反射镜的轴向移动也是导致扫描速度低的主要原因。在频域 OCT 技术中,由于参考反射镜被固定,扫描速度可高达每秒几十万条扫描线[2]。此外,频域 OCT 的轴向和纵向分辨率相对于时域 OCT 要高。

关于 OCT 图像的分辨率,一个简单的假设是样品臂光束在光束聚焦的区域服从高斯分布。在满足下列两个条件时,该假设是合理的：① 光斑大小与样品臂聚焦光路的数值孔径（NA）成正比；② 聚焦深度与 NA 的平方成正比。然而,一个更为准确的模型是将 OCT 系统的样品臂视为反射模式下的扫描共聚焦显微镜。在这种情况下,OCT 图像的横向与轴向分辨率为

$$横向分辨率 \delta_x = 0.37 \frac{\lambda_0}{\text{NA}} \tag{3-1}$$

$$轴向分辨率 \delta_z = \frac{2\ln 2}{\pi} \frac{\lambda_0^2}{\Delta\lambda} \tag{3-2}$$

式中，λ_0 是光源的中心波长；$\Delta\lambda$ 是光源的 3dB 带宽。目标的数值孔径可通过 $\text{NA} = \sin\alpha$ 计算，其中 α 是目标所围绕的角光学孔径的二分之一[3]。

由于相干光的使用，散斑噪声会同时在 OCT 图像的轴向与横向产生影响。因此 OCT 图像的有效分辨率，即可检测到的最小的细节，受到这一因素的限制[4-9]。此外，散斑不应被单纯地当作噪声，因为散斑携带有相关信息[10]。

3.1.1　散斑

OCT 图像中的散斑噪声是由成像过程中的多重双向散射波引起的。被检测组织与光源之间的介质引起了多重前向散射。由于介质具有一定的折射率，相应的前向散射会导致光源在到达样本并返回的过程中产生随机的延时。多重后向散射则是由聚焦样本及其附近的物质造成的[9]。散斑噪声必须通过滤波或基于模型的方法进行处理[11]。

3.1.2　散斑特性

散斑是由具有随机相位的波的干涉而产生的。样本中散射物体为随机深度分布，并且其在样本中的折射率是有波动的，因此多重前向散射波和多重后向散射波具有随机相位，从而导致 OCT 成像会不可避免地形成散斑噪声[12]。

假设每个散射波的幅度与相位满足以下条件：统计独立、同分布、相位在 $(-\pi, \pi)$ 上均匀分布并且波被完全极化，则散斑的一阶统计特性便可轻易地推导出来。在这种情况下，散斑具有完全显影的特性[13]。样本波的合成相量则是一个圆复合高斯随机变量，相应的样本强度 I_s 的密度统计函数为负指数函数，其具有 n 阶矩为 $\langle I_s^n \rangle = n! \langle I_s \rangle^n$ 的概率密度函数[14]：

$$P_{I_s}(I_s) = \begin{cases} \dfrac{1}{\langle I_s \rangle} \exp\left(-\dfrac{I_s}{\langle I_s \rangle}\right), & 若 I_s \geqslant 0 \\ 0, & 其他 \end{cases} \quad (3\text{-}3)$$

散斑模式的对比度定义为

$$C = \frac{\sigma_{I_s}}{\langle I_s \rangle} \quad (3\text{-}4)$$

式中，σ_{I_s} 表示 I_s 的标准差。当 $C = 1$ 时，表示散斑具有高对比度，这种情况下的散斑也被称为全显影极化散斑。

散斑的二阶统计特性与它们的时间或空间结构有关。相关函数是用来描述这些特性的常用方法。例如，散斑的深度延伸特性可以通过它的强度波动的相关长度进行估计。假设后向散射波满足统计独立的条件，则强度 $I(t)$ 的自相关函数可用幅度相关函数 $G(\tau)$ 来表示[15]：

$$\langle I(t)I(t+\tau) \rangle = \langle I(t) \rangle^2 \left[1 + |G(\tau)|^2\right] \quad (3\text{-}5)$$

从样本散射回来的光的频谱与探测光的频谱相似，因此它的密度波动的相关长度可以通过相应的相干长度 I_c 进行估计。但 OCT 技术中的实际情况要比这些模型更为复杂，这是由于：① 完全显影散斑通常只是一种理想的情况；② 后向散射光在镜面反射界面并不产生散斑；③ 后向散射光在传输过程中会被吸收，从而使后向散射光的频谱发生改变。

3.2 OCT 图像建模

OCT 图像可以提供大量关于视网膜的信息，仅通过简单观察和传统方法无法对所有信息进行分析。为了减少医生的工作量，研究开发能够对这些信息进行自动处理与分析的计算机辅助系统是十分必要的。在这个过程中，对图像进行建模是一个十分重要的环节。因为一旦建立了一个可靠的 OCT 成像模型，我们就可以利用这个模型探索一些更为准确的图像处理方法。

通常情况下，对 OCT 图像进行对比度增强和噪声去除的算法都是基于所建立的模型展开设计的。图 3-2 对现有的图像建模方法进行了分类[16]，可以看到基

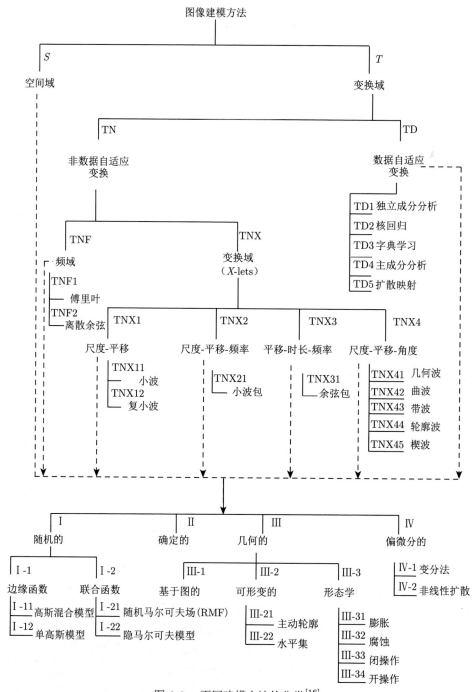

图 3-2   不同建模方法的分类[16]

于图像建模对图像进行去噪的方法可以分成两大类：空间域法和变换域法。变换域法可以进一步分为非数据自适应变换法和数据自适应变换法。

在数据自适应模型中，变换函数的基函数直接通过数据进行定义。这一类算法常见的有主成分分析（principle component analysis，PCA）[17]、独立成分分析（independent component analysis，ICA）[18−20] 和字典学习（dictionary learning，DL）[21]。非数据自适应变换可以细分为频域变换（如离散余弦变换）和类小波变换。类小波变换可以根据它们的定义空间进行进一步的划分。表 3-1 对这些方法及其参数进行了总结[16,22]。从图 3-2 中可见，平移不变性变换，如小波变换，属于类小波变换的第一组[13]；在第二组变换中，除尺度和平移参数外，加入了频率参数，小波包变换属于这一组；第三组变换采用了平移、持续时间（时长）及频率参数，如余弦包变换；最后一组变换采用了尺度、平移和角度（或旋转）参数，如曲波、轮廓波、楔波、带波等。

表 3-1 对变换模型的总结[16,22]

变换	尺度	变换名称	维度	参数	最早提出年份	参考文献
非数据自适应变换	单尺度	傅里叶变换	1D/2D/3D	频率	1948	[23]
		离散余弦变换	1D/2D/3D	频率	1974	[24]
	多尺度	可分离小波变换	1D/2D/3D	尺度-平移	1988	[25]
		小波包变换	1D/2D/3D	尺度-平移-频率	1992	[26]
		楔波	2D	尺度-平移-角度	1997	[27]
		复小波变换	2D/3D	尺度-平移	1998	[28]
		曲波	2D/3D	尺度-平移-角度	2000	[29]
		带波	2D	尺度-平移-角度	2004	[30]
		轮廓波	2D	尺度-平移-角度	2005	[31]
		环波	2D	尺度-平移-角度	2011	[32]
		表面波	3D	尺度-平移-角度	2005	[33]
数据自适应变换	单尺度	主成分分析	1D/2D/3D	特征向量	1986	[17]
		独立成分分析	1D/2D/3D	特征向量	1994	[34]
	多尺度	传统最佳方向法	1D/2D/3D	时长-平移	1999	[35]
		传统 K-奇异值分解（K-SVD）	1D/2D/3D	时长-平移	2006	[36]
		基于 K-SVD 的复小波	1D/2D/3D	尺度-平移-角度	2015	[22]

另外，空间域模型和变换域模型还可以被分为确定模型、随机模型、偏微分方程模型[37−39] 或者几何模型[37,40−42]。例如，使用确定模型时，可以把图像看成是一个矩阵；而使用统计模型时，则可以把图像看作是一个随机场。基于确定模型可推出平均算子，而基于统计模型，通过去噪可转换为一个估计问题。

值得注意的是，这些模型的分类并非截然分开的，而是各类之间也存在一些重叠。对这些模型进行组合可以得到另一类新的图像建模框架，如能量流模型[43]是在稀疏空间[44]里的偏微分方程模型，统计模型可以和变换模型相结合[45]。类似地，为了使用扩散小波对图像建模，可以将多分辨率表示法的理论添加到图论框架中[46]。

　　针对 OCT 图像，去噪方法可以分为在获取 OCT 信号幅度之前或之后进行的方法，前者通常是基于硬件对 OCT 信号进行去噪。表 3-2 总结了各种针对 OCT 数据进行去噪的方法[22]。

表 3-2　针对 OCT 图像进行去噪的方法[22]

去噪方法			介绍
硬件法	在光学设备中进行改进		对激光束的入射角进行改变[5,47−49]
			对反射光的角度进行改变[50]
			对激光束的频率进行改变[51]
	根据图像数据进行调整		加权平均机制[52]
			基于互相关的多帧配准[53,54]
			眼睛跟踪系统[55]
幅域法	空间域	传统方法	低通滤波[56]
			二维线性平滑[1]
			中值滤波[57−63]
			自适应维纳滤波[64]
			均值滤波[64−66]
			双一维滤波[67]
		先进方法	I-散度正则化法[68]
			非线性各向异性滤波[40,69−71]
			复合扩散滤波[39,72]
			有向滤波[73,74]
			自适应向量值核函数滤波[75]
			支持向量机滤波[76]
			贝叶斯估计[77]
	变换域	非参数法	基于稀疏性去噪[78,79]
			鲁棒主成分分析[80]
		参数法	基于小波的方法[81−85]
			双树复小波变换[82,86−90]
			曲波变换[91,92]
			基于小波扩散的圆对称拉普拉斯混合模型[93]
			其他[94−99]

　　由于访问设备的硬件比较困难，并且从建模的角度出发，本章主要介绍第二类去噪算法，即获取 OCT 信号幅度之后的去噪算法。由图 3-2 可以看出，这些方法既可以在空间域实现去噪，也可以在变换域实现去噪。对于空间域法，有些是基于传统的方法实现去噪的，如低通滤波[56]、二维线性平滑[1]、均值滤波[64−66]、中值滤波[57−63]、自适应维纳滤波[64] 等；也有一些是更为先进的方法，如非线性各向异性滤波[40,69−71]、复合扩散滤波[39,72]、有向滤波[73,74]、自适应向量值核函数滤波[75] 及支持向量机（support vector machine，SVM）滤波[76] 等。对于变换域法，数据自适应法中的 PCA[80] 常用于图像去噪，而对于非数据自适应法，小波变换[81−85]、双树复小波变换[82,86−90]、曲波变换[91,92] 和小波扩散[93] 是常用的

去噪方法。稀疏数据驱动法[22]通过组合字典学习和小波阈值处理可以进一步提高去噪效果。

表 3-3 总结了各种用于 OCT 去噪的方法，并基于图 3-2 标明了这些方法属于哪一类。例如，"T-TD3"表示采用了变换域中的字典学习，"T-TNX11"表示采用了小波变换。

表 3-3　对不同的 OCT 去噪方法及其模型总结

方法	建模方法	参考文献
低通滤波	S-II	[56]
二维线性平滑	S-II	[1]
中值滤波	S-II	$[58-63, 100, 101]$
自适应维纳滤波	S-I	[64]
均值滤波	S-II	$[64-66]$
双一维滤波	S-II	[67]
非线性各向异性滤波	S-IV-2	$[40, 69-71]$
复合扩散滤波	S-IV-2	[39, 72]
有向滤波	S-II	[73, 74]
自适应向量值核函数滤波	T-TD	[75]
支持向量机法	S-II	[76]
贝叶斯估计	S-I	[77]
基于稀疏性去噪	T-TD3	[78]
基于稀疏性去噪	T-TD3/TNX11	[79]
鲁棒主成分分析	T-TNX	[80]
复小波/K-SVD	T-TD3/TNX12	[22]
基于小波的方法	T-TNX11	$[81-85, 102]$
双树复小波变换	T-TNX12	$[82, 86-90]$
曲波变换	T-TNX42	[91, 92]
基于小波扩散的圆对称拉普拉斯混合模型	T-TNX11/T-I-1	[93]

基于 OCT 图像的特点及表 3-3 所提供的总结，可以得出统计模型和变换模型是两种最适合于 OCT 图像去噪的模型的结论。接下来将主要针对这两种模型展开介绍，并通过特定例子和实验结果对变换模型中的数据自适应法和非数据自适应法展开更详细的介绍。

3.3　OCT 图像增强的统计模型

3.3.1　方法

在文献 [103] 中介绍了一种新的 OCT 图像统计模型，并基于该模型设计了一个用于 OCT 图像对比度增强的算法。该模型是基于非线性高斯变换建立的，它尝试将 OCT 每个视网膜层的概率分布函数变换为高斯分布。

OCT 图像中的散斑噪声通常为乘性噪声，通过对数变换可以将这些乘性噪声近似为高斯加性噪声[45,104]。因此，在所提及的算法中，OCT 图像首先被变换到对数域，接着在对数空间对图像进行处理，最后对增强后的图像进行指数操作。图 3-3 展示了所提出算法的流程图。从图中可以看到，在对图像进行对数变换之后，我们尝试寻找一个合适的混合模型来拟合 OCT 图像。视网膜的层级结构及图像的灰度级在每一层中单调递减[10]，因此我们选择正态-拉普拉斯混合模型对 OCT 图像进行建模。用特定的均值和方差将该拉普拉斯混合模型中的每个成分进行高斯化，从而得到每个增强的成分。这些成分最后被组合起来，以得到完整的增强图像。在该算法中，这些成分是通过平均极大后验法（averaged maximum a posterior，AMAP）来组合的。

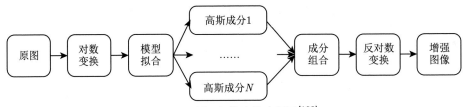

图 3-3   所提出算法的流程图[103]

该对比度增强算法的伪代码总结如下。

（1）通过对数算子将图像变换到对数域。

（2）采用期望最大化（expectation-maximization，EM）算法，用正态-拉普拉斯混合模型拟合数据。

① 初始化：选择 $a_i^0, \mu_i^0, \sigma_i^0$ 的初始值，其中 a_i 是 i 个成分的概率密度函数的系数，μ_i 和 σ_i 表示第 i 个成分的概率密度函数的参数。

② E-步骤：计算得到一个 $N \times 1$ 的辅助变量，表示观测数据是由第 i 个成分产生的似然值。

③ M-步骤：利用似然函数最大化对参数 $a_i^k, \mu_i^k, \sigma_i^k$ 进行更新，其中 k 为迭代次数。

④ 迭代：用更新后的参数重新计算每个成分的概率密度函数 $f_i(y)$。

⑤ 直到参数满足收敛条件时，停止迭代。

（3）利用最终的 μ_i、σ_i 和预估的噪声方差 σ_n 计算每个正态–拉普拉斯成分的累积分布函数。

（4）对每个正态–拉普拉斯成分进行高斯化。

（5）利用 AMAP 得到增强成分的加权和。

（6）利用对数变换得到对比度增强图像。

3.3.2 结果分析

将该 OCT 对比度增强模型在两个数据库上进行测试,以便对该模型的性能进行分析。这两个数据库上的图像由不同 OCT 成像系统进行采集:一个是 Topcon 3D OCT-1000,另一个是 Zeiss Cirrus HD-OCT。用于评价该算法性能的指标为对比噪声比(contrast-to-noise ratio,CNR)、边缘保真度(edge preservation,EP)[83] 及增强程度(evaluation measure of enhancement,EME)[105]。该算法也与其他算法进行了对比,包括对比度受限自适应直方图均衡法(contrast-limited adaptive histogram equalization,CLAHE)及变换直方图塑造法(transform histogram shaping,THS)[105]。这些算法是在相同的数据库上进行测试的。图 3-4 展示了由不同方法得到的图像增强效果。表 3-4 和表 3-5 分别总结了各个算法在不同数据库上的平均结果。可以看出,该算法无论是在视觉效果上还是在量化分析上都优于其他两个算法。

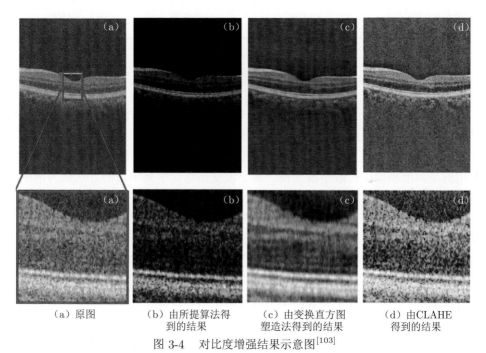

| (a) 原图 | (b) 由所提算法得到的结果 | (c) 由变换直方图塑造法得到的结果 | (d) 由CLAHE得到的结果 |

图 3-4　对比度增强结果示意图[103]

第二行的图像是对第一行图像中的特定区域进行放大后的结果

与其他算法相比,该算法提高对比度的效果较好,主要原因是该算法利用了一个特定的概率密度函数对 OCT 数据进行建模,并将其变换成一个相应的高斯分布函数,因此提供了图像增强的可能。值得指出的是,对视网膜 OCT 图像进行增强是非常有用的预处理步骤。例如,它可以使图像更好地可视化,也可以使后续的图像处理（如配准、分割等）能够更好地进行。

表 3-4   该算法在 Topcon 扫描仪采集的 130 幅 OCT 图像上的平均性能[103]

方法	度量指标		
	CNR	EP	EME
原始方法	5.4880	1.0000	2.3250
所提算法	13.4171	0.9037	5.4956
变换直方图塑造法	11.6249	0.8875	1.3270
直方图均衡化	4.5240	0.9626	4.0596

表 3-5   该算法在 Zeiss 扫描仪采集的 60 幅 OCT 图像上的平均性能[103]

方法	度量指标		
	CNR	EP	EME
原始方法	6.0480	1.0000	13.8075
所提算法	14.7005	0.9235	15.9087
变换直方图塑造法	12.4268	0.8930	0.4188
直方图均衡化	5.6013	0.9990	9.4917

3.4   基于变换模型的数据自适应 OCT 去噪

正如 3.2 节中所介绍的，在非参数（数据自适应）的方法中，基函数是从数据中提取出来的，在这个过程中不需要选择参数。单尺度非参数模型与多尺度非参数模型是非参数模型中常见的两种类型。PCA、ICA、扩散映射和字典学习是常用的单尺度模型。扩散小波变换、复小波变换结合字典学习的方法则为常用的多尺度模型[22]。

基于非参数表示的方法是一类相对较新的 OCT 图像去噪方法[81,82,106]。但是，它们所具有的特性使得其适合去噪这一任务。例如，非参数模型是从数据中得到的，这使得它能够更好地拟合 OCT 数据；再者，非参数模型也适用于更高维度的数据，这使得它能适用于三维 OCT 数据；此外，非参数模型还能够提供多尺度描述，这使得模型能够匹配不同解剖结构的特征。

下文将会详细地介绍一种利用非参数模型对 OCT 图像进行去噪的方法[16]。该方法利用字典学习提高了小波阈值去噪算法的性能。在这个过程中，字典不是直接从现成的基函数中构造的，而是从数据中学习得来的。此外，该方法利用双树复小波替代传统的起始字典（离散余弦变换），以便充分利用双树复小波的平移不变性。该方法的三维版本可应用于三维 OCT 图像的去噪。

3.4.1   传统的字典学习

文献 [78,107]最先提出了利用字典学习对 OCT 图像进行去噪的方法。这些方法从具有高信噪比的 OCT 图像中构建稀疏字典,然后利用该字典对低信噪比的 OCT 图像进行去噪。然而,在通常情况下,高信噪比的图像很难获得。

在本节中,利用 K-SVD 算法[36]来构造字典。在字典学习中,每个数据 $\boldsymbol{x}$ 都可以用一个冗余的字典矩阵 $D \in \mathbb{R}^{n \times k}$($k > n$)来表示:

$$\hat{\boldsymbol{\alpha}} = \mathrm{argmin}_{\boldsymbol{\alpha}} \left\| D\boldsymbol{\alpha} - \boldsymbol{x} \right\|_2^2 \quad \text{subject to } \left\| \boldsymbol{\alpha} \right\|_0 < t \tag{3-6}$$

式中,t 为手动预设的值。假设用 $\boldsymbol{y}$ 来表示 $\boldsymbol{x}$ 对应的含噪数据,用于去噪的最大后验概率(maximum a posteriori,MAP)估计可以通过求解下式得到:

$$\hat{\boldsymbol{\alpha}} = \mathrm{argmin}_{\boldsymbol{\alpha}} \left\| D\boldsymbol{\alpha} - \boldsymbol{y} \right\|_2^2 + \mu \left\| \boldsymbol{\alpha} \right\|_0 \tag{3-7}$$

在 K-SVD 中,算法通过两个阶段的交叉迭代对式 (3-7) 进行求解[36,108]。D 通常从图像中提取的小图像块中学习得到。

在第一阶段,假设字典 D 是未知的,通过优化下式得到字典 D[36]:

$$\left\{ \hat{D}, \hat{\alpha}_{ij}, \hat{X} \right\} = \arg\min_{\hat{D}, \alpha_{ij}, X} \lambda \left\| X - Y \right\|_2^2 + \sum_{ij} \mu_{ij} \left\| \alpha_{ij} \right\|_0 + \sum_{ij} \left\| D\alpha_{ij} - R_{ij}X \right\|_2^2 \tag{3-8}$$

式中,第一项用于保证噪声图像 Y 接近于去噪图像 X[108];第二和第三项是数据先验项,用于保证去噪图像中的每一个小图像块 x_{ij} 都具有一个稀疏表示,其中 α_{ij} 是小图像块 x_{ij} 在字典 D 中的表示系数;而 x_{ij} 又可以表示为 $x_{ij} = R_{ij}X$,其大小为 $\sqrt{n} \times \sqrt{n}$,R_{ij} 是一个 $n \times N$ 的矩阵,$\sqrt{N} \times \sqrt{N}$ 表示原图像的大小。

在第二阶段,D 和 X 被当作是已知的,因此可以运用正交匹配追踪(orthonormal matching pursuit,OMP)算法[109]求得稀疏表示系数。然后,可以用 K-SVD 算法[36]对字典进行更新。上述介绍的方法称为二维传统字典学习法(2D conventional dictionary learning,2D CDL),其性能将会在 3.4.4 节中进行分析。

3.4.2 双树复小波变换

文献 [36] 中所介绍的方法使用冗余离散余弦变换作为起始字典,但是由式 (3-8) 中的惩罚函数的高度非凸特性,该算法很容易陷入局部最小解。为了解决这一问题,文献 [110] 中提出使用双树复小波变换(complex wavelet transform,CWT)替代冗余离散余弦变换[16]。

由于具有 2^d 倍冗余度,复小波变换对于 d 维的信号具有平移不变性和方向选择性。多维双树复小波变换是不可分离的,但是它基于具有计算效率高、可分离的滤波器组进行变换[111]。

在复小波变换中，复合尺度函数和复合小波函数是两个基本的成分[110]：

$$\psi_c(t) = \psi_h(t) + \mathrm{j}\psi_g(t) \tag{3-9}$$

式中，$\psi_h(t)$ 为实偶函数；$\mathrm{j}\psi_g(t)$ 为虚奇函数。为了得到解析信号，即其频谱只分布在一半频率轴范围，$\psi_h(t)$ 和 $\mathrm{j}\psi_g(t)$ 应互为希尔伯特变换对。

虽然方向性的二维双树复小波变换有四倍冗余度，但其具有方向选择性、近似解析性及全平移不变性等优点。我们可以通过取 $\psi(x,y)$ 的复数成分来构造既具有方向性也具有复变特性（近似解析）的二维小波变换。其中 $\psi(x,y) = \psi(x)\psi(y)$，$\psi(x)$ 为复函数，它可表示为 $\psi(x) = \psi_h(x) + \mathrm{j}\psi_g(x)$。

与二维的情况类似，三维离散小波变换会受到棋盘格效应的影响，要比二维的情况更为严重。文献 [112] 中展示了三维双树小波变换，它适用于三维医学数据和视频数据的处理。

3.4.3   带初始字典选择的字典学习

本节介绍基于二维/三维双树复小波变换的字典学习[16]。在字典学习中，需要用显式字典和数据相乘，因此复小波变换不能够用其代数形式来表示。为了解决这一问题，可采用小波变换的矩阵形式。

设双树复小波变换中两组滤波器为 $\{h_0(n), h_1(n)\}$ 和 $\{g_0(n), g_1(n)\}$，其不同的组合可用方阵 $\boldsymbol{F}_{hh}$、$\boldsymbol{F}_{gg}$、$\boldsymbol{F}_{gh}$、$\boldsymbol{F}_{hg}$ 表示，并假设 $\boldsymbol{x}$ 表示一幅实数图像，则方向复合二维双树小波变换的实部 $\boldsymbol{W}_{\mathrm{r2D}}$ 和虚部 $\boldsymbol{W}_{\mathrm{i2D}}$ 可分别表示为[111]

$$\boldsymbol{W}_{\mathrm{r2D}} = \frac{1}{2}\begin{bmatrix} \boldsymbol{I} & -\boldsymbol{I} \\ \boldsymbol{I} & \boldsymbol{I} \end{bmatrix}\begin{bmatrix} \boldsymbol{F}_{hh} \\ \boldsymbol{F}_{gg} \end{bmatrix}\boldsymbol{x} \tag{3-10}$$

$$\boldsymbol{W}_{\mathrm{i2D}} = \frac{1}{2}\begin{bmatrix} \boldsymbol{I} & \boldsymbol{I} \\ \boldsymbol{I} & -\boldsymbol{I} \end{bmatrix}\begin{bmatrix} \boldsymbol{F}_{gh} \\ \boldsymbol{F}_{hg} \end{bmatrix}\boldsymbol{x} \tag{3-11}$$

式中，$\boldsymbol{I}$ 表示单位矩阵。

因此，复系数可通过下式进行计算：

$$\boldsymbol{F}_{\mathrm{C2D}} = \frac{1}{4}\begin{bmatrix} \boldsymbol{I} & -\boldsymbol{I} & \boldsymbol{I} & \boldsymbol{I} \\ \boldsymbol{I} & \boldsymbol{I} & \boldsymbol{I} & -\boldsymbol{I} \\ \boldsymbol{I} & \boldsymbol{I} & -\boldsymbol{I} & \boldsymbol{I} \\ \boldsymbol{I} & -\boldsymbol{I} & -\boldsymbol{I} & -\boldsymbol{I} \end{bmatrix}\begin{bmatrix} \boldsymbol{F}_{hh} \\ \boldsymbol{F}_{gg} \\ \mathrm{i}\cdot\boldsymbol{F}_{gh} \\ \mathrm{i}\cdot\boldsymbol{F}_{hg} \end{bmatrix} \tag{3-12}$$

这一字典可用作基于二维小波变换的字典学习中的起始字典。

类似地，对于三维的情况，方向复合三维双树小波变换的实部 $\boldsymbol{W}_{\mathrm{r3D}}$ 和虚部 $\boldsymbol{W}_{\mathrm{i3D}}$ 可分别表示为

$$\boldsymbol{W}_{\mathrm{r3D}} = \frac{1}{4}\begin{bmatrix} \boldsymbol{I} & -\boldsymbol{I} & -\boldsymbol{I} & -\boldsymbol{I} \\ \boldsymbol{I} & -\boldsymbol{I} & \boldsymbol{I} & \boldsymbol{I} \\ \boldsymbol{I} & \boldsymbol{I} & -\boldsymbol{I} & \boldsymbol{I} \\ \boldsymbol{I} & \boldsymbol{I} & \boldsymbol{I} & -\boldsymbol{I} \end{bmatrix}\begin{bmatrix} \boldsymbol{F}_{hhh} \\ \boldsymbol{F}_{ggh} \\ \boldsymbol{F}_{ghg} \\ \boldsymbol{F}_{hgg} \end{bmatrix} \tag{3-13}$$

$$\boldsymbol{W}_{\mathrm{i3D}} = \frac{1}{4}\begin{bmatrix} \boldsymbol{I} & -\boldsymbol{I} & \boldsymbol{I} & \boldsymbol{I} \\ -\boldsymbol{I} & \boldsymbol{I} & \boldsymbol{I} & \boldsymbol{I} \\ \boldsymbol{I} & \boldsymbol{I} & \boldsymbol{I} & -\boldsymbol{I} \\ -\boldsymbol{I} & -\boldsymbol{I} & \boldsymbol{I} & -\boldsymbol{I} \end{bmatrix}\begin{bmatrix} \boldsymbol{F}_{hgh} \\ \boldsymbol{F}_{ggg} \\ \boldsymbol{F}_{ghh} \\ \boldsymbol{F}_{hhg} \end{bmatrix} \tag{3-14}$$

其可用作初始字典的复系数由下式计算：

$$\boldsymbol{F}_{\mathrm{C3D}} = \frac{1}{16}\begin{bmatrix} \boldsymbol{I} & -\boldsymbol{I} & -\boldsymbol{I} & -\boldsymbol{I} & \boldsymbol{I} & -\boldsymbol{I} & \boldsymbol{I} & \boldsymbol{I} \\ \boldsymbol{I} & -\boldsymbol{I} & \boldsymbol{I} & \boldsymbol{I} & \boldsymbol{I} & \boldsymbol{I} & \boldsymbol{I} & -\boldsymbol{I} \\ \boldsymbol{I} & \boldsymbol{I} & -\boldsymbol{I} & \boldsymbol{I} & -\boldsymbol{I} & \boldsymbol{I} & \boldsymbol{I} & \boldsymbol{I} \\ \boldsymbol{I} & \boldsymbol{I} & \boldsymbol{I} & -\boldsymbol{I} & -\boldsymbol{I} & -\boldsymbol{I} & \boldsymbol{I} & -\boldsymbol{I} \\ \boldsymbol{I} & \boldsymbol{I} & \boldsymbol{I} & -\boldsymbol{I} & \boldsymbol{I} & \boldsymbol{I} & -\boldsymbol{I} & \boldsymbol{I} \\ \boldsymbol{I} & \boldsymbol{I} & -\boldsymbol{I} & \boldsymbol{I} & \boldsymbol{I} & -\boldsymbol{I} & -\boldsymbol{I} & -\boldsymbol{I} \\ \boldsymbol{I} & -\boldsymbol{I} & \boldsymbol{I} & \boldsymbol{I} & -\boldsymbol{I} & -\boldsymbol{I} & -\boldsymbol{I} & \boldsymbol{I} \\ \boldsymbol{I} & -\boldsymbol{I} & -\boldsymbol{I} & -\boldsymbol{I} & -\boldsymbol{I} & \boldsymbol{I} & -\boldsymbol{I} & -\boldsymbol{I} \end{bmatrix}\begin{bmatrix} \boldsymbol{F}_{hhh} \\ \boldsymbol{F}_{ggh} \\ \boldsymbol{F}_{ghg} \\ \boldsymbol{F}_{hgg} \\ \mathrm{i}\cdot\boldsymbol{F}_{hgh} \\ \mathrm{i}\cdot\boldsymbol{F}_{ggg} \\ \mathrm{i}\cdot\boldsymbol{F}_{ghh} \\ \mathrm{i}\cdot\boldsymbol{F}_{hhg} \end{bmatrix} \tag{3-15}$$

3.4.4 结果分析

基于两个不同的 OCT 图像数据集[16]测试该算法的性能，每个数据集包含 6 个三维 OCT 数据。其中一个数据库里的数据是由 Topcon 3D OCT-1000 系统采集，这些数据来源于伊朗菲兹眼科医院，来自视网膜色素上皮脱离（pigment epithelial detachment，PED）的患者。另个一数据库中的数据是由 Zeiss Cirrus Meditec 系统采集，这些数据来源于美国爱荷华视网膜图像分析实验室[85]，来自症状性渗出紊乱（symptomatic exudates associated derangement，SEAD）的患者。为了说明该算法的性能，我们和 11 种不同的算法进行了对比，具体的方法见表 3-6[16]。

表 3-6　　各种降低散斑噪声的方法列表（文献 [16] 对这些方法的结果进行了评价）

类别	名称	简称
字典学习	二维传统字典学习	2D CDL
	二维/三维双稀疏字典学习	2D/3D DSDL
	基于双树复小波起始字典的二维/三维字典学习（实部）	2D/3D RCWDL
	基于双树复小波起始字典的二维/三维字典学习（虚部）	2D/3D ICWDL
小波变换	二维可分离散小波变换	2D SDWT
	二维双树复小波变换（实部）	2D RCWT
	复二维双树复小波变换	2D CCWT
	复三维双树复小波变换	3D CCWT

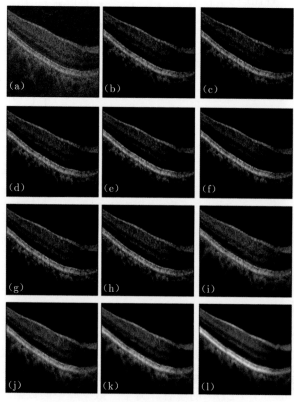

图 3-5　由不同方法所得的去噪结果图[16]

(a) 原始含噪图像；(b) 2D CDL；(c) 2D ICWDL；(d) 2D RCWDL；(e) 3D ICWDL；(f) 3D RCWDL；
(g) 2D DSDL；(h) 3D DSDL；(i) 2D SDWT；(j) 2D RCWT；(k) 2D CCWT；(l) 3D CCWT

　　文献 [22] 中总结了从所有数据中随机抽出 144 张切片的去噪结果的评价指标。表 3-7 总结了不同方法在由 Topcon 系统采集的数据中随机抽出 72 张切片的

表 3-7 不同去噪算法在 Topcon 系统采集数据库上的性能[22]

参数	原图像	2D CDL	2D DSDL	3D DSDL	2D RCWDL	3D RCWDL
CNR	3.09± 1.35	24.24 ±10.63	28.09 ±10.19	78.83 ±33.20	24.25 ±10.61	88.91± 32.00
EP	1± 0	0.88 ±0.01	0.86 ±0.01	0.86 ±0.01	0.88 ±0.01	0.86 ±0.01
TP	1± 0	0.18 ±0.03	0.17 ±0.04	0.19 ±0.05	0.18 ±0.04	0.14 ±0.03
ENL	28.69± 0.49	2045.08± 367.62	2183.56 ±423.96	19059.32 ±9852.14	2047.14 ±364.41	22231.73 ±354.43
运算时间/s	—	24.87± 1.35	3.43± 0.10	11.3±0.97	5.15±0.11	9.41±1.07
参数	2D ICWDL	3D ICWDL	2D SDWT	2D RCWT	2D CCWT	3D CCWT
CNR	24.26 ±10.63	86.91 ±31.49	14.66 ±6.60	26.51 ±11.55	34.67 ±15.28	55.06 ±23.47
EP	0.88 ±0.01	0.87 ±0.01	0.90 ±0.01	0.87 ±0.01	0.85 ±0.01	0.81 ±0.01
TP	0.18 ±0.04	0.13 ±0.03	0.23 ±0.03	0.13 ±0.02	0.09 ±0.02	0.06 ±0.02
ENL	2047.43± 364.63	22196.73 ±354.55	671.47 ±44.49	2316.04 ±430.29	4434.58 ±1270.34	8653.17 ±3846.45
运算时间/s	5.14±0.63	9.52± 1.06	0.12±0.01	0.19±0.02	0.54±0.01	0.96±0.01

结果。图 3-5 展示了不同去噪方法所得的结果。可以看出，该算法采用三维双树复小波的实部（或虚部）作为起始字典时，在 CNR 和等效外观指数（equivalent number of look，ENL）这两个指标上都大大优于其他算法。在 EP 指标上，所有的算法都取得了相似的结果。对于纹理保真度（texture preservation，TP），2D SDWT 算法取得了最佳的结果，但这仅表示该方法的结果跟原图像的差异最小，并不能作为该方法优越性的正面依据。而对于 3D CCWT 方法，它所获得的 TP 值较低，显示该方法会引起不必要的图像平滑。

3.5　基于变换模型的非数据自适应 OCT 去噪

非数据自适应模型是最常用的稀疏域模型。对于 OCT 图像去噪，在小波域中能够利用散斑噪声的统计特性，因此在小波域中的去噪效果通常优于在空间域中的去噪效果。这类去噪方法[71,81,84,86,91,92,102] 将小波变换直接应用于原始数据（非同态方法）或对数变换（同态方法）后的数据上。在文献 [89] 中，散斑噪声在小波域中转换为加性噪声[83]，可通过设计合适的收缩函数实现去噪。图 3-6 展示了在小波域进行去噪的流程图，也即非数据自适应变换的流程图。

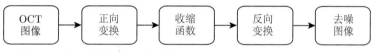

图 3-6　基于非数据自适应变换法对 OCT 图像进行去噪的流程图

从图 3-6 中可以看出，对于非数据自适应方法，变换方法和收缩函数在去噪过程中起重要作用。正如在 3.4.2 节中所介绍的，双树复小波变换具有平移不变性、方向选择性等特性，这些特性使双树复小波变换在图像去噪这一任务上优于许多其他稀疏变换算法。特别是在针对高维数据分析时，这些特性（如方向选择性、能量紧凑性、各子带的稀疏性）使它表现得更为优异。对于三维 OCT 数据，直接对数据进行三维变换的效果要优于将图像逐幅进行二维变换的效果，这是因为直接三维变换能够得到更好的稀疏表示。因此，在本节中，我们利用三维双树复小波变换对数据进行处理。基于这一点，图 3-6 中的正向变换包括了对数变换和三维双树复小波变换。

对于非数据自适应的方法，另一个影响该类方法性能的重要因素是收缩函数。在稀疏域，数据通常会具有一些特有的性质，因此使用稀疏变换通常有助于对数据建立统计模型。例如，在小波域，自然信号的边缘概率分布函数服从尖峰态分布；而且，在同一子带或不同子带间的相邻系数，虽然是不相关的，但是并不是独立的。基于这些特性，我们提出以下模型用于 OCT 数据的三维双树复小波变换：

$$p_{\bar{w}(k)}(\bar{w}(k)) = a(k)p_1(\bar{w}(k)) + (1-a(k))p_2(\bar{w}(k))$$

$$= \frac{a(k)\mathrm{e}^{-\frac{w_1^2(k)}{2\sigma_{11}^2(k)}-\frac{w_2^2(k)}{2\sigma_{12}^2(k)}}}{2\pi\sigma_{11}(k)\sigma_{12}(k)} + \frac{(1-a(k))\mathrm{e}^{-\frac{w_1^2(k)}{2\sigma_{21}^2(k)}-\frac{w_2^2(k)}{2\sigma_{22}^2(k)}}}{2\pi\sigma_{21}(k)\sigma_{22}(k)} \quad (3\text{-}16)$$

式中，$\bar{w}(k) = (w_1(k), w_2(k))$ 为第 k 组小波系数；$w_2(k)$ 表示 $w_1(k)$ 在空间位置 k 处的父系数（下一个低分辨率尺度）；$p_{\bar{w}(k)}(\bar{w}(k))$ 为 $\bar{w}(k)$ 的概率密度函数，由 $p_1(\bar{w}(k))$ 和 $p_2(\bar{w}(k))$ 两个二维高斯分布加权得到；$a(k)$ 为 [0,1] 区间的权重；混合模型的参数 $\sigma_{11}(k)$、$\sigma_{12}(k)$、$\sigma_{21}(k)$、$\sigma_{22}(k)$ 可通过 EM 算法进行估计。

所提模型是局部参数的二变量混合模型，这使得它能够同时表征小波系数的持续特性、稀疏特性和聚类特性。该二变量概率分布函数的相关系数为 0，即

$$E(w_1(k)w_2(k)) = \iint w_1(k)w_2(k)p_{\bar{w}(k)}(\bar{w}(k))\mathrm{d}\bar{w}(k)$$

$$= (1-a(k))\iint w_1(k)w_2(k)p_2(\bar{w}(k))\mathrm{d}w_1(k)\mathrm{d}w_2(k)$$

$$+ a(k)\iint w_1(k)w_2(k)p_1(\bar{w}(k))\mathrm{d}w_1(k)\mathrm{d}w_2(k)$$

$$= 0 \quad (3\text{-}17)$$

$w_1(k)$ 和 $w_2(k)$ 的边缘概率分布函数为带有局部参数的单变量的高斯混合概率分布函数[82]：

$$p_{w_1(k)}(w_1(k)) = \int_{-\infty}^{\infty} p_{\bar{w}(k)}(\bar{w}(k))\mathrm{d}w_2(k)$$

$$= a(k)\frac{\exp\left(-\dfrac{w_1^2(k)}{2\sigma_{11}^2(k)}\right)}{\sigma_{11}(k)\sqrt{2\pi}} + (1-a(k))\frac{\exp\left(-\dfrac{w_1^2(k)}{2\sigma_{21}^2(k)}\right)}{\sigma_{21}(k)\sqrt{2\pi}} \quad (3\text{-}18)$$

$$p_{w_2(k)}(w_2(k)) = \int_{-\infty}^{\infty} p_{\bar{w}(k)}(\bar{w}(k))\mathrm{d}w_1(k)$$

$$= a(k)\frac{\exp\left(-\dfrac{w_2^2(k)}{2\sigma_{21}^2(k)}\right)}{\sigma_{21}(k)\sqrt{2\pi}} + (1-a(k))\frac{\exp\left(-\dfrac{w_2^2(k)}{2\sigma_{22}^2(k)}\right)}{\sigma_{22}(k)\sqrt{2\pi}} \quad (3\text{-}19)$$

值得指出的是

$$p_{\bar{w}(k)}(\bar{w}(k)) \neq p_{w_1(k)}(w_1(k))p_{w_2(k)}(w_2(k)) \tag{3-20}$$

即 $w_1(k)$ 和 $w_2(k)$ 并非相互独立。

3.5.1　最小均方误差法去噪

三维 OCT 数据中的散斑噪声通常可以用乘性模型来表示：

$$x(i) = s(i)g(i) \tag{3-21}$$

式中，i 表示三维图像中的第 i 个体素。

将同态学方法中的对数变换作用于式 (3-21)，可得

$$W(\log x(i)) = W(\log s(i)) + W(\log g(i)) \tag{3-22}$$

式中，W 表示三维双树复小波变换的实数部分（3D RCWT）。式 (3-22) 可改写为

$$y(k) = w(k) + n(k) \tag{3-23}$$

式中，$w(k)$ 和 $y(k)$ 分别表示无噪声信号和含噪信号在 3D RCWT 域中的第 k 个系数；$n(k)$ 则表示 3D RCWT 域中的噪声系数。

相反地，对于非同态技术，小波变换被直接作用于带有散斑噪声的数据中，从而得到对数据的无偏估计：

$$
\begin{aligned}
W(x(i)) &= W(s(i)g(i)) \\
&= W(s(i) + s(i)(g(i) - 1)) \\
&= W(s(i)) + W(s(i)(g(i) - 1))
\end{aligned}
\tag{3-24}
$$

式 (3-24) 也可以写成

$$y(k) = w(k) + n(k) \tag{3-25}$$

对于独立均值为 1 的随机过程 g，可得 $E(W(s(g-1))) = 0$，由于 $E(W(s)W(s(g-1)))$ 也为 0，因此 $w(k)$ 和 $n(k)$ 是 0 均值且不相关的随机变量。

由式 (3-23) 和式 (3-25) 可知，我们可以用一个统一的二变量模型表示 3D RCWT 域中由同态和非同态方法所导出的模型，即

$$\bar{y}(k) = \bar{w}(k) + \bar{n}(k) \tag{3-26}$$

式中，$\bar{w}(k) = (w(k), w_p(k))$；$\bar{y}(k) = (y(k), y_p(k))$；$\bar{n}(k) = (n(k), n_p(k))$。$w_p(k)$、$y_p(k)$ 和 $n_p(k)$ 分别表示 $w(k)$、$y(k)$ 和 $n(k)$ 的父系数。在本节中，我们基于小

波域中的加性高斯白噪声（additive white Gaussian noise，AWGN）模型和双边瑞利噪声模型进行测试[113−115]：

$$p_{\bar{n}}(\bar{n}(k)) = \frac{1}{2\pi\sigma_n^2} \exp\left(-\frac{n_1^2(k) + n_2^2(k)}{2\sigma_n^2}\right) \tag{3-27}$$

$$p_{\bar{n}}(\bar{n}(k)) = \frac{|n_1(k)n_2(k)|}{4\alpha^4} \exp\left(-\frac{n_1^2(k) + n_2^2(k)}{2\alpha^2}\right) \tag{3-28}$$

式中，$\sigma_n^2 = 2\alpha^2$，表示噪声方差。

当使用最小均方误差估计对 $\bar{y}(k) = \bar{w}(k) + \bar{n}(k)$ 中的 $\bar{w}(k)$ 进行预测时，其最优解将会是一个后验平均值：

$$\hat{w}(k) = \frac{\iint w(k)p_{\bar{n}}(\bar{y}(k) - \bar{w}(k))p_{\bar{w}(k)}(\bar{w}(k))\mathrm{d}\bar{w}(k)}{\iint p_{\bar{n}}(\bar{y}(k) - \bar{w}(k))p_{\bar{w}(k)}(\bar{w}(k))\mathrm{d}\bar{w}(k)} \tag{3-29}$$

对于 $p_{\bar{w}(k)}(\bar{w}(k)) = a(k)p_1(\bar{w}(k)) + (1-a(k))p_2(\bar{w}(k))$ 这样一个混合模型，该平均值可表示为

$$\begin{aligned}
\hat{w}(k) &= \frac{\iint w(k)p_{\bar{n}}(\bar{y}(k) - \bar{w}(k))[a(k)p_1(\bar{w}(k)) + (1-a(k))p_2(\bar{w}(k))]\mathrm{d}\bar{w}(k)}{\iint p_{\bar{n}}(\bar{y}(k) - \bar{w}(k))[a(k)p_1(\bar{w}(k)) + (1-a(k))p_2(\bar{w}(k))]\mathrm{d}\bar{w}(k)} \\
&= \frac{a(k)\iint w(k)p_{\bar{n}}(\bar{y}(k) - \bar{w}(k))p_1(\bar{w}(k))\mathrm{d}\bar{w}(k)}{a(k)g_1(\bar{y}(k)) + (1-a(k))g_2(\bar{y}(k))} \\
&\quad + \frac{(1-a(k))\iint w(k)p_{\bar{n}}(\bar{y}(k) - \bar{w}(k))p_2(\bar{w}(k))\mathrm{d}\bar{w}(k)}{a(k)g_1(\bar{y}(k)) + (1-a(k))g_2(\bar{y}(k))}
\end{aligned} \tag{3-30}$$

式中，

$$g_i(\bar{y}(k)) = \iint p_{\bar{n}}(\bar{y}(k) - \bar{w}(k))p_i(\bar{w}(k))\mathrm{d}\bar{w}(k), \quad i = 1,2 \tag{3-31}$$

将带有局部参数的二变量混合高斯分布代入 3D RCWT 系数的先验分布，可以得到：

$$g_i(\bar{y}(k)) = \frac{\exp\left(-\dfrac{1}{2}\left(\dfrac{y^2(k)}{\sigma_n^2 + \sigma_{i1}^2(k)} + \dfrac{y_p^2(k)}{\sigma_n^2 + \sigma_{i2}^2(k)}\right)\right)}{2\pi\sqrt{(\sigma_n^2 + \sigma_{i1}^2(k))(\sigma_n^2 + \sigma_{i2}^2(k))}}, \quad i = 1,2 \tag{3-32}$$

类似地，对双边瑞利噪声 $g_i(\bar{y}(k))$ 进行简化，可得

$$
g_i(\bar{y}(k)) = \frac{\exp\left(-\dfrac{y^2(k)}{2\sigma_{i1}^2(k)} - \dfrac{y_p^2(k)}{2\sigma_{i2}^2(k)}\right)}{8\pi\left(1 + \dfrac{\sigma_{i1}^2(k)}{\alpha^2}\right)\left(1 + \dfrac{\sigma_{i2}^2(k)}{\alpha^2}\right)\sigma_{i1}(k)\sigma_{i2}(k)} \times
$$

$$
[2 + z_i(k)\sqrt{\pi}\,\mathrm{erfcx}(-z_i(k))
$$

$$
- z_i(k)\sqrt{\pi}\,\mathrm{erfcx}(z_i(k))][2 + z_{ip}(k)\sqrt{\pi}\,\mathrm{erfcx}(-z_{ip}(k))
$$

$$
- z_{ip}(k)\sqrt{\pi}\,\mathrm{erfcx}(z_{ip}(k))] \quad i = 1,2, \tag{3-33}
$$

式中，

$$
z_i(k) = \frac{y(k)}{\sigma_{i1}^2(k)}\sqrt{\frac{1}{\dfrac{2}{\alpha^2} + \dfrac{2}{\sigma_{i1}^2(k)}}} \quad i = 1,2 \tag{3-34}
$$

$$
z_{ip}(k) = \frac{y_p(k)}{\sigma_{i2}^2(k)}\sqrt{\frac{1}{\dfrac{2}{\alpha^2} + \dfrac{2}{\sigma_{i2}^2(k)}}} \quad i = 1,2 \tag{3-35}
$$

式 (3-30) 的分子可以通过最小化单成分模型的均方误差获得[89]。因此，对于加性白高斯噪声，收缩函数 BiGaussMixShrinkL 可以写为

$$
\hat{w}(k) = \frac{\dfrac{\sigma_{11}^2(k)}{\sigma_{11}^2(k) + \sigma_n^2} + R(\bar{y}(k))\dfrac{\sigma_{21}^2(k)}{\sigma_{21}^2(k) + \sigma_n^2}}{1 + R(\bar{y}(k))}\,y(k) \tag{3-36}
$$

式中，

$$
R(\bar{y}(k)) = \frac{(1 - a(k))\dfrac{\exp\left(-\dfrac{1}{2}\left(\dfrac{y^2(k)}{\sigma_n^2 + \sigma_{21}^2(k)} + \dfrac{y_p^2(k)}{\sigma_n^2 + \sigma_{22}^2(k)}\right)\right)}{\sqrt{(\sigma_n^2 + \sigma_{21}^2(k))(\sigma_n^2 + \sigma_{22}^2(k))}}}{a(k)\dfrac{\exp\left(-\dfrac{1}{2}\left(\dfrac{y^2(k)}{\sigma_n^2 + \sigma_{11}^2(k)} + \dfrac{y_p^2(k)}{\sigma_n^2 + \sigma_{12}^2(k)}\right)\right)}{\sqrt{(\sigma_n^2 + \sigma_{11}^2(k))(\sigma_n^2 + \sigma_{12}^2(k))}}} \tag{3-37}
$$

类似地，对于双边瑞利函数，其收缩函数 BiGaussRayMixShrinkL 为

$$
\hat{w}(k) = \frac{1}{1 + R(\bar{y}(k))}\left[2z_1(k)\sqrt{2}\left(2 - \frac{\sigma_{11}^2(k)}{\alpha^2}\right) + \sqrt{\frac{\pi}{2}}\left(1 - \frac{\sigma_{11}^2(k)z_1^2(k)}{\alpha^2}\right)\right.
$$

$$
\cdot (\mathrm{erfc}x(z_1(k)) - \mathrm{erfc}x(-z_1(k)))\Bigg] \Bigg/ \Bigg[\sqrt{\frac{1}{\alpha^2} + \frac{1}{\sigma_{11}^2(k)}} (2 + z_1(k)\sqrt{\pi}
$$

$$
\cdot \mathrm{erfc}x(-z_1(k)) - z_1(k)\sqrt{\pi}\,\mathrm{erfc}x(z_1(k)))\Bigg]
$$

$$
+ \frac{R(\bar{y}(k))}{1 + R(\bar{y}(k))} \Bigg[2z_2(k)\sqrt{2}\left(2 - \frac{\sigma_{21}^2(k)}{\alpha^2}\right) + \sqrt{\frac{\pi}{2}}\left(1 - \frac{\sigma_{21}^2(k)z_2^2(k)}{\alpha^2}\right)
$$

$$
\cdot (\mathrm{erfc}x(z_2(k)) - \mathrm{erfc}x(-z_2(k)))\Bigg] \Bigg/ \Bigg[\sqrt{\frac{1}{\alpha^2} + \frac{1}{\sigma_{21}^2(k)}} (2 + z_2(k)\sqrt{\pi}
$$

$$
\cdot \mathrm{erfc}x(-z_2(k)) - z_2(k)\sqrt{\pi}\,\mathrm{erfc}x(z_2(k)))\Bigg] \tag{3-38}
$$

式中，

$$
R(\bar{y}(k)) = \frac{1 - a(k)}{a(k)} \frac{\left(1 + \dfrac{\sigma_{11}^2(k)}{\alpha^2}\right)\left(1 + \dfrac{\sigma_{12}^2(k)}{\alpha^2}\right)\sigma_{11}(k)\sigma_{12}(k)}{\left(1 + \dfrac{\sigma_{21}^2(k)}{\alpha^2}\right)\left(1 + \dfrac{\sigma_{22}^2(k)}{\alpha^2}\right)\sigma_{2i1}(k)\sigma_{22}(k)}
$$

$$
\cdot \frac{\exp\left(-\dfrac{y^2(k)}{2\sigma_{21}^2(k)} - \dfrac{y_p^2(k)}{2\sigma_{22}^2(k)}\right)}{\exp\left(-\dfrac{y^2(k)}{2\sigma_{11}^2(k)} - \dfrac{y_p^2(k)}{2\sigma_{12}^2(k)}\right)}
$$

$$
\times \Bigg[(2 + z_2(k)\sqrt{\pi}\,\mathrm{erfc}x(-z_2(k)) - z_2(k)\sqrt{\pi}\,\mathrm{erfc}x(z_2(k)))(2 + z_{2p}(k)
$$

$$
\cdot \sqrt{\pi}\,\mathrm{erfc}x(-z_{2p}(k)) - z_{2p}(k)\sqrt{\pi}\,\mathrm{erfc}x(z_{2p}(k)))\Bigg] \Bigg/ \Bigg[(2 + z_1(k)\sqrt{\pi}
$$

$$
\cdot \mathrm{erfc}x(-z_1(k)) - z_1(k)\sqrt{\pi}\,\mathrm{erfc}x(z_1(k)))(2 + z_{1p}(k)\sqrt{\pi}
$$

$$
\cdot \mathrm{erfc}x(-z_{1p}(k)) - z_{1p}(k)\sqrt{\pi}\,\mathrm{erfc}x(z_{1p}(k)))\Bigg] \tag{3-39}
$$

图 3-7 展示了这两个收缩函数 [式 (3-36) 和式 (3-38)] 的示意图。

为了将上述的收缩函数应用于 3D RCWT 数据中，我们需要从噪声数据中对参数 $\sigma_{ij}(k)(i, j = 1, 2)$ 和 $a(k)$ 进行估计。为了实现这一目的，采用下述局部 EM 算法：

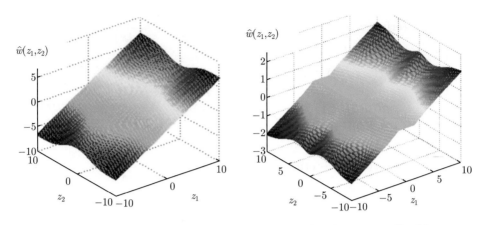

（a）BiGaussMixShrinkL　　　　　　　　　（b）BiGaussRayMixShrinkL

图 3-7　由高斯白噪声和双边瑞利噪声产生的收缩函数示意图

E 步骤：

$$r_1(k) \leftarrow \frac{a(k)g_1(\bar{y}(k))}{a(k)g_1(\bar{y}(k)) + (1-a(k))g_2(\bar{y}(k))}, \quad r_2(k) \leftarrow 1 - r_1(k) \tag{3-40}$$

M 步骤：

$$a(k) \leftarrow \frac{1}{M} \sum_{j \in N(k)} r_1(j) \tag{3-41}$$

$$\sigma_{1m}^2(k) \leftarrow \frac{\sum\limits_{j \in N(k)} r_i(j)y^2(k)}{\sum\limits_{j \in N(k)} r_i(j)} - \sigma_n^2, \quad m = 1,2 \tag{3-42}$$

$$\sigma_{2m}^2(k) \leftarrow \frac{\sum\limits_{j \in N(k)} r_i(j)y_p^2(k)}{\sum\limits_{j \in N(k)} r_i(j)} - \sigma_n^2, \quad m = 1,2 \tag{3-43}$$

式中，M 表示在窗口 $N(k)$ 中的样本数；$\bar{y}(k)$ 为该窗口的中心；σ_n 可以通过 $\sigma_n = \mathrm{median}\left(|\mathrm{HH}_1|\right)/0.6745$ 求得，其中 HH_1 为含噪图像的最高分辨率高频子带中所有小波系数[89]。表 3-8 总结了最终的 OCT 去噪算法流程。

表 3-8 所提去噪算法的伪代码

步骤 1:	对带噪 OCT 图像进行三维双树复小波变换，以计算 $\bar{y}(k)$ 和 σ_n
步骤 2:	先验估计 (在每一波段寻找混合模型参数)
	2.1. 初始化 $a(k), \sigma_{11}(k), \sigma_{12}(k), \sigma_{21}(k), \sigma_{22}(k)$
	2.2. 使用式 (3-40) 计算 $r_1(k), r_2(k)$
	2.3. 使用式 (3-41) 更新 $a(k)$
	2.4. 使用式 (3-42) 和式 (3-43) 更新先验参数 $\sigma_{11}(k), \sigma_{12}(k), \sigma_{21}(k), \sigma_{22}(k)$
	2.5. 使用步骤 2.3 中的更新值及式 (3-32) 和式 (3-33) 计算 $g_i(\bar{y}(k))$
	2.6. 步骤 2.2 到步骤 2.4 迭代至参数收敛
步骤 3:	替代收缩函数 [式 (3-36) 和式 (3-38)] 中的最终参数
步骤 4:	三维双树复小波逆变换

  文献 [89,116] 指出，各向异性窗口在建模与去噪上的性能要优于各向同性窗口。而各向异性窗口可以通过置信区间（confidence interval，CI）的局部多项式近似插值法（local polynomial approximation-intersection of confidence intervals，LPA-ICI）来获得[116]，如图 3-8 所示。该方法也可扩展到三维空间，如图 3-9 所示。

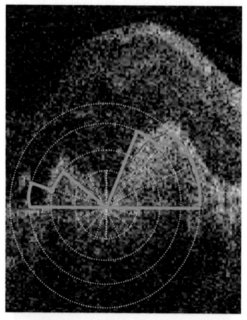

图 3-8 叠加在 OCT 图像上的各向异性窗口示意图

红线为眼科医师标记的 SEAD；黄色圆圈表示不同直径的各向同性窗口；绿线为基于 LPA-ICI 规则得到的各向异性窗口

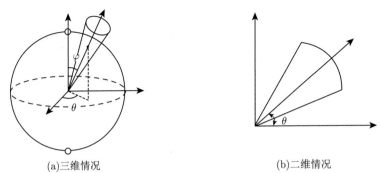

(a)三维情况   (b)二维情况

图 3-9   在二维情况下方向为 θ 的扇形区域及三维情况下方向为 (θ, φ) 的锥形区域[89]的对比

3.5.2   结果分析

对 20 幅三维 OCT 图像被该去噪算法（表 3-8）性能的验证，这些图像里面都存在有湿性 AMD（SEAD）病变，图 3-10 展示了 SEAD 里面的感兴趣区域（region of interest，ROI）。我们用 SNR 和 CNR 这两个指标对算法进行评估。

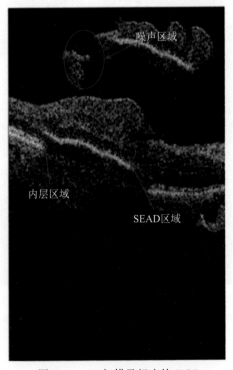

图 3-10   B-扫描及相应的 ROI

表 3-9 总结了该算法在所选择的感兴趣区域上的性能指标。图 3-11 展示了该算法和其他不同版本算法在所选择的 78 个感兴趣区域上的 CNR 曲线。从图中可以看出，非同态的高斯白噪声收缩函数（BiGaussMixShrinkL）法优于其他方法。

表 3-9 不同算法在多个自选的感兴趣区域上的平均性能

局部（L）或非局部 (NL)	同态 (H) 或非同态 (NH)	高斯噪声 (G) 或双边瑞利噪声 (R)	SNR^{ROI1}	SNR^{ROI2}	CNR
L	H	G	7.00	15.76	8.76
NL	H	G	7.56	17.03	9.47
L	NH	G	12.27	27.76	13.49
NL	NH	G	10.77	22.73	11.95
L	H	R	5.89	13.11	7.22
NL	H	R	8.63	19.59	10.95
L	NH	R	10.75	22.55	11.81
NL	NH	R	10.88	23.05	12.17
	原图		2.56	5.30	2.74

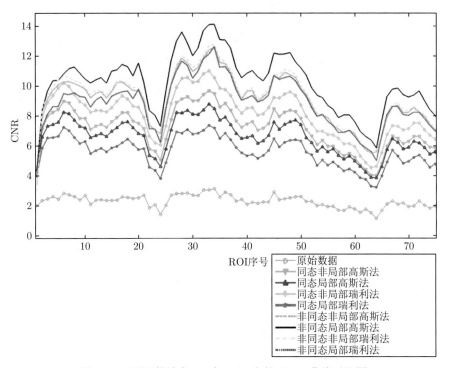

图 3-11 不同算法在 78 个 ROI 上的 CNR 曲线对比图

　　另一种用于评价去噪算法的方式是对比应用该去噪算法前后的层分割算法的性能。图 3-12 展示了一个例子，它是对 Topcon 3D OCT-1000 系统获得的 650 × 512 × 128 的图像用文献 [63] 中算法处理后的分层结果。从图 3-12 可以看出在对原图进行去噪前，分割算法[63]不能够准确地对图像进行分层，而利用该算法对图像进行去噪后，则能准确地将图像进行分层。

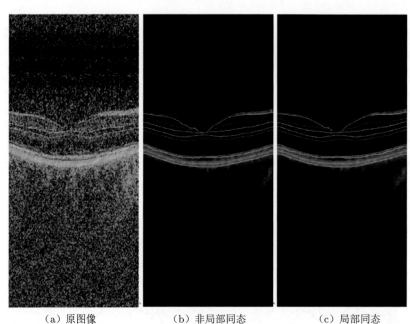

（a）原图像　　　　　　（b）非局部同态　　　　　　（c）局部同态
　　　　　　　　　　BiGaussRayMixShrinkL　　　BiGaussRayMixShrinkL
　　　　　　　　　　　　结果图　　　　　　　　　　结果图

图 3-12　对 Topcon 3D OCT-1000 系统获得的 650 × 512 × 128 的图像用文献 [63] 中算法处理后的分层结果对比

3.6　结　　论

　　在本章中，我们从建模的角度对 OCT 图像中的几个去噪与增强的方法进行了讨论。其中，详细地介绍了三个算法，它们分别是基于视网膜层统计模型高斯化的去噪算法、基于三维数据自适应变换模型的去噪算法及基于三维非数据自适应变换模型的去噪算法。现有的模型通常难以满足临床医生的所有需求，为了解决这一问题，可以考虑将 OCT 数据中的结构信息融入这些模型中，从而进一步优化 OCT 图像的去噪效果。此外，在现有的方法中，有一些在去噪的同时虽然能很好地保护图像中的边缘，却会腐蚀掉图像中重要的纹理信息。反之，有一些可以增强图像中的纹理信息，但会模糊丢失图像中的边缘信息。因此，寻找一种

最优的方式将这些方法组合起来，使组合后的去噪方法能够同时很好地表示视网
膜层、层间纹理及病变区域的边界和纹理，是今后值得研究的方向之一。

参 考 文 献

[1] Huang D, Swanson E A, Lin C P, et al. Optical coherence tomography[J]. Science, 1991, 254(5035): 1178-1181.

[2] Potsaid B, Gorczynska I, Srinivasan V J, et al. Ultrahigh speed spectral/ Fourier domain OCT ophthalmic imaging at 70,000 to 312,500 axial scans per second[J]. Optics Express, 2008, 16(19): 15149-15169.

[3] Izatt J, Choma M. Theory of Optical Coherence Tomography[M]// Optical Coherence Tomography. New York: Springer, 2008: 47-72.

[4] Szkulmowski M, Gorczynska I, Szlag D, et al. Efficient reduction of speckle noise in optical coherence tomography[J]. Optics Express, 2012, 20(2): 1337-1359.

[5] Bashkansky M, Reintjes J. Statistics and reduction of speckle in optical coherence tomography[J]. Optics Letters, 2000, 25(8): 545-547.

[6] Duncan D D, Kirkpatrick S J, Wang R K. Statistics of local speckle contrast[J]. Journal of the Optical Society of America. A, 2008, 25(1): 9-15.

[7] Goodman J W. Some fundamental properties of speckle[J]. Journal of the Optical Society of America., 1976, 66(11): 1145-1150.

[8] Karamata B, Hassler K, Laubscher M, et al. Speckle statistics in optical coherence tomography[J]. Journal of the Optical Society of America.A, 2005, 22(4): 593-596.

[9] Schmitt J M, Xiang S, Yung K M. Speckle in optical coherence tomography[J]. Journal of Biomedical Optics, 1999, 4(1): 95-105.

[10] Grzywacz N M, Juan J D, Ferrone C, et al. Statistics of optical coherence tomography data from human retina[J]. IEEE Transactions on Medical Imaging, 2010, 29(6): 1224-1237.

[11] Ross D H. Finding bands in optical coherence tomography images using curve and function fitting[D]. Birmingham: The University of Alabama at Birmingham, 2014.

[12] Fercher A F, Drexler W, Hitzenberger C K, et al. Optical coherence tomography - principles and applications[J]. Reports on Progress in Physics, 2003, 66: 239.

[13] George N, Christensen C, Bennett J, et al. Speckle noise in displays[J]. Journal of the Optical Society of America, 1976, 66(11): 1282-1290.

[14] Goodman J W. Some effects of target-induced scintillation on optical radar performance[J]. Proceedings of IEEE, 1965, 53(11): 1688-1700.

[15] Loudon R. The Quantum Theory of Light[M]. Oxford: OUP, 2000.

[16] Amini Z, Rabbani H. Classification of medical image modeling methods: a review[J]. Curr. Med. Imaging Rev., 2016, 12(2): 130-148.

[17] Jolliffe I. Principal Component Analysis[M]. New York: Wiley Online Library, 2002.

[18] Jung A. An introduction to a new data analysis tool: Independent component analysis[C]//Proceedings of Workshop GK "Nonlinearity". Regensburg, Germany, 2001: 127-132.

[19] Hyvärinen A, Oja E. Independent component analysis: Algorithms and applications[J]. Neural Networks, 2000, 13: 411-430.

[20] Arakeri M P, Reddy G R M. A comparative performance evaluation of independent component analysis[C]//Proceedings of 2011 International Conference on Recent Trends in Information Technology (ICRTIT). Chennai, India, 2011: 770-774.

[21] Tosic I, Frossard P. Dictionary learning[J]. IEEE Signal Processing Magazine, 2011, 28(2): 27-38.

[22] Kafieh R, Rabbani H, Selesnick I. Three dimensional data-driven multi scale atomic representation of optical coherence tomography[J]. IEEE Transactions on Medical Imaging, 2015, 34(5): 1042-1062.

[23] Campbell G A, Foster R M. Fourier Integrals for Practical Applications[M]. New York: Bell Telephone Laboratories, 1948.

[24] Ahmed N, Natarajan T, Rao K R. Discrete cosine transform[J]. IEEE Transactions on Computers, 1974, C-23(1): 90-93.

[25] Daubechies I. Ten Lectures on Wavelets[M]. Philadelphia, PA: SIAM, 1992.

[26] Coifman R R, Wickerhauser M V. Entropy-based algorithms for best basis selection[J]. IEEE Transactions on Information Theory, 1992, 38(2): 713-718.

[27] Donoho D L. Wedgelets: Nearly minimax estimation of edges[J]. The Annals of Statistics, 1999, 27(3): 859-897.

[28] Kingsbury N G. The dual-tree complex wavelet transform: A new technique for shift invariance and directional filters[C]//Proceedings of the 8th IEEE DSP Workshop, 1998: 86.

[29] Candes E, Demanet L, Donoho D, et al. Fast discrete curvelet transforms[J]. Multiscale Modeling & Simulation, 2006, 5(3): 861-899.

[30] Pennec E L, Mallat S. Bandelet image approximation and compression[J]. Multiscale Modeling & Simulation, 2005, 4(3): 992-1039.

[31] Do M N, Vetterli M. The contourlet transform: An efficient directional multiresolution image representation[J]. IEEE Transactions on Image Processing, 2005, 14(12): 2091-2106.

[32] Chauris H, Karoui I, Garreau P, et al. The circlet transform: A robust tool for detecting features with circular shapes[J]. Computers & Geosciences, 2011, 37(3): 331-342.

[33] Lu Y, Do M N. 3-D directional filter banks and surfacelets[C]// Proceedings of SPIE Optics and Photonics. San Diego, USA, 2005: 59141Q.

[34] Comon P. Independent component analysis, a new concept?[J]. Signal Processing, 1994, 36(3): 287-314.

[35] Engan K, Aase S O, Husoy J. Frame based signal compression using method of optimal directions (MOD)[C]//Proceedings of IEEE International Symposium on Circuits and

Systems. Orlando, USA, 1999: 1-4.

[36] Aharon M, Elad M, Bruckstein A. K-SVD: An algorithm for designing overcomplete dictionaries for sparse representation[J]. IEEE Transactions on Signal Processing, 2006, 54(11): 4311-4322.

[37] Chan T, Shen J. Image Processing and Analysis: Variational, PDE, Wavelet, and Stochastic Methods[M]. Philadelphia, PA: SIAM, 2005.

[38] Jain M, Sharma S, Sairam R M. Effect of blur and noise on image denoising based on PDE[J]. Intl. J. Adv. Comput. Res., 2013, 3(1): 8.

[39] Salinas H M, Fernandez D C. Comparison of PDE-based nonlinear diffusion approaches for image enhancement and denoising in optical coherence tomography[J]. IEEE Trans. Med. Imaging, 2007, 26(6): 761-771.

[40] Garvin M K, Abràmoff M D, Kardon R, et al. Intraretinal layer segmentation of macular optical coherence tomography images using optimal 3-D graph search[J]. IEEE Trans. Med. Imaging, 2008, 27(10): 1495-1505.

[41] Cohen L D, Cohen I. Finite-element methods for active contour models and balloons for 2-D and 3-D images[J]. IEEE Trans. Pattern Anal. Mach. Intell, 1993, 15(11): 1131-1147.

[42] Yu Y, Zhang S, Li K, et al. Deformable models with sparsity constraints for cardiac motion analysis[J]. Med. Image Anal., 2014, 18 (6): 927-937.

[43] Peyré G. Advanced signal, image and surface processing[D]. Ceremade: University Paris-Dauphine., 2010.

[44] Wright S J, Nowak R D, Figueiredo M A. Sparse reconstruction by separable approximation[J]. IEEE Trans. Signal Process., 2009, 57(7): 2479-2493.

[45] Rabbani H, Nezafat R, Gazor S. Wavelet-domain medical image denoising using bivariate Laplacian mixture model[J]. IEEE Trans. Biomed. Eng., 2009, 56(12): 2826-2837.

[46] Coifman R R, Maggioni M. Diffusion wavelets[J]. Appl. Comput. Harmonic Anal., 2006, 21(1): 53-94.

[47] Iftimia N, Bouma B E, Tearney G J. Speckle reduction in optical coherence tomography by "path length encoded" angular compounding[J]. J. Biomed. Opt., 2003, 8(2): 260-263.

[48] Ramrath L, Moreno G, Mueller H, et al. Towards multi-directional OCT for speckle noise reduction[C]//Proceddings of Medical Image Computing and Computer-Assisted Intervention CMICCAI 2008. New York, USA: Springer, 2008: 815-823.

[49] Hughes M, Spring M, Podoleanu A. Speckle noise reduction in optical coherence tomography of paint layers[J]. Applied Optics, 2010, 49(1): 99-107.

[50] Desjardins A, Vakoc B, Tearney G, et al. Speckle reduction in OCT using massively-parallel detection and frequency-domain ranging[J]. Optics Express, 2006, 14(11): 4736-4745.

[51] Pircher M, Go E, Leitgeb R, et al. Speckle reduction in optical coherence tomography by frequency compounding[J]. J. Biomed. Opt., 2003, 8(3): 565-569.

[52]　Sander B, Larsen M, Thrane L, et al. Enhanced optical coherence tomography imaging by multiple scan averaging[J]. Br. J. Ophthalmol., 2005, 89(2): 207-212.

[53]　Götzinger E, Pircher M, Hitzenberger C K. High speed spectral domain polarization sensitive optical coherence tomography of the human retina[J]. Optics Express, 2005, 13(25): 10217-10229.

[54]　Jørgensen T M, Thomadsen J, Christensen U, et al. Enhancing the signal-to-noise ratio in ophthalmic optical coherence tomography by image registration - method and clinical examples[J]. J. Biomed. Opt., 2007, 12(4): 041208-041210.

[55]　Ferguson R D, Hammer D X, Paunescu L A, et al. Tracking optical coherence tomography[J]. Optics Letters, 2004, 29(18): 2139-2141.

[56]　Hee M R, Izatt J A, Swanson E A, et al. Optical coherence tomography of the human retina[J]. Archives of Ophthalmology, 1995, 113(3): 325-332.

[57]　George A, Dillenseger J L, Weber A. Optical coherence tomography image processing[J]. Invest. Ophthalmol. Vis. Sci., 2000, 41: 165-173.

[58]　Koozekanani D, Boyer K, Roberts C. Retinal thickness measurements from optical coherence tomography using a Markov boundary model[J]. IEEE Trans. Med. Imaging, 2001, 20(9): 900-916.

[59]　Rogowska J, Brezinski M E. Image processing techniques for noise removal, enhancement and segmentation of cartilage OCT images[J]. Phys. Med. Bio., 2002, 47(4): 641.

[60]　Shahidi M, Wang Z, Zelkha R. Quantitative thickness measurement of retinal layers imaged by optical coherence tomography[J]. Am. J. Ophthalmol., 2005, 139(6): 1056-1061.

[61]　Boyer K L, Herzog A, Roberts C. Automatic recovery of the optic nerve head geometry in optical coherence tomography[J]. IEEE Trans. Med. Imaging, 2006, 25(5): 553-570.

[62]　Srinivasan V J, Monson B K, Wojtkowski M, et al. Characterization of outer retinal morphology with high-speed, ultrahigh-resolution optical coherence tomography[J]. Invest. Ophthalmol. Vis. Sci., 2008, 49(4): 1571-1579.

[63]　Lee K, Abràmoff M D, Niemeijer M, et al. 3-D segmentation of retinal blood vessels in spectral-domain OCT volumes of the optic nerve head[C]//Proceeding of SPIE Medical Imaging: Biomedical Applications in Molecular, Structural, and Functional Imaging. SPIE, 2010.

[64]　Ozcan A, Bilenca A, Desjardins A E, et al. Speckle reduction in optical coherence tomography images using digital filtering[J]. J. Opt. Soc. Am. A, 2007, 24(7): 1901-1910.

[65]　Ishikawa H, Stein D M, Wollstein G, et al. Macular segmentation with optical coherence tomography[J]. Invest. Ophthalmol. Vis. Sci., 2005, 46(6): 2012-2017.

[66]　Mayer M, Tornow R, Bock R, et al. Automatic nerve fiber layer segmentation and geometry correction on spectral domain OCT images using fuzzy c-means clustering[J]. Invest. Ophthalmol. Vis. Sci., 2008, 49: 1880.

[67] Baroni M, Fortunato P, Torre A L. Towards quantitative analysis of retinal features in optical coherence tomography[J]. Med. Eng. Phys., 2007, 29(4): 432-441.

[68] Marks D L, Ralston T S, Boppart S A. Speckle reduction by I-divergence regularization in optical coherence tomography[J]. J. Opt. Soc. Am. A, 2005, 22(11): 2366-2371.

[69] Fernández D C, Villate N, Puliafito C, et al. Comparing total macular volume changes measured by optical coherence tomography with retinal lesion volume estimated by active contours[J]. Invest. Ophtalmol. Vis. Sci., 2004, 45(4): 3072.

[70] Gregori G, Knighton R. A robust algorithm for retinal thickness measurements using optical coherence tomography (Stratus OCT)[J]. Invest. Ophtalmol. Vis. Sci., 2004, 45: 3007.

[71] Puvanathasan P, Bizheva K. Interval type-II fuzzy anisotropic diffusion algorithm for speckle noise reduction in optical coherence tomography images[J]. Optics Express, 2009, 17(2): 733-746.

[72] Bernardes R, Maduro C, Serranho P, et al. Improved adaptive complex diffusion de-speckling filter[J]. Optics Express, 2010, 18(23): 24048-24059.

[73] Rogowska J, Brezinski M E. Evaluation of the adaptive speckle suppression filter for coronary optical coherence tomography imaging[J]. IEEE Trans. Med. Imaging, 2000, 19(12): 1261-1266.

[74] Bagci A M, Shahidi M, Ansari R, et al. Thickness profiles of retinal layers by optical coherence tomography image segmentation[J]. Am. J. Ophthalmol., 2008, 146(5): 679-687.

[75] Mishra A, Wong A, Bizheva K, et al. Intra-retinal layer segmentation in optical coherence tomography images[J]. Optics Express, 2009, 17 (26): 23719-23728.

[76] Fuller A R, Zawadzki R J, Choi S, et al. Segmentation of three-dimensional retinal image data[J]. IEEE Trans. Visual Comput. Graphics, 2007, 13(6): 1719-1726.

[77] Wong A, Mishra A, Bizheva K, et al. General Bayesian estimation for speckle noise reduction in optical coherence tomography retinal imagery[J]. Optics Express, 2010, 18(8): 8338-8352.

[78] Fang L, Li S, Nie Q, et al. Sparsity based denoising of spectral domain optical coherence tomography images[J]. Biomed. Opt. Express, 2012, 3(5): 927-942.

[79] Fang L, Li S, McNabb R P, et al. Fast acquisition and reconstruction of optical coherence tomography images via sparse representation[J]. IEEE Trans. Med. Imaging, 2013, 32(11): 2034-2049.

[80] Luan F, Wu Y. Application of RPCA in optical coherence tomography for speckle noise reduction[J]. Laser Phys. Lett., 2013, 10(3): 035603.

[81] Gupta V, Chan C C, Poh C L, et al. Computerized automation of wavelet based denoising method to reduce speckle noise in OCT images[C]//Proceedings of International Conference on Information Technology and Applications in Biomedicine (ITAB). Shenzhen, China, 2008: 120-123.

[82] Mayer M A, Borsdorf A, Wagner M, et al. Wavelet denoising of multiframe optical

coherence tomography data[J]. Biomed. Opt. Express, 2012, 3(3): 572-589.

[83] Pizurica A, Jovanov L, Huysmans B, et al. Multiresolution denoising for optical coherence tomography: A review and evaluation[J]. Curr. Med. Imaging Rev., 2008, 4(4): 270-284.

[84] Adler D C, Ko T H, Fujimoto J G. Speckle reduction in optical coherence tomography images by use of a spatially adaptive wavelet filter[J]. Optics Letters 2004, 29(24): 2878-2880.

[85] Quellec G, Lee K, Dolejsi M, et al. Three-dimensional analysis of retinal layer texture: Identification of fluid-filled regions in SD-OCT of the macula[J]. IEEE Trans. Med. Imaging, 2010, 29(6): 1321-1330.

[86] Chitchian S, Fiddy M A, Fried N M. Denoising during optical coherence tomography of the prostate nerves via wavelet shrinkage using dual-tree complex wavelet transform[J]. J. Biomed. Opt., 2009, 14(1): 014031.

[87] Kajić V, Esmaeelpour M, Považay B, et al. Automated choroidal segmentation of 1060nm OCT in healthy and pathologic eyes using a statistical model[J]. Biomed. Opt. Express, 2012, 3(1): 86-103.

[88] Kajić V, Považay B, Hermann B, et al. Robust segmentation of intraretinal layers in the normal human fovea using a novel statistical model based on texture and shape analysis[J]. Optics Express, 2010, 18(14): 14730-14744.

[89] Rabbani H, Sonka M, Abràmoff M D. Optical coherence tomography noise reduction using anisotropic local bivariate Gaussian mixture prior in 3-D complex wavelet domain[J]. Int. J. BioMed. Imaging, 2013, 2013(5035): 417491.

[90] Forouzanfar M, Moghaddam H. A directional multiscale approach for speckle reduction in optical coherence tomography images[C]//Proceedings of IEEE International Conference on Electrical Engineering (ICEE'07), Lahore, USA, 2007: 1-6.

[91] Jian Z, Yu Z, Yu L, et al. Speckle attenuation in optical coherence tomography by curvelet shrinkage[J]. Optics Letters, 2009, 34(10): 1516-1518.

[92] Jian Z, Yu L, Rao B, et al. Three-dimensional speckle suppression in optical coherence tomography based on the curvelet transform[J]. Optics Express, 2010, 18(2): 1024-1032.

[93] Kafieh R, Rabbani H, Abràmoff M D, et al. Curvature correction of retinal OCTs using graph-based geometry detection[J]. Phys. Med. Biol., 2013, 58(9): 2925.

[94] Abràmoff M D, Lee K, Niemeijer M, et al. Automated segmentation of the cup and rim from spectral domain OCT of the optic nerve head[J]. Invest. Ophthalmol. Vis. Sci., 2009, 50(12): 5778-5784.

[95] Yazdanpanah A, Hamarneh G, Smith B, et al. Intra-retinal layer segmentation in optical coherence tomography using an active contour approach[C]//Proceedings of Medical Image Computing and Computer-Assisted Intervention CMICCAI 2009. London, UK: Springer, 2009: 649-656.

[96] Yang Q, Reisman C A, Wang Z, et al. Automated layer segmentation of macular OCT images using dual-scale gradient information[J]. Optics Express, 2010, 18(20): 21293.

[97] Kafieh R, Rabbani H, Abràmoff M D, et al. Intra-retinal layer segmentation of 3D optical coherence tomography using coarse grained diffusion map[J]. Med. Image Anal., 2013, 17(8): 907-928.

[98] Bogunovic H, Sonka M, Kwon Y, et al. Multi-surface and multi-field co-segmentation of 3-D retinal optical coherence tomography[J]. IEEE Trans. Med. Imaging, 2014, 33(12): 2242-2253.

[99] Rathke F, Schmidt S, Schnörr C. Probabilistic intra-retinal layer segmentation in 3-D OCT images using global shape regularization[J]. Med. Image Anal., 2014, 18(5): 781-794.

[100] George A, Dilienseger J L, Weber A, et al. Optical coherence tomography image processing[J]. Invest. Ophthalmol. Vis. Sci., 2000, 41: 165-173.

[101] Herzog A, Boyer K L, Roberts C. Robust extraction of the optic nerve head in optical coherence tomography[C]//Proceedings of Computer Vision and Mathematical Methods in Medical and Biomedical Image Analysis, ECCV 2004 Workshops CVAMIA and MMBIA. Prague, Czech Republic: Springer, 2004: 395-407.

[102] Zlokolica V, Jovanov L, Pizurica A, et al. Wavelet-based denoising for 3D OCT images[C]//Proc. SPIE 6696, Applications of Digital Image Processing XXX. 2007: 66960P.

[103] Amini Z, Rabbani H. Statistical modeling of retinal optical coherence tomography[J]. IEEE Trans. Med. Imaging, 2016, 35(6): 1544-1554.

[104] Achim A, Bezerianos A, Tsakalides P. Novel Bayesian multiscale method for speckle removal in medical ultrasound images[J]. IEEE Trans. Med. Imaging, 2001, 20(8): 772-783.

[105] Agaian S S, Silver B, Panetta K A. Transform coefficient histogram-based image enhancement algorithms using contrast entropy[J]. IEEE Trans. Image Process., 2007, 16(3): 741-758.

[106] Zhou J, Cunha A L, Do M N. Nonsubsampled contourlet transform: Construction and application in enhancement[C]//Proceedings of IEEE International Conference on Image Processing. Genova, Italy: IEEE, 2005: I-469-72.

[107] Chatterjee P, Milanfar P. Clustering-based denoising with locally learned dictionaries[J]. IEEE Trans. Image Process, 2009, 18(7): 1438-1451.

[108] Elad M, Aharon M. Image denoising via sparse and redundant representations over learned dictionaries[J]. IEEE Trans. Image Process, 2006, 15(12): 3736-3745.

[109] Pati Y C, Rezaiifar R, Krishnaprasad P S. Orthogonal matching pursuit: recursive function approximation with applications to wavelet decomposition[C]//Proceedings of The Twenty-Seventh Asilomar Conference on Signals, Systems and Computers (vol. 1). Pacific Grove, USA: IEEE, 1993: 40-44.

[110] Kingsbury N. Complex wavelets for shift invariant analysis and filtering of signals[J]. Appl. Comput. Harmonic Anal., 2001, 10(3): 234-253.

[111] Selesnick I W, Baraniuk R G, Kingsbury N C. The dual-tree complex wavelet trans-

form[J]. IEEE Sig. Process. Mag., 2005, 22(6): 123-151.

[112] Selesnick I W, Li K Y. Video denoising using 2D and 3D dual-tree complex wavelet transforms[C]//Proc. SPIE 5207, Wavelets: Applications in Signal and Image Processing X. San Diego, USA, 2003: 607-618.

[113] Gupta S, Chauhan R C, Saxena S C. Robust non-homomorphic approach for speckle reduction in medical ultrasound images[J]. Med. Biol. Eng. Comput., 2005, 43(2): 189-195.

[114] Gupta S, Kaur L, Chauhan R C, et al. A versatile technique for visual enhancement of medical ultrasound images[J]. Digit. Signal Process., 2007, 17(3): 542-560.

[115] Yan S, Yuan J, Liu M, et al. Speckle noise reduction of ultrasound images based on an undecimated wavelet packet transform domain nonhomomorphic filtering[C]//Proceedings of the 2nd International Conference on Biomedical Engineering and Informatics. Tianjin, China, 2009: 1-5.

[116] Katkovnik V, Egiazarian K, Astola J. Adaptive window size image de-noising based on intersection of confidence intervals (ICI) rule[J]. J. Math. Imaging Vis., 2002, 16(3): 223-235.

第 4 章 基于稀疏表示的视网膜 OCT 图像重建

除了采集过程中引入的散斑噪声外，临床使用的 OCT 图像往往具有很高的分辨率，给存储和传输带来了沉重的负担。为了解决这些问题，本章将介绍几种基于稀疏表示的去噪、插值和压缩重建方法，它们不但可以提高 OCT 图像的质量，而且能有效地管理大量数据。

4.1 引　言

OCT 是广泛应用于多种临床医学尤其是眼科诊断[1]中的一种无创断层成像方法。在临床诊断中，眼科医生往往需要高分辨率和高信噪比的 OCT 图像。然而，由于成像环境的限制 (如有限的光强)，获取的 OCT 图像会受到强噪声的严重干扰[2-4]。此外，为了加快采集过程，通常会使用相对较低的空间采样率来捕获临床 OCT 图像[5]。强噪声和低空间采样率都会对 OCT 图像分析产生负面影响，因此需要采用有效的去噪和插值技术对其进行处理。另外，高分辨率、高信噪比 OCT 图像的存储和传输会消耗大量的内存和通信带宽，这超过了现有临床数据档案系统的存储能力，并给远程会诊带来了沉重的负担。因此，目前亟须开发有效的图像压缩技术来处理如此庞大的数据。

在图像处理领域中，去噪、插值和压缩是著名的图像重建问题[6]。过去的几十年里，人们提出了各种模型来重建高质量的 OCT 图像，用于各种应用[3,4,7-14]。经典的重建方法通常会设计基于平滑先验的模型 (如各向异性滤波、Tikhonov 滤波[15] 和总变分方法[7])，并在空间域重建图像。最近的一些方法则将输入图像变换到另一个域，如使用离散余弦变换[16]、小波变换[17] 和曲波变换[18]。虽然基于变换域的方法比空间域方法具有更好的重建性能，但是这种方法通常建立在一个固定的数学模型上，在眼部三维 OCT 结构的表示中适应性有限[19]。

近年来，在哺乳动物视觉系统稀疏编码机制的启发下[20]，稀疏表示理论被证明是众多图像处理应用的有力工具[2,5,21-24]。稀疏表示即将输入图像分解为从字典中选择的一系列基函数 (也称为原子) 的线性组合。基函数可以从许多类似于输入图像[25]的采样图像中训练，因此可以更自适应地表示输入图像。最近的一些工作也将稀疏表示应用于 OCT 图像重建问题[2,5,9,11-13,26,27]。与二维自然图像不同，三维 OCT 图像具有更复杂的时间-空间结构。例如，三维 OCT 图像在空间域具有多种类型和尺度的病变结构 (如多层结构和玻璃膜疣), 且在时间域上仍具有较高的相关性。因此, 本章将根据三维 OCT 图像的特殊结构, 引入三种稀疏表示模型, 并将其应用于 OCT 图像去噪、插值和压缩。

4.2　图像重建中的稀疏表示

对于给定的尺寸为 $N \times M$ 的二维输入图像, 大多数稀疏表示方法首先将其划分为 γ 重叠 (用于图像去噪和插值[28,29]) 或非重叠 (用于图像压缩[30~32]) 块 $X_i \in \mathbb{R}^{n \times m}, i = 1, 2, \cdots, \gamma, n < N$ 和 $m < M$。这里, i 表示一个特定的小图像块, 且表示在二维图像中该小图像块中心所在的横向和轴向位置。每个小图像块 X_i 的向量形式表示为 $\boldsymbol{x}_i \in \mathbb{R}^{q \times 1} (q = n \times m)$, 通过字典排序得到。稀疏表示可以将输入小图像块 $\boldsymbol{x}_i$ 表示为从字典 $(D \in \mathbb{R}^{q \times z}, q < z)$ 中选择的几个原子的线性组合, 如下所示:

$$\boldsymbol{x}_i = D\boldsymbol{\alpha}_i \tag{4-1}$$

式中, $\boldsymbol{\alpha}_i \in \mathbb{R}^{z \times 1}$ 是块 $\boldsymbol{x}_i$ 的稀疏系数向量; 字典 D 由 z 个原子 $\{\boldsymbol{d}_j\}_{j=1}^{z}$ 组成。

对于去噪问题, 稀疏模型假设从字典中选取的少数几个原子可以很好地表示清晰的 OCT 图像块, 而噪声不能用字典表示。因此, 基于稀疏度的去噪模型可以建立如下[28]:

$$\hat{\boldsymbol{\alpha}}_i = \arg\min_{\boldsymbol{\alpha}_i} \|\boldsymbol{\alpha}_i\|_0 \text{ subject to } \|\boldsymbol{x}_i - D\boldsymbol{\alpha}_i\|_2^2 \leqslant \varepsilon \tag{4-2}$$

式中, $\|\boldsymbol{\alpha}_i\|_0$ 是 ℓ_0 范数, 即 $\boldsymbol{\alpha}_i$ 中非零系数个数; $\varepsilon = q(C\sigma)$ 是误差容限, C 是一个常数, σ 是输入小图像块 $\boldsymbol{x}_i$ 中噪声的标准差, 可以用文献 [33] 中的方法来估计。问题 (4-2) 可以通过考虑稀疏水平约束来重写:

$$\hat{\boldsymbol{\alpha}}_i = \arg\min_{\boldsymbol{\alpha}_i} \|\boldsymbol{x}_i - D\boldsymbol{\alpha}_i\|_2^2 \text{ subject to } \|\boldsymbol{\alpha}_i\|_0 \leqslant T \tag{4-3}$$

式中, T 是稀疏程度, 表示 $\boldsymbol{\alpha}_i$ 中非零系数的最大个数。

在式 (4-2) 和式 (4-3) 中, 都需要解决两个基本问题: ① 设计字典 D, 以最好地表示小图像块 $\boldsymbol{x}_i$; ② 获得稀疏系数 $\boldsymbol{\alpha}_i$。对于第一个问题, 基于机器学习的方法 (如 K-SVD[25] 和递归最小二乘字典学习算法[32]) 已被广泛应用于从大量与测试图像类似的训练样本中学习字典 D。对于第二个问题, 可以用贪婪追踪 (如 OMP[34]) 得到近似解。在得到每个小图像块的字典 D 和稀疏系数 $\hat{\boldsymbol{\alpha}}_i$ 后, 利用 $D\hat{\boldsymbol{\alpha}}_i$ 重建相关的小图像块, 并将所有重建的小图像块返回到原来的位置, 生成去噪图像。

对于插值问题，首先将原始高分辨率图像表示为 $Y_H \in \mathbb{R}^{N \times M}$，抽取算子表示为 S，相应的低分辨率图像表示为 $Y_L = SY_H \in \mathbb{R}^{(N/S) \times (M/S)}$。对于观测到的低分辨率图像 Y_L，插值的目的是得到估计的高分辨率图像 $\hat{Y}_H$，使得 $\hat{Y}_H \approx Y_H$。在文献 [29] 中，Yang 等将上述稀疏模型推广到插值问题，在低分辨率特征空间 χ_L 和高分辨率特征空间 χ_H 中联合学习两个字典 D_L 和 D_H。该方法假设 D_L 上低分辨率图像块 $\boldsymbol{x}_L \in \chi_L$ 的稀疏系数与 D_H 上高分辨率图像块 $\boldsymbol{x}_H \in \chi_H$ 的稀疏系数相同。因此，给定观测到的 $\boldsymbol{x}_L$，可以求出其稀疏系数，用以重建高分辨率图像块 $\hat{\boldsymbol{x}}_H$，最终可得到 D_H 上的图像 $\hat{Y}_H$。

针对压缩问题，首先减去每个图像块 $\boldsymbol{x}_i$ 的平均值，并将其表示为 $\boldsymbol{x}_i^s$。然后，求解式 (4-2) 或式 (4-3) 得到每个图像块 $\boldsymbol{x}_i^s$ 的稀疏系数 $\boldsymbol{\alpha}_i^s$。得到的 $\boldsymbol{\alpha}_i^s$ 是非常稀疏的，这意味着其中只存在少量的非零系数。然后，通过存储非零系数的位置和取值，以及 $\boldsymbol{x}_i$ 的平均值来实现小图像块 $\boldsymbol{x}_i$ 的压缩。

4.3 基于稀疏度的 OCT 图像重建方法

4.3.1 基于多尺度稀疏的层析图像去噪

1. 多尺度结构字典

如 4.2 节所述，基于稀疏的去噪模型的一个基本问题是字典 D 的选择。常用的基于稀疏的去噪算法通常利用噪声图像本身来训练字典 (表示为 D^{noise})[28]。虽然这些方法对自然图像都有很好的处理效果，但是 OCT 图像中的高强度噪声会对训练过程产生负面影响，降低训练字典的质量，进而导致去噪效果不佳。一种理想的方法是从无噪声图像中训练字典。在实践中很难得到这样理想的 OCT 图像，因此，对同一位置进行重复扫描，将得到的 B-扫描的序列进行配准和平均，可获得一张噪声较少的图像 Y^{Ave}(图 4-1)。与 D^{noise} 相比，从这一平均图像训练得到的字典 D^{Ave} 受噪声的影响较小。

为了比较这两种字典的训练策略，采用流行的 K-SVD 训练算法[25] 和本节描述的基于多尺度稀疏的层析图像去噪（multiscale sparsity based tomographic denoising，MSBTD）算法来进行字典训练。图 4-2 显示了由 K-SVD 算法在低信噪比 B-扫描图 [图 4-2(a)] 和平均后的高信噪比图像 [图 4-2(b)]，以及 MSBTD 算法在平均后的高信噪比图像 [图 4-2(c)] 上训练的字典的例子。正如图中可见，与 D^{Ave} 相比，D^{noise} 更容易受到噪声的影响。因此，与文献 [28] 不同，MSBTD 算法利用从附近 (甚至距离较远) 的平均图像中学习的字典对每幅低信噪比图像进行去噪。该学习策略可以减少字典学习过程中的噪声干扰，从而在不显著增加图像采集时间的情况下提高去噪效果。

从同一位置捕获多个帧

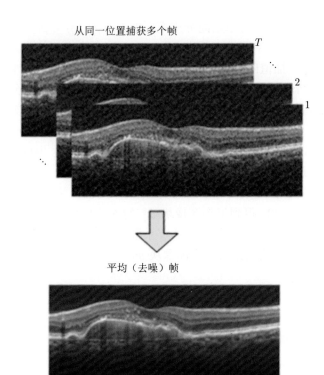

平均（去噪）帧

图 4-1　对从同一位置获取的多个帧进行平均操作创建的低噪声帧

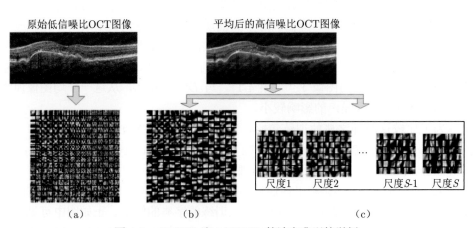

图 4-2　K-SVD 和 MSBTD 算法字典训练举例

(a) 在原始低信噪比 OCT 图像上用 K-SVD 算法训练字典；(b) 在平均后的高信噪比 OCT 图像上用 K-SVD 算法训练字典；(c) 在平均后的高信噪比 OCT 图像上用 MSBTD 算法训练字典 (由于展示空间有限，只展示每个子字典中的第一个原子)

另外, 流行的学习算法 (如 K-SVD[28] 及其变体[19]) 往往在大量的训练图像块上学习通用字典 D。在视网膜 OCT 图像中, 这样一个通用字典可能既不是最优的, 也不是描述不同类型结构的有效方法。因此, MSBTD 算法学习了一组子字典 $\{D_k^{\text{Str}} \in \mathbb{R}^{Q \times Q}\}$, $k = 1, 2, \cdots, K$, 每个子字典能匹配某种特定的结构[35,36]。为此, 首先使用 K-均值方法将训练块聚类成 K 个结构类。每个类的聚类中心 ($c_k \in \mathbb{R}^{Q \times 1}$) 将在以后的字典选择步骤中用到。然后, 利用 PCA 算法从每个类中训练一个子字典。

为了有效地利用眼科 OCT 图像中不同结构和纹理的特性 (如每个视网膜层有不同的厚度和不同的病变类型), 在字典训练过程中应考虑不同的尺度信息。为了实现这一目标, 在上述结构学习过程中引入了多尺度策略。具体而言, 训练图像首先通过上采样和下采样过程放大或缩小。然后, 将原始图像和放大或缩小后的放大尺度, 相对于原图像来说, 可看成是不同大小的图像块。这样, 虽然小图像块的尺寸是固定的, 但由于其来自不同放大尺度的小图像块可以看作是来自特定尺度的可变大小的图像块。最后, 将结构学习过程应用于来自同一尺度的图像块 (s) 上, 创建多尺度结构字典, 即将所有尺度的子字典 ($\{D_{k,s}^{\text{Mstr}}\}$, $s = 1, 2, \cdots, S$) 串联起来。图 4-3 说明了多尺度结构字典学习过程。上采样和下采样处理采用双线性插值实现。

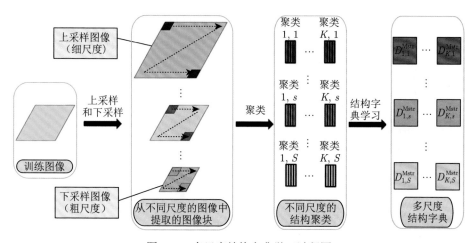

图 4-3　多尺度结构字典学习过程图

2. 非局部去噪过程

本节介绍了如何利用学习到的字典对 OCT 图像进行去噪。对于每个图像块 $\boldsymbol{x}_i$, 从学习到的多尺度结构字典中找到一个合适的子字典 D_i^A 来稀疏地表示该图像块, 从而实现了该图像块的去噪。详细的去噪步骤如下。

为了在学习到的子字典中为每个有噪声的图像块寻找最佳的子字典，将图像块 $\boldsymbol{x}_i$ 的代表性特征与每个子字典进行比较。使用相应的 K-均值方法聚类（上文介绍）的中心原子 $(\boldsymbol{c}_{k,s} \in \mathbb{R}^{wz \times 1})$[36] 表示每个子字典，用其高频分量 (用 $\boldsymbol{x}_i^{Hf}$ 表示) 作为每个图像块的代表性特征。基于 $\boldsymbol{c}_{k,s}$ 和 $\boldsymbol{x}_i^{Hf}$ 之间的归一化相关系数[21] 找到适合于图像块 $\boldsymbol{x}_i$ 的最佳子字典 D_i^A：

$$A = (k_i, s_i) = \arg\max_{k,s} \left| \left\langle \boldsymbol{c}_{k,s}, \boldsymbol{x}_i^{Hf} \right\rangle \right| \tag{4-4}$$

找到最有代表性的子字典[37] 之后，定义含噪图像块稀疏表示的目标函数为

$$(\hat{\boldsymbol{\alpha}}_i, \hat{\boldsymbol{\beta}}_i) = \arg\min_{\boldsymbol{\alpha}_i, \boldsymbol{\beta}_i} \left\{ \|\boldsymbol{x}_i - D_i^A \boldsymbol{\alpha}_i\|_2^2 + \lambda_1 \|\boldsymbol{\alpha}_i\|_0 + \lambda_2 \|\boldsymbol{\alpha}_i - \boldsymbol{\beta}_i\|_0 \right\} \tag{4-5}$$

式中，λ_1 和 λ_2 是标量拉格朗日（Lagrange）乘子；$\boldsymbol{\alpha}_i$ 是图像块 $\boldsymbol{x}_i$ 的稀疏系数；$\boldsymbol{\beta}_i$ 表示无噪声图像的稀疏系数；$\|\boldsymbol{\alpha}_i\|_0$ 表示局部图像块中的稀疏性；$\|\boldsymbol{\alpha}_i - \boldsymbol{\beta}_i\|_0$ 代表图像中的非局部相似性[38]。由于没有无噪声图像块可用，采用平均图像块来代替。得到平均小图像块的步骤如下：在特定窗口内搜索与图像块 $\boldsymbol{x}_i$ 最相似的 J 个图像块，并求其均值。式 (4-5) 的优化问题可以用迭代重加权算法[37]来解决。得到稀疏系数 $\hat{\boldsymbol{\alpha}}_i$ 后，可以基于字典 D_i^A 计算得到相应的去噪后的图像块，并重建图像。图 4-4 概括了整个去噪过程。

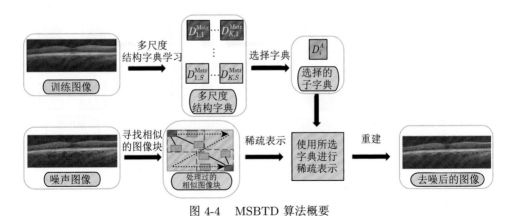

图 4-4　MSBTD 算法概要

3. 实验结果

为了验证 MSBTD 方法的有效性，将其与四种去噪方法，即 Tikhonov[15]、

New SURE[39]、K-SVD[28] 及块匹配和三维滤波（block-matching and 3D filtering，BM3D）[40] 进行了比较。在这些实验中，MSBTD 方法的参数通过经验选择，并保持不变。由于 SD-OCT 图像中的大多数结构都是水平方向的，选择的图像块和搜索窗口分别为 3×20 和 40×60 像素的矩形。每个搜索窗口中的相似图像块数 J 设置为 20，而在 K-均值聚类中，聚类数 K 设置为 70。在多尺度学习过程中，对原始图像进行两次上采样，上采样因子为 1.25，再经过三次下采样，每一次下采样因子为 1.5625，由此，生成 6 个尺度的训练图像。求解该问题的迭代重加权算法 [式 (4-5)] 的参数设置为文献 [37] 中的默认值。对 Tikhonov 方法 [15] 的参数进行调整，以得到最佳的结果，而 New SURE 方法、K-SVD 方法和 BM3D 方法的参数则选为默认值[28,39,40]。

测试数据来自 17 人的 17 只眼，其中 10 个数据来自正常人，而其余数据来自非新生血管性 AMD 患者。所有数据都是使用 Bioptigen 公司（美国北卡罗来纳州达勒姆市）的 SD-OCT 成像系统获取的。对每个患者进行两种 SD-OCT 成像：① 正方形 (6.6 mm×6.6 mm) 扫描，区域包括中央凹，含 1000 个 A-扫描和 100 个 B-扫描；② 方位重复扫描，针对中央凹位置进行 1000 个 A-扫描和 40 个 B-扫描。每个 A-扫描裁剪后，形成 280 像素 ×1000 像素大小的 B-扫描，使其中只包括信息区 (不包括脉络膜下方或玻璃体内的黑暗区域)，对于重复的 40 个 B-扫描，首先用 ImageJ 软件的 StackReg 配准插件[41]进行配准，然后求平均，获得无噪声的 B-扫描。

采用均值-标准差比 (mean-to-standard-deviation ratio，MSR)[42]、CNR[43] 和峰值信噪比 (peak signal-to-noise-ratio，PSNR) 作为量化指标，评价不同去噪方法的性能。MSR 和 CNR 的计算公式为

$$\text{MSR} = \frac{\mu_f}{\sigma_f} \tag{4-6}$$

$$\text{CNR} = \frac{|\mu_f - \mu_b|}{\sqrt{0.5(\sigma_f^2 + \sigma_b^2)}} \tag{4-7}$$

式中，μ_b 和 σ_b 是背景区域 (如图 4-5 中的 1 号红色框所示) 的均值和标准差；μ_f 和 σ_f 是前景区域 (如图 4-5 中的 2~6 号红色框所示) 的均值和标准差。

PSNR 是全局度量，计算如下：

$$\text{PSNR} = 20 \cdot \lg \frac{\text{Max}_R}{\sqrt{\frac{1}{H}\sum_{h=1}^{H}\left(R_h - \hat{R}_h\right)^2}} \tag{4-8}$$

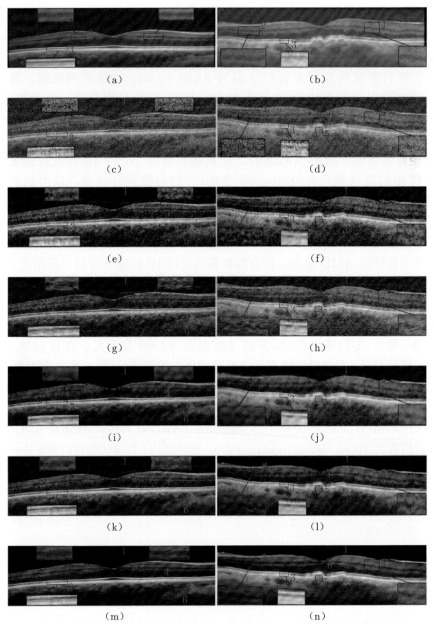

图 4-5　使用 Tikhonov[15]、New SURE[39]、K-SVD[28]、BM3D[40] 及 MSBTD 方法对两个
测试 SD-OCT 视网膜图像的去噪结果

左列和右列分别显示来自正常受试者和 AMD 患者的中央凹图像；(a)、(b) 为多尺度结构字典训练平均后（高 SNR）的图像；(c)、(d) 为来自体扫描的低 SNR 含噪声的中央凹图像；(e)、(f) 为使用 Tikhonov 方法的去噪结果；(g)、(h) 为使用 New SURE 方法的去噪结果；(i)、(j) 为使用 K-SVD 方法的去噪结果；(k)、(l) 为使用 BM3D 方法的去噪结果；(m)、(n) 为使用 MSBTD 方法的去噪结果

式中，R_h 是无噪声图像 R 中的第 h 个像素；$\hat{R}_h$ 表示去噪后图像 $\hat{R}$ 的第 h 个像素；H 是像素总数；Max_R 是 R 的最大灰度值。由于没有理想的无噪声图像可用，将平均中央凹图像作为体扫描中相应的中央凹 B-扫描的近似无噪声图像。

　　图 4-5 显示了两个原始 SD-OCT 视网膜图像（来自正常人和 AMD 受试者）和从各种去噪方法获得的去噪视觉效果图。由于视网膜层之间的边界包含重要的病理信息[44]，所以将这些图像中的三个边界区域（2~4 号框）用红色矩形标记并放大。可以看出，Tikhonov 和 New SURE 方法对测试图像噪声的抑制作用是有限的。尽管 K-SVD 方法可以更好地消除噪声，但它引起了过度平滑，从而导致图像细节的显著丢失。BM3D 方法在一定程度上可以提升噪声抑制性能并缓解过度平滑的问题，但会产生明显的伪影。与其他方法相比，MSBTD 方法可以明显改善噪声抑制性能，同时保留了细节。特别注意，在由红色框标记并放大的区域中，层边界得到了保留（如 2 号和 4 号框）。

　　为了定量比较这些方法，在不同受试者的 17 个测试图像中计算六个感兴趣区域（类似于图 4-5 中的 1~6 号红色框）的 MSR 和 CNR。对于每个图像，计算五个前景区域（如图 4-5 中的 2~6 号红色框）的 MSR 和 CNR 的平均值。表 4-1 中列出了所有测试图像的平均 MSR 和 CNR 的均值和标准差。

表 4-1　使用 Tikhonov、New SURE、K-SVD、BM3D 及 MSBTD 方法对 17 个 SD-OCT 视网膜图像进行处理的 MSR 和 CNR 结果的均值和标准差

指标	原始图像	Tikhonov[15]	New SURE[39]	K-SVD[28]	BM3D[40]	MSBTD
平均值 (CNR)	1.27	3.13	2.49	4.11	3.89	**4.76**
标准差 (CNR)	0.43	0.94	0.60	1.23	1.05	1.54
平均值 (MSR)	3.20	7.62	6.74	11.22	11.52	**14.76**
标准差 (MSR)	0.46	0.95	1.69	2.77	2.42	4.75

　　注：最佳结果用粗体标出。

　　接下来，比较了所有测试方法在 17 个数据上的 PSNR。表 4-2 列出了 PSNR 结果的均值和标准差。与表 4-1 中 MSR 和 CNR 的情况类似，可观察到 MSBTD 方法在 PSNR 上也得到了最好的结果。此外，虽然 K-SVD 的 PSNR 接近于 MSBTD 方法，但两位临床专家更偏好 MSBTD 方法的视觉结果，如图 4-6 所示。

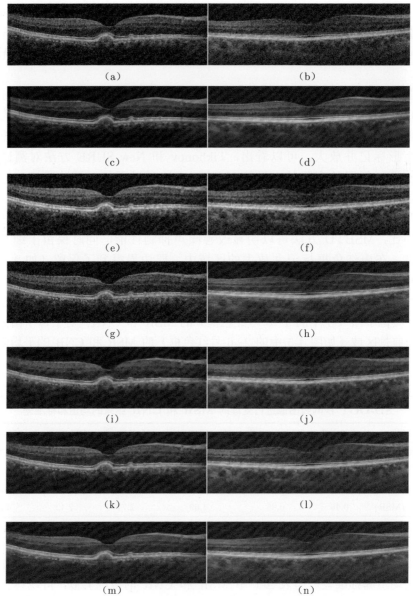

（a）　　　　　　　　　　　　　（b）

（c）　　　　　　　　　　　　　（d）

（e）　　　　　　　　　　　　　（f）

（g）　　　　　　　　　　　　　（h）

（i）　　　　　　　　　　　　　（j）

（k）　　　　　　　　　　　　　（l）

（m）　　　　　　　　　　　　　（n）

图 4-6　Tikhonov[15]、New SURE[39]、K-SVD[28]、BM3D[40] 及 MSBTD 方法在两个
SD-OCT 测试图像上去噪结果的视觉比较

(a)、(b) 为测试 SD-OCT 图像；(c)、(d) 为平均后的图像；(e)、(f) 为使用 Tikhonov 方法的去噪结果（左：PSNR = 22.67dB，右：PSNR = 24.01dB）；(g)、(h) 为使用 New SURE 方法的去噪结果（左：PSNR = 25.39dB，右：PSNR = 25.35dB）；(i)、(j) 为使用 K-SVD 方法的去噪结果（左：PSNR = 27.98dB，右：PSNR = 25.81dB）；(k)、(l) 为使用 BM3D 方法的去噪结果（左：PSNR = 27.72dB，右：PSNR = 25.69dB）；(m)、(n) 为使用 MSBTD 方法的去噪结果（左：PSNR = 28.19dB，右：PSNR = 26.06dB）

表 4-2 使用 Tikhonov、New SURE、K-SVD、BM3D 及 MSBTD 方法对 17 个 SD-OCT 中央凹图像进行处理的 PSNR（dB）的平均值和标准差

指标	Tikhonov[15]	New SURE[39]	K-SVD[28]	BM3D[40]	MSBTD
平均值 (PSNR)	23.67	23.46	26.13	26.04	**26.46**
标准差 (PSNR)	0.96	1.40	1.70	1.65	1.72

注：最佳结果用粗体标出。

4.3.2 基于稀疏性的同步去噪和插值

如 4.2 节所述，Yang 等[29]提出了基于稀疏性的自然图像插值方法。然而，与自然图像不同，实际获得的低分辨率 OCT 图像受到非常高强度的噪声干扰。本小节将介绍一种新颖的基于稀疏性的同步去噪和插值（sparsity based simultaneous denoising and interpolation，SBSDI）方法，可以同时对 OCT 图像进行去噪和插值。

1. 低分辨率–低信噪比和高分辨率–高信噪比字典对与映射训练

受基于机器学习的方法[29,45,46]的启发，SBSDI 方法的目的是通过大量训练样本获得两个特征空间，即低分辨率–低信噪比（LL）空间 $\chi_{L,L}$ 和理想的高分辨率–高信噪比（HH）空间 $\chi_{H,H}$ 之间的关系。获得这个关系后，可以使用观察到的 LL 图像 $Y_{L,L} \in \chi_{L,L}$ 重建理想的 HH 图像 $Y_{H,H} \in \chi_{H,H}$。

为了创建 HH 图像作为理想的训练数据集，首先采用定制的扫描模式，从几乎相同的位置获取多个重复密集采样的 B-扫描。然后，将所有图像进行配准并求平均，以获得理想的 HH 图像[47]。在密集采样的 B-扫描中，随机选择单个含噪声但仍然是高分辨率的帧进行下采样来创建相应的 LL 图像。生成 HH 和 LL 训练图像的过程如图 4-7 所示。

通过建立相应的字典原子和稀疏系数之间的关系将 LL 和 HH 空间联系起来，这里需要严格匹配两个特征空间的字典（表示为 $D_{L,L}$ 和 $D_{H,H}$），而不是对稀疏系数强加相等约束[29]。也就是说，所选用于重建 LL 图像的字典原子严格地对应于用于恢复 HH 图像的相应原子。为了满足这一要求，可以直接从训练图像对中提取大量空间位置匹配的 LL 和 HH 图像块（图 4-8）。然而，在具有大量样本的字典上，稀疏编码计算量非常大。为了实现更紧凑的表示，可以在大量提取后的训练图像块上训练字典对[25]。然后，将学习好的字典对进行匹配。在字典学习阶段，非零稀疏系数的位置决定了选择哪些训练图像块来更新原子[25]。因此，如果 $\{\boldsymbol{\alpha}_{L,L}^i\}_{i=1}^Z$ 中非零系数的位置与 $\{\boldsymbol{\alpha}_{H,H}^i\}_{i=1}^Z$ 中的相同，则 $D_{L,L}$ 和 $D_{H,H}$ 中的字典原子将用空间匹配的图像块对进行更新[25]，在学习过程中 $D_{L,L}$ 仍将与 $D_{H,H}$ 匹配。在此基础上，改进了原始的 OMP 算法[34]，并提出了一种耦合正交匹配追踪（coupled orthonormal matching pursuit，COMP）算法来追踪位置匹配的系

数 $\{\boldsymbol{\alpha}_{H,H}^i\}_{i=1}^Z$ 和 $\{\boldsymbol{\alpha}_{L,L}^i\}_{i=1}^Z$。由于 $D_{H,H}$ 在图像重建阶段未知，在原子选择的过程中，$D_{H,H}$ 中所选原子的位置应与 $D_{L,L}$ 中所选原子的位置相同。为了实现这一点，首先使用原始的 OMP 算法来寻找 $\boldsymbol{x}_{L,L}^i$ 的系数 $\boldsymbol{\alpha}_{L,L}^i$，并保留所选原子 G 的索引集。然后，用原子集合 G 计算 $\boldsymbol{\alpha}_{H,H}^i$。

$$\boldsymbol{\alpha}_{H,H}^i = \left(D_G^{\mathrm{T}} D_G\right)^{-1} D_G^{\mathrm{T}} \boldsymbol{x}_{H,H}^i \tag{4-9}$$

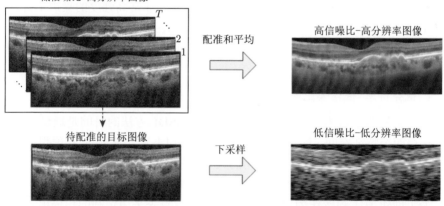

图 4-7　生成 HH 和 LL 训练图像的过程

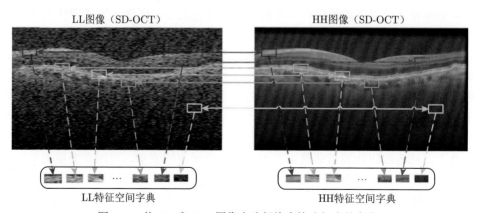

图 4-8　从 LL 和 HH 图像中选择块来构建相应的字典

获得 $\{\boldsymbol{\alpha}_{L,L}^i\}_{i=1}^Z$ 和 $\{\boldsymbol{\alpha}_{H,H}^i\}_{i=1}^Z$ 之后，采用二次约束二次规划（quadratically constrained quadratic programming，QCQP）[48] 算法来学习字典对 $D_{L,L}$ 和 $D_{H,H}$。

在上述字典训练步骤之后，$\boldsymbol{\alpha}_{L,L}^i$ 和 $\boldsymbol{\alpha}_{H,H}^i$ 的非零系数的位置相同。但是，$\boldsymbol{\alpha}_{L,L}^i$ 和 $\boldsymbol{\alpha}_{H,H}^i$ 的非零值可能不同，如图 4-9 所示。因此，需要找到一个映射函数（M），将 LL 空间中的稀疏系数与 HH 空间中的稀疏系数相互关联起来：

$$\boldsymbol{\alpha}_{H,H}^i = M\boldsymbol{\alpha}_{L,L}^i \tag{4-10}$$

如文献 [49] 中所述，使用来自字典学习阶段的稀疏系数 $\left\{\boldsymbol{\alpha}_{H,H}^i\right\}_{i=1}^Z$ 和 $\left\{\boldsymbol{\alpha}_{L,L}^i\right\}_{i=1}^Z$ 训练这个映射矩阵：

$$\hat{M} = \arg\min_M \left\| \left\{\boldsymbol{\alpha}_{H,H}^i\right\}_{i=1}^Z - M\left\{\boldsymbol{\alpha}_{L,L}^i\right\}_{i=1}^Z \right\|_F^2 + \beta \left\|M\right\|_F^2 \tag{4-11}$$

式中，β 是一个正则化参数，用于平衡目标函数中的各项。由于式 (4-11) 是一个岭回归问题，它可以用下式求解：

$$M = \left(\left\{\boldsymbol{\alpha}_{H,H}^i\right\}_{i=1}^Z\right)\left(\left\{\boldsymbol{\alpha}_{L,L}^i\right\}_{i=1}^Z\right)^{\mathrm{T}} \left[\left(\left\{\boldsymbol{\alpha}_{L,L}^i\right\}_{i=1}^Z\right)\left(\left\{\boldsymbol{\alpha}_{L,L}^i\right\}_{i=1}^Z\right)^{\mathrm{T}} + \beta \cdot \boldsymbol{I}\right]^{-1} \tag{4-12}$$

式中，$\boldsymbol{I}$ 为单位矩阵。

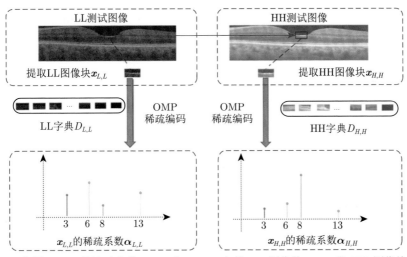

图 4-9 使用 OMP 算法对字典 $D_{L,L}$ 和 $D_{H,H}$ 上的 LL 图像块 $\boldsymbol{x}_{L,L}$ 和 HH 图像块 $\boldsymbol{x}_{H,H}$ 进行分解获得的稀疏系数 $\boldsymbol{\alpha}_{L,L}$ 和 $\boldsymbol{\alpha}_{H,H}$

该算法将结构聚类策略结合到字典对和映射训练过程中。具体来说，首先采用 K-均值方法将训练图像块 $\left\{\boldsymbol{x}_{L,L}^i\right\}_{i=1}^R$ 和 $\left\{\boldsymbol{x}_{H,H}^i\right\}_{i=1}^R$ 聚类到 $f+v$ 个结构簇中。

然后，在每个簇 $s = 1, \cdots, f + v$ 中，用上述方法学习一对紧凑的 LL 和 HH 字典 $D_{L,L}^s$ 和 $D_{H,H}^s$ 及相应的映射函数 M^s。此外，可以计算一个质心原子 c_s 来表示每个簇。

2. 图像重建

在图像重建阶段，对于每个测试 LL 图像块 $x_{L,L}^i$，首先基于 $x_{L,L}^i$ 和 c_s 之间的欧氏距离，寻找最佳子字典（$D_{L,L}^A$ 和 $D_{H,H}^A$）和最佳映射变换（M^A）：

$$A = s_i = \arg\min_s \left\| c_s - x_{L,L}^i \right\|_2^2 \tag{4-13}$$

找到最佳子字典之后，使用学习好的字典 $D_{L,L}^A$ 来寻找观测到的 LL 图像块（$x_{L,L}^i$）的稀疏系数 $\alpha_{L,L}^i$，即

$$\hat{\alpha}_{L,L}^i = \arg\min_{\alpha_{L,L}^i} \left\| \alpha_{L,L}^i - D_{L,L}^A \alpha_{L,L} \right\|_2 + \lambda \left\| \alpha_{L,L}^i \right\|_0 \tag{4-14}$$

然后，将潜在的 HH 图像块重建为 $D_{H,H}^A M^A \hat{\alpha}_{L,L}^i$。这样就可以直接重建单个二维图像。此外，由于 OCT 是三维图像，还应使用来自相邻切片的信息提升去噪性能。因此，进一步提出了利用相邻切片信息的联合重建算法。联合重建的基本假设是来自相邻切片的相似图像块可以在所选字典的相同原子上被很好地分解，但具有不同的系数值。当前处理的图像块表示为 $x_{L,L}^i$，而来自其相邻切片的图像块表示为 $\left\{ x_{L,L}^{i+w} \right\}_{w=-W}^W$。使用联合假设同时分解图像块 $\left\{ x_{L,L}^{i+w} \right\}_{w=-W}^W$ 等价于以下问题：

$$\left\{ \hat{\alpha}_{L,L}^{i+w} \right\}_{w=-W}^W = \min_{\left\{ \alpha_{L,L}^{i+w} \right\}_{w=-W}^W} \sum_{w=-W}^W \left\| x_{L,L}^{i+w} - D_{L,L}^A \alpha_{L,L}^{i+w} \right\|_2 ,$$

$$使得 \ \left\| \alpha_{L,L}^{i+w} \right\|_0 \leqslant T, w = -W, \cdots, W \tag{4-15}$$

式中，T 是 $\alpha_{L,L}^{i+w}$ 中非零系数的最大值，并且 $\left\{ \hat{\alpha}_{L,L}^{i+w} \right\}_{w=-W}^W$ 中非零系数的位置相同，而系数值不同。可以采用同步正交匹配追踪（simultaneous orthogonal matching pursuit，SOMP）算法[50]有效地解决上述问题。之后，根据联合重建算法，可以将当前 HH 图像块重建为 $\hat{x}_{H,H}^i = \sum_{w=-W}^W b_i^w \hat{x}_{H,H}^{i+w}$，其中 $\hat{x}_{H,H}^{i+w} = D_{H,H}^A M_i^A \hat{\alpha}_{L,L}^{i+w}$ 是估计的图像块，b_i^w 是由下式计算的权重：

$$b_i^w = \exp\left(-\left\| x_{L,L}^{i+w} - x_{L,L}^i \right\|_2^2 \Big/ h \right) \Big/ \text{Norm} \tag{4-16}$$

式中，Norm 是一个归一化因子；h 是一个预先确定的标量。最后，将估计的图像块返回到其原始位置，以重建 OCT 图像。SBSDI 算法的流程图如图 4-10 所示。

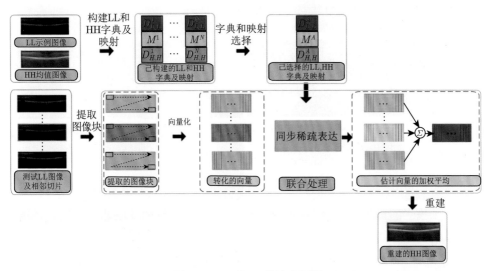

图 4-10　SBSDI 算法流程图

3. 实验结果

将 SBSDI 方法在两种视网膜 OCT 图像上进行测试：① 将高分辨率图像进行下采样产生的合成图像；② 以低采样率捕获的真实测试图像。对于合成测试图像，采用随机采样或均匀采样方式对先前采集的高分辨率图像进行下采样，从而减少每个 B-扫描中的 A-扫描个数。对于真实的测试数据集，采用均匀采样的模式直接获得低分辨率图像。在这些实验中，采集了人和小鼠的视网膜图像。所有这些研究都遵循了《赫尔辛基宣言》。

首先在随机和均匀下采样的合成数据集上测试压缩采样方法[51]，以考查文献 [12,13] 中提出的随机采样方案。从图 4-11 中可以看出，对于当前应用，随机采样与传统的均匀采样方案相比优势并不明显。因此，后续实验中，对合成和实际实验数据集均采用均匀采样方式。在这些实验中，将 SBSDI 方法与四种方法（Tikhonov[15]、Bicubic、BM3D[40] + Bicubic 和 ScSR[29]）进行了比较：BM3D + Bicubic 方法是 BM3D 去噪算法和双立方插值方法的组合。ScSR 方法利用联合字典学习从相应的 LL 和 HH 训练图像块中来训练 LL 和 HH 字典，而不考虑来自 3D 相邻切片的相关性。

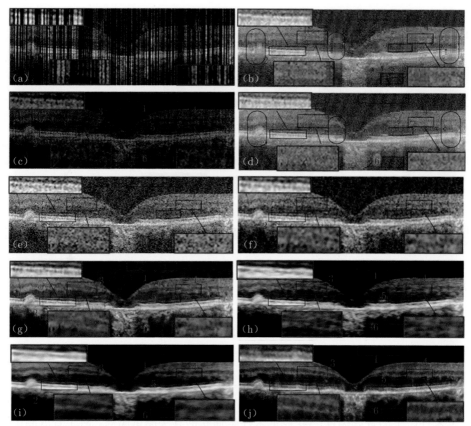

图 4-11　两种类型的采样模式及其通过压缩感知、双立方插值、Tikhonov、BM3D + 双立方
插值、ScSR 和 SBSDI 方法进行重建的结果

(a) 缺失了 50% 数据的随机采样图像；(b) 通过压缩感知重建的图像 (a)（PSNR = 19.46dB）；(c) 缺失了 50%
数据的均匀采样图像；(d) 通过压缩感知重建的图像 (c)（PSNR = 19.01dB）；(e) 通过双立方插值重建的图像
(c)（PSNR = 17.77dB）；(f) 通过 Tikhonov[15] 重建的图像 (c)（PSNR = 22.23dB）；(g) 通过 BM3D + 双
立方插值重建的图像 (c)（PSNR = 23.26dB）；(h) 通过 ScSR 重建的图像 (c)（PSNR = 22.11dB）；(i) 通过
SBSDI 重建的图像 (c)（PSNR = 24.56dB）；(j) 配准和平均后的图像，获取时间是 (i) 中图像的 80 倍

　　在这些实验中，SBSDI 方法的参数是根据经验选择的，并且对于合成和实际
数据集中的所有图像保持不变。SD-OCT 图像中的大多数相似结构呈水平方向，
因此分别针对 50% 和 75% 数据丢失的图像，图像块尺寸选择为 4 像素 ×8 像素
和 4 像素 ×16 像素的宽矩形。随着图像块尺寸变大，算法将更有效地消除噪声，
但可能导致更多的平滑和图像细节的损失。将联合重建算法的相邻切片数量设置
为 4（当前处理的图像前后各 2 个切片）。距离当前处理的目标 B-扫描较远的切
片一般与当前 B-扫描内容有差异，因此不加到联合重建算法中。在聚类阶段，细
节组中的簇数 f 和平滑组中的簇数 v 分别设置为 70 和 20。由于细节组的结构比

平滑组更复杂,细节组的 f 数值大于平滑组的 v 数值。从每个聚类中选择 500 个向量来构建初始结构子字典。COMP 和 SOMP 算法的稀疏度级别 T 设置为 3。在字典学习过程中选择迭代次数 J 为 10,这差不多能使学习问题达到收敛。选择式 (4-11) 中的 β 为 0.001,式 (4-16) 中的 h 为 80。

数据集来自 28 名患有或未患非新生血管性 AMD 的受试者的 28 只眼睛。对于每位患者,获取了两组 SD-OCT 图像。第一组扫描是包含视网膜中央凹的三维数据,每个 B-扫描含 1000 个 A-扫描,每个三维数据含 100 个 B-扫描。第二组扫描是以中央凹为中心,重复 40 次的径向 B-扫描,每个 B-扫描含 1000 个 A-扫描。对第一组数据,在三维数据内选择中央凹处的 B-扫描,并进一步采用随机模式和均匀模式分别对该扫描进行下采样,以创建仿真的 LL 测试图像 [图 4-11(a) 和图 4-11(c)]。对第二组数据,使用 ImageJ 软件的 StackReg 图像配准插件[41]对重复的 B-扫描进行配准,以构建 HH 平均图像 [图 4-11(j)]。在 28 个数据中,随机选择来自 18 个不同数据集的 18 个 LL 和 HH 对,以测试 SBSDI 方法的性能,而剩余的 10 对 LL 和 HH 图像用于训练字典和映射函数。构建的字典和映射函数也用于以下真实的实验数据集。对于真实的实验数据集,用 Bioptigen SD-OCT 成像仪采用均匀采样模式直接从 13 个临床受试者中获取完整和下采样的三维数据。即对每个受试者,获取以视网膜中央凹为中心的方形三维数据,每个 B-扫描含 500 个 A-扫描,每个三维数据含 100 个 B-扫描。

图 4-11(a)~(d) 和图 4-12(a)~(d) 显示了均匀采样和随机采样的中央凹图像(丢弃了原始数据的 50%和 75%)的定性比较及其采用压缩感知方法[51]获得的重建版本。可以观察到,随机采样方案 [图 4-11(b) 和图 4-12(b)] 的压缩感知恢复结果比均匀采样对应的结果 [图 4-11(d) 和图 4-12(d)] 具有更多呈现条纹状模糊(例如蓝色椭圆所示)的区域。基于此,在均匀采样图像 [图 4-11(c)] 上测试了 Tikhonov[15]、双立方插值、BM3D[40] + 双立方插值和本章的 SBSDI 方法。为了更好地进行视觉比较,在这些图像中标记并放大了三个边界区域(2,3,4 号框)。来自 Tikhonov、双立方插值和 ScSR 方法的结果看起来很嘈杂,许多有意义的解剖结构的边界模糊不清。虽然 BM3D[40] + 双立方插值技术提高了噪声抑制性能,但它引入了斑点状或块状(卡通化)伪影。与其他方法相比,利用 3D 信息的 SBSDI 方法在保留细节的同时明显改善了噪声抑制性能。尤其是在 3,4 号红框标记的区域中,与密集采样的平均图像相比,SBSDI 结果显示了更加清晰的层结构 [图 4-11(j) 和图 4-12(j)]。

4.3.3 基于三维自适应稀疏表示的 OCT 图像压缩

如 4.2 节所述,传统的压缩方法仅适用于二维图像。在常见的临床扫描方案中,相邻的 OCT 切片在许多区域非常相似,如图 4-13(b) 所示。另一方面,相邻

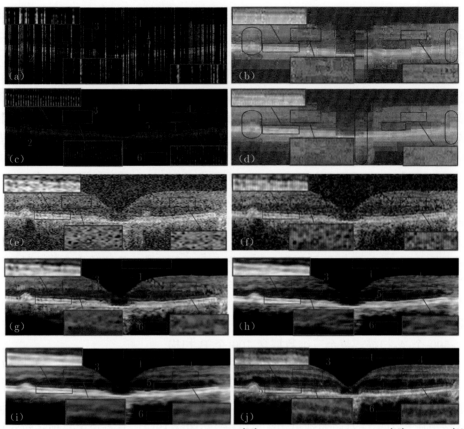

图 4-12　两种类型的采样模式及其通过压缩感知[51]、双立方插值、Tikhonov[15]、BM3D[40]
+ 双立方插值、ScSR[29] 和 SBSDI 方法进行重建的结果

(a) 缺失了 75% 数据的随机采样图像；(b) 通过压缩感知重建的图像 (a)（PSNR = 20.83dB）；(c) 缺失了 75%
数据的均匀采样图像；(d) 通过压缩感知重建的图像 (c)（PSNR = 20.67dB）；(e) 通过双立方插值重建的图像
(c)（PSNR = 17.75dB）；(f) 通过 Tikhonov 重建的图像 (c)（PSNR = 22.68dB）；(g) 通过 BM3D + 双立方
插值重建的图像 (c)（PSNR = 23.28dB）；(h) 通过 ScSR 重建的图像 (c)（PSNR = 23.09dB）；(i) 通过
SBSDI 重建的图像 (c)（PSNR = 24.58dB）；(j) 配准和平均后的图像，获取时间是 (i) 中图像的 160 倍

切片也可能表现出局部差异 [参见图 4-13(b) 中用红色矩形标记的区域]。因此，
提出了基于三维自适应稀疏表示的图像压缩（3D adaptive sparse representation
based compression，3D-ASRC）算法用于压缩三维 OCT 图像。该方法可以利用
相邻切片的高相关性，同时仍然考虑相邻切片的差异。3D-ASRC 方法由三个主
要部分组成：① 三维自适应稀疏表示；② 三维自适应编码；③ 解码和重建，这
些将在以下小节中详细描述。3D-ASRC 算法的总体流程如图 4-14 所示。

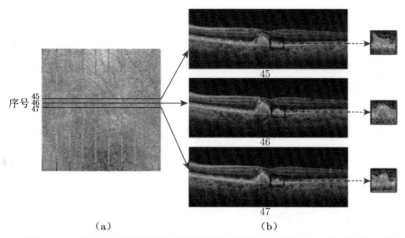

（a） （b）

图 4-13 临床 OCT 模式对视野进行密集采样以避免遗漏小的异常，从而获得高度相关的相邻 B-扫描

(a) 累加体素投影法[52]获得的非新生血管性 AMD 患者的 SD-OCT 投影图像，来自年龄相关性眼病研究 2（AREDS2）的补充 SD-OCT 图像（A2A SD-OCT）[53]；(b) 相邻位置的三个 B-扫描，放大的红色矩形区域显示了这些相邻扫描之间的差异

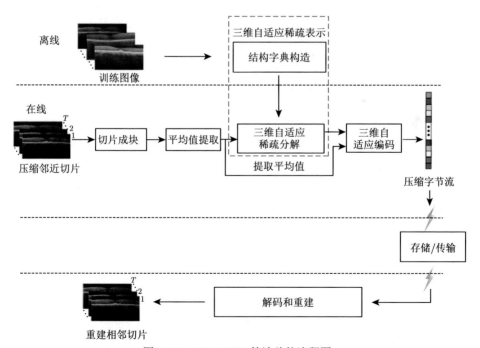

图 4-14 3D-ASRC 算法总体流程图

1. 三维自适应稀疏表示

根据 OCT 体数据中的 B-扫描之间的相似性[54]，将它们分成几组，每组包含 T 个相邻切片。将每个 B-扫描分成许多不重叠的图像块，每个图像块均减去它的均值。定义相邻图像块为一个以图像块 $\boldsymbol{x}_i^1$ 为中心的、来自同一组切片的图像块集合 $\{\boldsymbol{x}_i^t\}_{t=1}^T$，其中 t 表示该组中的特定 B-扫描，i 表示相似组的第 i 个相邻图像块。重写式 (4-2)，通过优化下式可以获得相邻图像块 $\{\boldsymbol{x}_i^t\}_{t=1}^T$ 的稀疏系数向量 $\{\boldsymbol{\alpha}_i^t\}_{t=1}^T$：

$$\{\hat{\boldsymbol{\alpha}}_i^t\}_{t=1}^T = \arg\min_{\boldsymbol{\alpha}_i^t} \sum_{t=1}^T \|\boldsymbol{\alpha}_i^t\|_0, \text{ 满足 } \sum_{t\in\{1,\cdots,T\}} \|\boldsymbol{x}_i^t - D\boldsymbol{\alpha}_i^t\|_2^2 \leqslant \varepsilon \tag{4-17}$$

要求解式 (4-17)，有两个问题：① 字典构造；② 相邻图像块稀疏分解。因此，提出了离线结构字典构造策略和在线三维自适应稀疏分解算法来获得稀疏系数向量 $\{\hat{\boldsymbol{\alpha}}_i^t\}_{t=1}^T$，细节如下所述。

1）结构字典构造

结构字典构造指的是从一组高质量的训练数据中学习适当的基函数组成的超完备字典。通过从空间上非常接近的位置重复采集低信噪比的 B-扫描并进行配准和平均来获得高质量的训练数据[55]。此外，典型的临床 OCT 图像可能包含许多复杂的结构（例如视网膜中不同的层和病变，如囊样水肿[56]），用一个通用字典 D 来表示这些不同的结构可能不是最优的。因此，类似之前在文献 [5,26] 中的工作，学习了 H 组结构子字典 $\{D_h^{\text{structural}} \in \mathbb{R}^{q\times n}\}$，$h=1,\cdots,H$，每个字典都被设计成一种代表特定类型的结构。这是通过采用 K-均值方法将训练图像块划分为 H 个簇来实现的。对于每个簇 h，通过 K-SVD 算法[25]学习一个子字典 $D_{\hat{h}_i^t}^{\text{structural}}$，还通过 K-均值方法获得一个中心图像块 $\boldsymbol{c}_h \in \mathbb{R}^q$。

2）三维自适应稀疏分解

首先，搜索最适合表示每个测试图像块（$\boldsymbol{x}_i^t$）的结构子字典。使用图像块和子字典中心之间的欧氏距离来选择合适的子字典 $D_{\hat{h}_i^t}^{\text{structural}}$：

$$\hat{h}_i^t = \arg\min_{h_i^t} \|\boldsymbol{c}_h - \boldsymbol{x}_i^t\|_2^2, \ t=1,\cdots,T, \ h=1,\cdots,H \tag{4-18}$$

然后，找到对应于这个子字典的最佳表示相邻图像块 $\{\boldsymbol{x}_i^t\}_{t=1}^T$ 的稀疏系数集合。用索引 $\{\hat{h}_i^t\}_{t=1}^T$ 来定义两类相邻图像块："相似"类和"相异"类，因为相邻的切片具有最相似的区域并且仍然具有较大的局部差异 [参见图 4-13(b) 中用红色矩形标记的区域]。在相似的图像块集合 $\left\{\boldsymbol{x}_{\mathrm{sim},i}^{t}\right\}_{t=1}^{T}$ 中，所有图像块对应于相同的子字典；而在相异的图像块集合 $\left\{\boldsymbol{x}_{\mathrm{dif},i}^{t}\right\}_{t=1}^{T}$ 中，每个图像块可以对应于不同的子字典。

"相似"的相邻图像块是高度可压缩的，因为它们可以由共同的子字典 $D_{\hat{h}_{i}^{\mathrm{com}}}^{\mathrm{structural}}$ 中的相同原子联合表示。这是通过在稀疏系数矩阵 $\boldsymbol{A}_{\mathrm{sim},i} = [\boldsymbol{\alpha}_{\mathrm{sim},i}^{1}, \cdots,$ $\boldsymbol{\alpha}_{\mathrm{sim},i}^{T}]$ 中加入行稀疏性约束[50] 来实现的：

$$\hat{\boldsymbol{A}}_{\mathrm{sim},i} = \arg\min_{\boldsymbol{A}_{\mathrm{sim},i}} \|\boldsymbol{A}_{\mathrm{sim},i}\|_{\mathrm{row},0} \ \text{使得} \sum_{t\in\{1,\cdots,T\}} \left\|\boldsymbol{x}_{\mathrm{sim},i}^{t} - D_{\hat{h}_{i}^{\mathrm{com}}}^{\mathrm{structural}} \boldsymbol{\alpha}_{\mathrm{sim},i}^{t}\right\|_{2}^{2} \leqslant \varepsilon$$

$$(4\text{-}19)$$

式中，$\|\bullet\|_{\mathrm{row},0}$ 代表联合稀疏范数[50,57,58]，用于选择 $\boldsymbol{A}_{\mathrm{sim},i}$ 中少量最具代表性的非零行。算法中采用 SOMP[50] 来解决这个问题。在 $\hat{\boldsymbol{A}}_{\mathrm{sim},i}$ 中，虽然不同稀疏向量 $\boldsymbol{\alpha}_{\mathrm{sim},i}^{1}, \cdots, \boldsymbol{\alpha}_{\mathrm{sim},i}^{T}$ 中的非零系数值可能不同，但它们的位置是相同的，在下一小节中将利用该属性来增强压缩。

用一个简单技巧可以进一步减少表示相似图像块集合所需的非零系数总数：估计稀疏向量 $\left\{\hat{\boldsymbol{\alpha}}_{\mathrm{sim},i}^{t}\right\}_{t=1}^{T}$ 的方差，如果集合中稀疏向量的方差低于阈值，将该集合表示为 "非常相似"，然后将相应的稀疏向量融合到一个向量 $\boldsymbol{\alpha}_{\mathrm{vs},i}$ 中。否则，将它们表示为 "不太相似" $\left(\left\{\boldsymbol{\alpha}_{\mathrm{nvs},i}^{t}\right\}_{t=1}^{T}\right)$ 并保留所有系数：

$$\begin{cases} \boldsymbol{\alpha}_{\mathrm{vs},i} = \mathrm{mean}\left\{\boldsymbol{\alpha}_{\mathrm{sim},i}^{t}\right\}_{t=1}^{T}, & \text{若 } \mathrm{variance}\left(\left\{\boldsymbol{\alpha}_{\mathrm{sim},i}^{t}\right\}_{t=1}^{T}\right) \leqslant b \cdot \varepsilon \\ \left\{\boldsymbol{\alpha}_{\mathrm{nvs},i}^{t}\right\}_{t=1}^{T} = \left\{\boldsymbol{\alpha}_{\mathrm{sim},i}^{t}\right\}_{t=1}^{T}, & \text{若 } \mathrm{variance}\left(\left\{\boldsymbol{\alpha}_{\mathrm{sim},i}^{t}\right\}_{t=1}^{T}\right) > b \cdot \varepsilon \end{cases}$$

$$(4\text{-}20)$$

式中，b 是常数；mean 表示计算 $\left\{\boldsymbol{\alpha}_{\mathrm{vs},i}^{t}\right\}_{t=1}^{T}$ 的平均值。

"相异"的相邻图像块 $\left\{\boldsymbol{x}_{\mathrm{dif},i}^{t}\right\}_{t=1}^{T}$ 在最适合每个图像块的子字典 $D_{\hat{h}_{i}^{t}}^{\mathrm{structral}}$ 上独立分解，这等同于以下问题：

$$\left\{\hat{\boldsymbol{\alpha}}_{\mathrm{dif},i}^{t}\right\}_{t=1}^{T} = \arg\min_{\boldsymbol{\alpha}_{\mathrm{dif},i}^{t}} \sum_{t=1}^{T} \|\boldsymbol{\alpha}_{\mathrm{dif},i}^{t}\|_{0} \ \text{使得} \sum_{t\in\{1,\cdots,T\}} \left\|\boldsymbol{x}_{\mathrm{dif},i}^{t} - D_{\hat{h}_{i}^{t}}^{\mathrm{structural}} \boldsymbol{\alpha}_{\mathrm{dif},i}^{t}\right\|_{2}^{2} \leqslant \varepsilon$$

$$(4\text{-}21)$$

通过在每个图像块上单独应用 OMP 算法[34] 来求解这个问题。注意，$\left\{\hat{\boldsymbol{\alpha}}_{\mathrm{dif},i}^{t}\right\}_{t=1}^{T}$ 中非零系数的位置和数值都可能不同，反映出相邻图像块 $\left\{\boldsymbol{x}_{\mathrm{dif},i}^{t}\right\}_{t=1}^{T}$ 之间的差异。图 4-15 总结了该三维自适应稀疏表示算法。

三维自适应稀疏表示

输入

离线：从清晰训练图像中提取训练图像块 $x_1, \cdots, x_U$。

在线：从相邻切片的位置 i 提取相邻图像块 $x_i^1, \cdots, x_i^T$。

A) 离线结构字典构造

1: 使用 K-均值方法将训练图像块 $x_1, \cdots, x_U$ 分为 H 组。

2: 对于每个簇，计算一个中心 c_h 并学习一个结构子字典 $D_h^{\text{structural}}$。

B) 在线三维自适应稀疏分解

1: 根据式 (4-18) 为相邻图像块 $x_i^1, \cdots, x_i^T$ 选择合适的子字典 $D_{\hat{h}_i^t}^{\text{structural}}$。

2: 根据选定的子字典，将相邻图像块分为两组——"相似"和"相异"。

3: 对相似的相邻图像块，则根据式 (4-19) 在共同的子字典的相同原子上联合分解相邻图像块来获得它们的稀疏向量 $\left\{\hat{\alpha}_{\text{sim},i}^t\right\}_{t=1}^T$。

4: 根据式 (4-20) 进一步将稀疏向量 $\left\{\hat{\alpha}_{\text{sim},i}^t\right\}_{t=1}^T$ 划分为两组——"非常相似"的 $\alpha_{\text{vs},i}$ 和"不太相似"的 $\left\{\hat{\alpha}_{\text{nvs},i}^t\right\}_{t=1}^T$。

5: 对相异的相邻图像块，则根据式 (4-21) 通过在不同子字典上分别分解相邻图像块来获得它们的稀疏向量 $\left\{\hat{\alpha}_{\text{dif},i}^t\right\}_{t=1}^T$。

输出

如果相邻图像块"相异"，则输出 $\left\{\hat{\alpha}_{\text{dif},i}^t\right\}_{t=1}^T$；如果相邻图像块"不太相似"，则输出 $\left\{\hat{\alpha}_{\text{nvs},i}^t\right\}_{t=1}^T$；如果相邻图像块"非常相似"，则输出 $\alpha_{\text{vs},i}$。

图 4-15　三维自适应稀疏表示算法

2. 三维自适应编解码和图像重建

为了对表示一组相邻图像块的非零系数的位置和数值进行编码，首先使用均匀量化器对稀疏向量进行量化[32]。然后，利用自适应策略来保留非零系数的位置和数值，具体步骤如下。

对于"非常相似"的相邻图像块，非零系数的位置和数值都是相同的，并且这些稀疏向量已经融合到一个向量 $\alpha_{\text{vs},i}$ 中。因此，只需要一个序列来存储位置信息，另一个序列用于保存数值信息，如图 4-16(a) 所示。对于"不太相似"的相邻图像块，$\left\{\alpha_{\text{nvs},i}^t\right\}_{t=1}^T$ 中非零系数的位置是相同的，而它们的数值是不同的。因此，只需要一个序列来存储位置信息，而另外 T 个序列用于保存数值信息，如图 4-16(b) 所示。对于"相异"的相邻图像块，$\left\{\hat{\alpha}_{\text{dif},i}^t\right\}_{t=1}^T$ 中非零系数的位置和数值都是不同的。因此，使用 T 个不同的序列保存位置信息，而另外 T 个序列用于保存数值信息，如图 4-16(c) 所示。把相邻切片的三个类别（"非常相似""不太相似""相异"）分别标记为 0、1 和 2。将这些类型标记存储在一个序列中。另外，

相邻图像块 $\left\{\boldsymbol{x}_i^t\right\}_{t=1}^T$ 的平均值 $\left\{\boldsymbol{m}_i^t\right\}_{t=1}^T$ 被量化并存储到 T 个不同的序列中。此外，相邻图像块所选子字典的索引 $\left\{h_i^t\right\}_{t=1}^T$ 与其他 T 个序列一起存储。最后，用霍夫曼编码[59] 将上述序列创建成一个比特流。

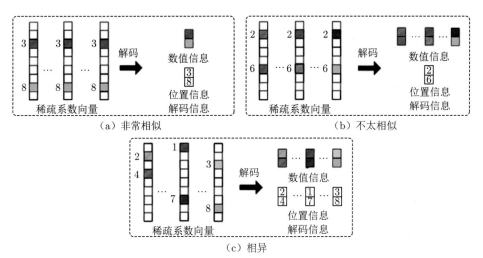

图 4-16　对三个类别的相邻稀疏向量的三维自适应编码

稀疏向量中的色块表示非零系数；不同的颜色代表不同的数值

在解码阶段，给定压缩比特流，首先提取每组相邻图像块的平均值 $\left\{\boldsymbol{m}_i^t\right\}_{t=1}^T$、稀疏向量 $\left\{\boldsymbol{\alpha}_i^t\right\}_{t=1}^T$ 和所选子字典的索引 $\left\{h_i^t\right\}_{t=1}^T$。然后，将相邻图像块 $\left\{\boldsymbol{x}_i^t\right\}_{t=1}^T$ 重建为

$$\boldsymbol{x}_i^t = D_{h_i^t}^{\text{structural}}\boldsymbol{\alpha}_i^t + \boldsymbol{m}_i^t, \quad t=1,\cdots,T \qquad (4\text{-}22)$$

随后，对相邻图像块进行加权平均，以进一步增强每个图像块 $\hat{\boldsymbol{x}}_i^{t_s}$（其中 t_s 表示特定图像块）：$\hat{\boldsymbol{x}}_i^{t_s} = \sum\limits_{t=1}^T w_i^{t,t_s}\hat{\boldsymbol{x}}_i^t$，其中 w_i^{t,t_s}[5] 估计为

$$w_i^{t,t_s} = \frac{\exp\left(-\left\|\hat{\boldsymbol{x}}_i^t - \hat{\boldsymbol{x}}_i^{t_s}\right\|_2^2 \Big/ h\right)}{\text{Norm}} \qquad (4\text{-}23)$$

式中，Norm 定义为 $\sum\limits_{t=1}^T \exp\left(-\left\|\hat{\boldsymbol{x}}_i^t - \hat{\boldsymbol{x}}_i^{t_s}\right\|_2^2 \Big/ h\right)$；$h$ 是一个预定义的标量。最后，以光栅扫描顺序组合重建的图像块来恢复每个 B-扫描。

3. 实验结果

为了验证 3D-ASRC 算法的有效性, 将其性能与四种常用的压缩方法 (JPEG 2000、MPEG-4、SPIHT[60]、K-SVD[30]) 和 3D-ASRC 算法的三种变体 (SRC-Dif、2D-ASRC、3D-ASRC-WA) 进行了比较。SRC-Dif 方法基于 "相异" 图像块的稀疏表示和编码方案进行压缩。2D-ASRC 方法将一个切片内的多个空间上相邻的图像块表示为相邻图像块。3D-ASRC-WA 方法与 3D-ASRC 方法相比不使用三维加权平均技术进行最终重建。

在实验中, 使用来自 26 个 (其中 16 个用于测试, 10 个用于训练字典及选择参数) 不同的患有或未患非新生血管性 AMD 的受试人的视网膜三维扫描, 用 Bioptigen 公司 840nm 波长的 SD-OCT 系统成像, 组织中轴向分辨率为每像素约 4.5μm。

基于在训练数据上的实验, 根据经验选择了 3D-ASRC 算法的参数。选择每个切片中的图像块为 6×12 (高 × 宽) 像素的矩形。相邻切片的数量 T 设定为 5 (对应于约 300μm 距离)。在视网膜成像中, 更远的切片可能具有显著差异, 因此添加它们实际上可能降低压缩效率。在字典训练阶段, 簇的数量 H 选为 10。在每个簇中, 训练字典的大小设置为 72×500。式 (4-20) 中的参数 b 设定为 0.001。对于实验中的测试数据集, 压缩比为 $[10, 15, 20, 25, 30, 35, 40]$ 时参数 C 的平均值和标准差分别为 $[1.00, 1.07, 1.12, 1.15, 1.17, 1.19, 1.21]$ 及 $[0.053, 0.054, 0.052, 0.055, 0.055, 0.057, 0.059]$。JPEG 2000 和 MPEG-4 的参数分别设置为 Matlab[43] 和 QuickTime Player Pro 7.0 软件[61] 中的默认值。对于 K-SVD 算法, 图像块大小设置为 6×12, 训练好的字典大小为 72×500。对于 2D-ASRC 方法, 选择空间上相邻图像块的数量为 9, 其他参数设置为与 3D-ASRC 方法中的数值相同。采用 PSNR 和特征相似性指数 (feature similarity index measure, FSIM)[62] 来评估压缩方法的性能。

在范围从 10 到 40 的七种不同的压缩比上测试了 JPEG 2000、MPEG-4、SPIHT[60]、K-SVD[30]、SRC-Dif、2D-ASRC、3D-ASRC-WA 和 3D-ASRC 方法。表 4-3 列出了不同压缩比下所有测试方法的定量比较 (PSNR 和 FSIM)。从表 4-3 中可以看出, 与其他方法相比, 3D-ASRC 方法始终给出了更好的 PSNR 和 FSIM 结果。图 4-17 给出了压缩比为 10 时各类方法重建结果的定性比较。由于视网膜层和玻璃膜疣之间的边界包含有意义的解剖和病理信息[44], 在每个图中放大了一个边界区域和一个玻璃膜疣区域。从图 4-17 中可以看出, JPEG 2000、K-SVD 和 MPEG-4 方法的结果受噪声干扰严重, 许多重要结构细节的边界模糊 (参见数据集 1 和 2 的放大边界区域)。SPIHT 方法极大地抑制了噪声, 但增加了模糊并引入了可见的伪影 (参见图 4-17 中放大的玻璃膜疣和边界区域)。与上述方法相

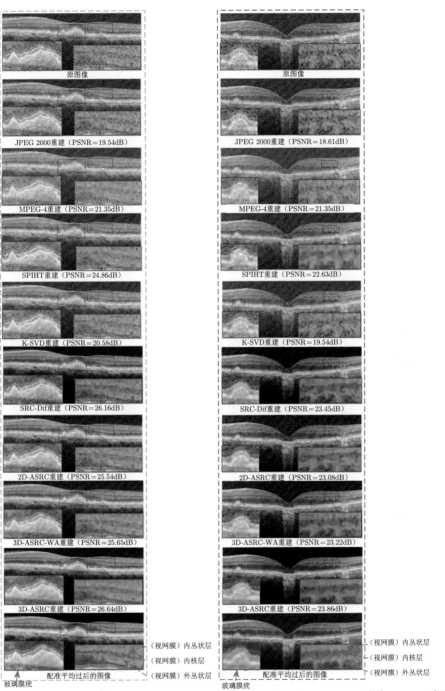

图 4-17 在两个人类视网膜数据集上使用 JPEG 2000、MPEG-4、SPIHT[60]、K-SVD[30]、SRC-Dif、2D-ASRC、3D-ASRC-WA 和 3D-ASRC 的重建结果（压缩比 = 10）

比，SRC-Dif、2D-ASRC 和 3D-ASRC-WA 方法提供了相对更好的结构细节，但仍出现一些噪声伪影。相比之下，3D-ASRC 方法对噪声的抑制有了显著的改善，并保留了有意义的解剖结构。

表 4-3 在不同的压缩比下通过不同方法重建的 16 个不同受试者的 16 个中央凹图像的 PSNR（dB）（左）和 FSIM（右）的平均值

方法	压缩率						
	10	15	20	25	30	35	40
JPEG 2000	19.67/0.65	20.33/0.67	20.70/0.69	21.34/0.70	21.92/0.70	22.41/0.71	22.78/0.71
MPEG-4	20.42/0.72	22.44/0.78	22.63/0.79	22.71/0.79	22.76/0.79	23.21/0.78	23.22/0.79
SPIHT[60]	25.56/0.80	26.17/0.82	26.50/0.82	26.68/0.82	26.79/0.82	26.86/0.82	26.89/0.82
K-SVD[30]	20.74/0.68	22.51/0.70	22.51/0.72	23.06/0.74	23.56/0.75	23.94/0.75	24.28/0.76
SRC-Dif	26.98/0.85	27.26/0.86	27.45/**0.87**	27.54/**0.87**	27.56/**0.87**	27.58/0.86	27.55/0.86
2D-ASRC	26.14/0.81	26.51/0.82	26.73/0.82	26.85/0.83	26.89/0.83	26.91/0.83	26.99/0.83
3D-ASRC-WA	26.31/0.82	26.70/0.83	26.97/0.84	27.11/0.85	27.23/0.85	27.29/0.85	27.33/0.85
3D-ASRC	**27.60/0.88**	**27.65/0.87**	**27.68/0.87**	**27.71/0.87**	**27.75/0.87**	**27.75/0.87**	**27.74/0.87**

注：最佳结果用粗体标出。

4.4 结　　论

本章介绍了三种自适应稀疏表示方法，分别用于 OCT 图像的去噪、插值和压缩。具体来说，对于去噪问题，介绍了一种基于多尺度稀疏度的方法，称为 MSBTD，它可以很好地表示病理结构的多尺度信息，并从相邻的高信噪比 B-扫描中学习高质量的字典。对于插值问题，介绍了一种有效的基于稀疏度的图像重建框架，称为 SBSDI，它通过一对半耦合字典同时实现临床 SD-OCT 图像的插值和去噪。对于压缩问题，介绍了称为 3D-ASRC 的三维自适应稀疏压缩方法，它可以通过三维自适应稀疏表示算法同时表示 SD-OCT 图像的相邻切片。这种三维自适应算法利用了相邻切片之间的相似性，但在保持它们的差异方面很敏感。在真实获得的临床 OCT 图像上的实验证明了本章的三种基于稀疏度的重建方法相对于其他几种重建方法的优越性。

参 考 文 献

[1] Drexler W, Morgner U, Ghanta R K, et al. Ultrahigh-resolution ophthalmic optical coherence tomography[J]. Nat. Med., 2001, 7(4): 502-507.

[2] Fang L, Li S, Nie Q, et al. Sparsity based denoising of spectral domain optical coherence tomography images[J]. Biomed. Opt. Express, 2012, 3(5): 927-942.

[3] Salinas H M, Fernández D C. Comparison of PDE-based nonlinear diffusion approaches for image enhancement and denoising in optical coherence tomography[J]. IEEE Trans. Med. Imaging, 2007, 26(6): 761-771.

[4] Wong A, Mishra A, Bizheva K, et al. General Bayesian estimation for speckle noise reduction in optical coherence tomography retinal imagery[J]. Optics Express, 2010, 18(8): 8338-8352.

[5] Fang L, Li S, McNabb R P, et al. Fast acquisition and reconstruction of optical coherence tomography images via sparse representation[J]. IEEE Trans. Med. Imaging, 2013, 32(11): 2034-2049.

[6] Milanfar P. A tour of modern image filtering: new insights and methods, both practical and theoretical[J]. IEEE Signal Process. Mag., 2013, 30(1): 106-128.

[7] Ozcan A, Bilenca A, Desjardins A E, et al. Speckle reduction in optical coherence tomography images using digital filtering[J]. J. Opt. Soc. Am., 2007, 24(7): 1901-1910.

[8] Boroomand A, Wong A, Li E, et al. Multi-penalty conditional random field approach to super-resolved reconstruction of optical coherence tomography images[J]. Biomed. Opt. Express, 2013, 4(10): 2032-2050.

[9] Liu X, Kang J U. Compressive SD-OCT: The application of compressed sensing in spectral domain optical coherence tomography[J]. Optics Express, 2010, 18(21): 22010-22019.

[10] Xu D, Vaswani N, Huang Y, et al. Modified compressive sensing optical coherence tomography with noise reduction[J]. Optics Letters, 2012, 37(20): 4209-4211.

[11] Xu D, Huang Y, Kang J U. Real-time compressive sensing spectral domain optical coherence tomography[J]. Optics Letters, 2014, 39(1): 76- 79.

[12] Lebed E, MacKenzie P J, Sarunic M V, et al. Rapid volumetric OCT image acquisition using compressive sampling[J]. Optics Express, 2010, 18(20): 21003-21012.

[13] Wu A B, Lebed E, Sarunic M V, et al. Quantitative evaluation of transform domains for compressive sampling-based recovery of sparsely sampled volumetric OCT images[J]. IEEE Trans. Biomed. Eng., 2013, 60(2): 470-478.

[14] Lurie K L, Angst R, Ellerbee A K. Automated mosaicing of feature-poor optical coherence tomography volumes with an integrated white light imaging system[J]. IEEE Trans. Biomed. Eng., 2014, 61(7): 2141-2153.

[15] Chong G T, Farsiu S, Freedman S F, et al. Abnormal foveal morphology in ocular albinism imaged with spectral-domain optical coherence tomography[J]. Arch. Ophthalmol., 2009, 127(1): 37-44.

[16] Wallace G K. The JPEG still picture compression standard[J]. IEEE. Trans. Consum Election, 1992, 38(1): xviii-xxxiv.

[17] Rabbani H, Nezafat R, Gazor S. Wavelet-domain medical image denoising using bivariate Laplacian mixture model[J]. IEEE Trans. Biomed. Eng., 2009, 56(12): 2826-2837.

[18] Jian Z, Yu L, Rao B, et al. Three-dimensional speckle suppression in optical coherence tomography based on the curvelet transform[J]. Optics Express, 2010, 18(2): 1024-1032.

[19] Rubinstein R, Bruckstein A M, Elad M. Dictionaries for sparse representation modeling[J]. Proceeding of IEEE, 2010, 98(6): 1045-1057.

[20] Olshausen B A, Field D J. Emergence of simple-cell receptive field properties by learning

a sparse code for natural images[J]. Nature, 1996, 381(6583): 607-609.

[21] Li S, Fang L, Yin H. An efficient dictionary learning algorithm and its application to 3-D medical image denoising[J]. IEEE Trans. Biomed. Eng., 2012, 59(2): 417-427.

[22] Wong A, Mishra A, Fieguth P, et al. Sparse reconstruction of breast MRI using homotopic minimization in a regional sparsified domain[J]. IEEE Trans. Biomed. Eng., 2013, 60(3): 743-752.

[23] Li S, Yin H, Fang L. Group-sparse representation with dictionary learning for medical image denoising and fusion[J]. IEEE Trans. Biomed. Eng., 2012, 59(12): 3450-3459.

[24] Chen S, Liu H, Hu Z, et al. Simultaneous reconstruction and segmentation of dynamic PET via low-rank and sparse matrix decomposition[J]. IEEE Trans. Biomed. Eng., 2015, 62(7): 1784-1795.

[25] Aharon M, Elad M, Bruckstein A M, et al. K-SVD: An algorithm for designing of overcomplete dictionaries for sparse representation[J]. IEEE Trans. Signal Process., 2006, 54(11): 4311-4322.

[26] Fang L, Li S, Kang X, et al. 3-D adaptive sparsity based image compression with applications to optical coherence tomography[J]. IEEE Trans. Med. Imaging, 2015, 34(6): 1306-1320.

[27] Kafieh R, Rabbani H, Selesnick I. Three dimensional data-driven multi scale atomic representation of optical coherence tomography[J]. IEEE Transactions on Medical Imaging, 2015, 34(5): 1042-1062.

[28] Elad M, Aharon M. Image denoising via sparse and redundant representations over learned dictionaries[J]. IEEE Trans. Image Process., 2006, 15(12): 3736-3745.

[29] Yang J, Wright J, Huang T S, et al. Image super-resolution via sparse representation[J]. IEEE Trans. Image Process., 2010, 19(11): 2861- 2873.

[30] Bryt O, Elad M. Compression of facial images using the K-SVD algorithm[J]. J. Vis. Commun. Image Represent., 2008, 19(4): 270-282.

[31] Zepeda J, Guillemot C, Kijak E. Image compression using sparse representations and the iteration-tuned and aligned dictionary[J]. IEEE J. Sel. Topics Signal Process., 2011, 5(5): 1061-1073.

[32] Skretting K, Engan K. Image compression using learned dictionaries by RLS-DLA and compared with K-SVD[C]//Proceedings of IEEE International Conference on Acoustics, Speech, and Signal Processing. Prague, Czech Republic, 2011: 1517-1520.

[33] Foi A. Noise estimation and removal in MR imaging: The variancestabilization approach[C]//Proceedings of IEEE International Symposium on Biomedical Imaging: From Nano to Macro. Chicago, USA, 2011: 1809-1814.

[34] Mallat S G, Zhang Z. Matching pursuits with time-frequency dictionaries[J]. IEEE Trans. Signal Process., 1993, 41(12): 3397-3415.

[35] Chatterjee P, Milanfar P. Clustering-based denoising with locally learned dictionaries[J]. IEEE Trans. Image Process., 2009, 18(7): 1438-1451.

[36] Dong W, Zhang L, Shi G, et al. Image deblurring and super-resolution by adaptive

sparse domain selection and adaptive regularization[J]. IEEE Trans. Image Process., 2011, 20(7): 1838-1857.

[37]　Dong W, Zhang L, Shi G. Centralized sparse representation for image restoration[C]// Proceedings of IEEE International Conference on Computer Vision. Barcelona, Spain, 2011: 1259-1266.

[38]　Mairal J, Bach F, Ponce J, et al. Non-local sparse models for image restoration[C]// Proceedings of IEEE International Conference on Computer Vision. Kyoto, Japan, 2009: 2272-2279.

[39]　Luisier F, Blu T, Unser M. A new SURE approach to image denoising: Interscale orthonormal wavelet thresholding[J]. IEEE Trans. Image Process., 2007, 16(3): 593-606.

[40]　Dabov K, Foi A, Katkovnik V, et al. Image denoising by sparse 3-D transform-domain collaborative filtering[J]. IEEE Trans. Image Process., 2007, 16(8): 2080-2095.

[41]　Thévenaz P, Ruttimann U E, Unser M. A pyramid approach to subpixel registration based on intensity[J]. IEEE Trans. Image Process., 1998, 7(1): 27-41.

[42]　Cincotti G, Loi G, Pappalardo M. Frequency decomposition and compounding of ultrasound medical images with wavelet packets[J]. IEEE Trans. Med. Imaging., 2001, 20(8): 764-771.

[43]　Bao P, Zhang L. Noise reduction for magnetic resonance images via adaptive multiscale products thresholding[J]. IEEE Trans. Med. Imaging, 2003, 22(9): 1089-1099.

[44]　Chiu S J, Li X T, Nicholas P, et al. Automatic segmentation of seven retinal layers in SDOCT images congruent with expert manual segmentation[J]. Optics Express, 2010, 18(18): 19413-19428.

[45]　Zeyde R, Elad M, Protter M. On single image scale-up using sparserepresentations [C]//Proceedings of International Conference on Curves and Surfaces. Avignon, France: Springer, 2010: 711-730.

[46]　Ni K S, Nguyen T Q. Image superresolution using support vector regression[J]. IEEE Trans. Image Process., 2007, 16(6): 1596-1610.

[47]　Scott A W, Farsiu S, Enyedi L B, et al. Imaging the infant retina with a hand-held spectral-domain optical coherence tomography device[J]. Am. J. Ophthalmol., 2009, 147(2): 364-373.

[48]　Yang J, Wang Z, Lin Z, et al. Coupled dictionary training for image super-resolution[J]. IEEE Trans. Image Process., 2012, 21(8): 3467-3478.

[49]　Wang S L, Zhang L, Liang Y, et al. Semi-coupled dictionary learning with applications to image super-resolution and photo-sketch synthesis[C]// Proceeding of IEEE International Conference on Computer Vision Pattern Recognition. Providence, USA, 2012: 2216-2223.

[50]　Tropp J A, Gilbert A C, Strauss M J. Algorithms for simultaneous sparse approximation. Part I: Greedy pursuit[J]. Signal Process., 2006, 86(3): 572-588.

[51]　Candès E, Romberg J. Sparsity and incoherence in compressive sampling[J]. Inverse

Probl., 2007, 23(3): 969-985.

[52] Jiao S, Knighton R, Huang X, et al. Simultaneous acquisition of sectional and fundus ophthalmic images with spectral-domain optical coherence tomography[J]. Optics Express, 2005, 13(2): 444-452.

[53] Farsiu S, Chiu S J, O'Connell R V, et al. Quantitative classification of eyes with and without intermediate age-related macular degeneration using optical coherence tomography[J]. Ophthalmology, 2014, 121(1): 162-172.

[54] Guillemot C, Pereira F, Torres L, et al. Distributed monoview and multiview video coding[J]. IEEE Signal Process. Mag., 2007, 24(5): 67-76.

[55] Cameron A, Lui D, Boroomand A, et al. Stochastic speckle noise compensation in optical coherence tomography using non-stationary spline-based speckle noise modelling[J]. Biomed. Opt. Express, 2013, 4(9): 1769-1785.

[56] Lee J Y, Chiu S J, Srinivasan P, et al. Fully automatic software for retinal thickness in eyes with diabetic macular edema from images acquired by cirrus and spectralis systems[J]. Invest. Ophthalmol. Vis. Sci., 2013, 54(12): 7595-7602.

[57] Chen Y, Nasrabadi N M, Tran T D. Hyperspectral image classification using dictionary-based sparse representation[J]. IEEE Trans. Geosci. Remote Sens., 2011, 49(10): 3973-3985.

[58] Fang L, Li S, Kang X, et al. Spectral-spatial hyperspectral image classification via multiscale adaptive sparse representation[J]. IEEE Trans. Geosci. Remote Sens., 2014, 52(12): 7738-7749.

[59] Skretting K, Husøy J H, Aase S O. Improved Huffman coding using recursive splitting[C]//Proceedings of Norwegian Signal Processing Symposium (NORSIG), 1999: 92-95.

[60] Said A, Pearlman W A. A new, fast, and efficient image codec based on set partitioning in hierarchical trees[J]. IEEE Trans. Circuits Syst. Video Technol., 1996, 6(3): 243-250.

[61] Quicktime player pro 7.0[CP/OL]. http://support.apple.com/zh_CN/downloads quicktime.

[62] Zhang L, Zhang L, Mou X, et al. FSIM: A feature similarity index for image quality assessment[J]. IEEE Trans. Image Process., 2011, 20(8): 2378-2386.

第 5 章　基于概率图模型的 OCT 图像分割

OCT 图像中最显著的结构特征是视网膜层，因此层分割是 OCT 图像处理中研究最多的课题之一。本章将给出一种基于概率的视网膜层分割算法。这种方法利用了基于图形模型的纹理和形状信息。这种方法还可以扩展成一个局部自适应的图形模型，用以区分健康的和病理性形变视网膜的 OCT 扫描。

5.1　引　　言

自 1991 年 [1] 推出以来，OCT 已经成为临床眼科领域的一个标准工具 [2]。SD-OCT [3] 的引入极大地提高了图像分辨率和成像速度，并能获取由数百个二维扫描组成的三维图像。鉴于图像数据越来越多，而且人工手动分割视网膜扫描图像十分烦琐且耗时，自动的视网膜分割方法变得前所未有的重要。

研究者们提出了各种各样的视网膜 OCT 图像分割方法，这些方法的共同点是它们都利用了纹理信息，这些信息是基于强度函数及其梯度的空间变化得到的。为了得到更加精确稳定的分割结果、降低纹理伪影的干扰，需要采取某些正则化方法。下面重点关注相关工作中的正则化方法，以及它们在何种程度上利用了形状先验知识。

许多方法只对分割的视网膜边界施加平滑性约束，却没有利用任何形状的先验信息。文献 [4-7] 通过找到外观项的列向极大值，然后应用离群点检测和插值来修正错误的分割。Chiu 等 [8] 用梯度信息确定的权值为每个边界构造一个图，并使用动态规划找到最短路径：首先从最容易检测的边缘开始分割，然后通过限制搜索区域来指导后续边界的分割。他们还证明了其方法在病变视网膜图像分割上的适用性 [9,10]。Tian 等 [11,12] 采用了文献 [8] 的方法，发布了两个 OCT 基准数据集，本章将使用这些数据集及其结果作为基线进行性能评估。最后，Duan 等 [13] 提出了一种类似的方法，跟前述方法的区别是，最短路径是在连续域中搜索得到的。

另一类方法 [14-17] 构建了一个包含多个边界的无向图模型。在这类方法中，形状正则化是基于相邻边界间的相互作用实现的，即限制它们的相对位置。这种形式的形状先验信息可以作为硬约束 [14] 或概率软约束 [15,16] 编码到模型中。最终的优化采用图割算法完成。由于计算复杂度的限制，这些方法只能使用局部形状信息，而且不能同时检测出所有的边界。

　　最终，Kajić 等[18] 中应用了流行的主动外观方法将外观和形状的统计模型与给定的 OCT 图像相匹配。他们的方法虽然采用了非局部形状建模，但只使用边界位置上的稀疏采样点作为地标，并只计算最大似然点估计，而不是像本章方法一样使用全局概率形状模型。

　　本章介绍了一种基于概率的视网膜 OCT 图像分割方法（分割后的视网膜层见图 5-1）。利用全局形状先验知识，考虑了视网膜层之间的长距离和短距离的依赖关系，这在前人工作中从未被采用过。所有的边界都是同时检测的，这就避免了其他方法中所需的额外处理步骤，如检测中央凹、拉平视网膜或去噪。虽然没有验证全局形状信息是否适用于处理病变导致的视网膜形变，但是大致介绍了如何将本模型应用于病变情况，这也是当前正在进行的工作。

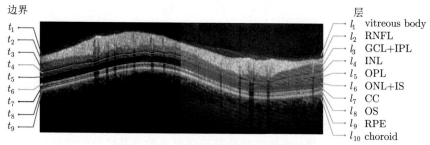

图 5-1　本章方法分割得到的视网膜层

其解剖学名称：玻璃体（vitreous body）、视网膜神经纤维层（RNFL）、神经节细胞层和内丛状层（GCL + IPL）、内核层（INL）、外丛状层（OPL）、外核层和内节层（ONL+IS）、连接纤毛（connecting cilia，CC）、外节层（OS）、视网膜色素上皮（RPE）、脉络膜（choroid）

5.2　一种用于视网膜分割的概率图形模型

5.2.1　图形模型

　　在数学上，一个 OCT 切片是一个由 N 行 M 列组成的矩阵（$\boldsymbol{y} \in \mathbb{R}^{N \times M}$），每个点的灰度值 $y_{i,j}$ 处于 0 到 1 范围内。用 K 层视网膜边界分层对 $\boldsymbol{y}$ 分割的结果（对应 $K+1$ 层）可用一个矩阵 $\boldsymbol{b} \in \mathbb{R}^{K \times M}$ 表示，其中每个 $b_{k,j}$ 值在 $[1, N]$ 的范围内。虽然 $\boldsymbol{b}$ 是连续的，但因为它们处于 $\boldsymbol{y}$ 的像素域中，所以图形模型通常是离散的。因此，引入 $\boldsymbol{c} \in \mathbb{N}^{K \times M}$ 作为 $\boldsymbol{b}$ 的离散化版本，其中 $c_{k,j} \in \{1, \cdots, N\}$。

　　假设有以下概率图模型：

$$p(\boldsymbol{y}, \boldsymbol{c}, \boldsymbol{b}) = p(\boldsymbol{y}|\boldsymbol{c})p(\boldsymbol{c}|\boldsymbol{b})p(\boldsymbol{b}) \tag{5-1}$$

式中，$p(\boldsymbol{y}|\boldsymbol{c})$ 为外观项，即数据似然项；$p(\boldsymbol{c}|\boldsymbol{b})$ 为马尔可夫随机场正则化项，由先验形状决定；$p(\boldsymbol{b})$ 为全局先验形状项。

下面将详细介绍每个部分，并给出图形模型的完整定义。图 5-2（b）描述了本模型的组成部分。

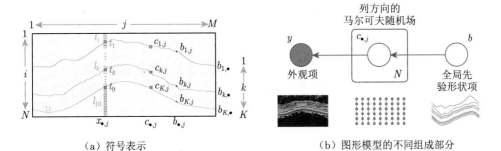

（a）符号表示　　　　　　　　　　　　（b）图形模型的不同组成部分

图 5-2　本节使用的重要变量
注意真实的边界位置 $b_{k,j}$ 和离散值对应边界位置 $c_{k,j}$ 之间的差异

1. 符号表示

图 5-2（a）展示了本章所用的符号表示：下标 $i = \{1, \cdots, N\}$ 和 $j = \{1, \cdots, M\}$，表示图像的行和列；$k \in \{1, \cdots, K\}$ 表示边界 1 到 K，如 $b_{k,j} \in \mathbb{R}$ 是第 k 条边界在第 j 列的位置。用 $\bullet$ 来表示 k, i, j 的所有可能性；例如，$b_{\bullet,j} \in \mathbb{R}^K$ 表示第 j 列中所有边界位置。在可能的情况下，将去掉 $\bullet$，用 b_j 表示 $b_{\bullet,j}$。最后，$b_{\backslash j}$ 表示除 j 列外的所有 $\boldsymbol{b}$ 中的值。

2. 外观项 $p(\boldsymbol{y}|\boldsymbol{c})$

给定一个分割 $\boldsymbol{c}$，可以给每个像素分配类标签 $x_{i,j} \in \boldsymbol{\mathcal{X}}$：

$$\boldsymbol{\mathcal{X}} = \{\mathcal{X}_l, \mathcal{X}_t\}, \quad \boldsymbol{\mathcal{X}}_l = \{l_1, \cdots, l_{K+1}\}, \quad \boldsymbol{\mathcal{X}}_t = \{t_1, \cdots, t_K\}$$

式中，$\boldsymbol{\mathcal{X}}_l$ 中的标签表示像素 $y_{i,j}$ 属于视网膜第 1 层至第 $K+1$ 层（本章中 $K = 10$）；$\boldsymbol{\mathcal{X}}_t$ 中的标签表示像素 $y_{i,j}$ 属于各层之间的边界，参见图 5-1。为了得到与生理学一致的映射 $\boldsymbol{c} \mapsto \boldsymbol{x} = \boldsymbol{x}(\boldsymbol{c})$，规定 $\boldsymbol{c}$ 满足排序约束：

$$1 \leqslant c_{1,j} < c_{2,j} < \cdots < c_{K,j} \leqslant N, \quad \forall j = 1, \cdots, M \tag{5-2}$$

本方法使用基于图像块的模型。由于 OCT 图像在亮度和对比度上有较大的变化，每个图像块都减去其均值进行归一化，并通过 PCA 将其投影到一个低维空间。定义像素 $y_{i,j}$ 属于类 $x_{i,j}$ 的概率为

$$p(y_{i,j}|x_{i,j}(\boldsymbol{c})) = \mathcal{N}(\tilde{\boldsymbol{y}}_{i,j}; \boldsymbol{\mu}_{x_{i,j}}, \boldsymbol{\Sigma}_{x_{i,j}}) \tag{5-3}$$

式中，$\tilde{\boldsymbol{y}}_{i,j}$ 是以像素 $y_{i,j}$ 为中心的图像块周围的低维投影。注意，在这个定义中，$p(y_{i,j}|x_{i,j}(\boldsymbol{c}))$ 在 $y_{i,j}$ 范围内的积分不等于 1。在下一节介绍有区分性的外观项时，

会对这问题进行处理。所有 $x \in \mathcal{X}$ 的类条件矩 $\boldsymbol{\mu_x}$ 和 $\boldsymbol{\Sigma_x}$ 是离线学习的。$\boldsymbol{\Sigma_x}$ 的正则估计通过图形 lasso 方法[19]获得，其中对 $\boldsymbol{\Sigma_x^{-1}}$ 施加了稀疏性约束。

定义像素 $y_{i,j}$ 在给定 $\boldsymbol{c}$ 时是条件独立的。另外，Rathke 等[20]的研究表明，当限制在转换类 t_k 时，模型的性能最好。因此，$p(\boldsymbol{y}|\boldsymbol{c})$ 可分解为

$$p(\boldsymbol{y}|\boldsymbol{c}) = \prod_{j=1}^{M} \prod_{i:x_{i,j} \in \boldsymbol{\mathcal{X}}_l} p(y_{i,j}|x_{i,j}(\boldsymbol{c}))^0 \prod_{i:x_{i,j} \in \boldsymbol{\mathcal{X}}_t} p(y_{i,j}|x_{i,j}(\boldsymbol{c})) \tag{5-4}$$

这里，不考虑标签为 $\boldsymbol{\mathcal{X}}^l = \{l_1, \cdots, l_{10}\}$ 的像素。

3. 形状先验概率 $p(\boldsymbol{b})$

根据生物多样性和图像的形成过程，使用形状模型来表示典型的形状变化。将 $\boldsymbol{b}$ 建模为具有高斯分布的随机向量：

$$p(\boldsymbol{b}) = \mathcal{N}(\boldsymbol{b}; \boldsymbol{\mu}, \boldsymbol{\Sigma}) \tag{5-5}$$

这里，参数 $\boldsymbol{\mu}$ 和 $\boldsymbol{\Sigma}$ 也是离线学习的。假设 $\boldsymbol{b}$ 满足线性高斯模型，从而通过概率 PCA[21]对 $\boldsymbol{\Sigma}$ 的估计进行正则化约束。

$$\boldsymbol{b} = \boldsymbol{W}\boldsymbol{s} + \boldsymbol{\mu} + \boldsymbol{\epsilon}, \quad \boldsymbol{s} \sim \mathcal{N}(0, \boldsymbol{I}), \quad \boldsymbol{\epsilon} \sim \mathcal{N}(0, \sigma^2\boldsymbol{I}) \tag{5-6}$$

矩阵 $\boldsymbol{W} \in \mathbb{R}^{K \cdot M \times q}$ 把低维向量 $\boldsymbol{s} \in \mathbb{R}^q$ 映射到 $\boldsymbol{b}$。$\boldsymbol{W}$ 的每一列代表一个特定的形状变化，被加到平均形状 $\boldsymbol{\mu}$ 上。给定 n 个用于训练的分割 $\boldsymbol{X} \in \mathbb{R}^{n \times M \cdot K}$，$\text{cov}(\boldsymbol{X})$ 的前 m 个特征向量由相应的特征向量加权后得到 $\boldsymbol{W}$，$\boldsymbol{\mu}$ 是 $\overline{\boldsymbol{X}}$。图 5-3 描述了来自两个不同 $p(\boldsymbol{b})$ 的样本，分别是对黄斑中心的三维扫描图的建模（左图，中央凹清晰可见）和对环形扫描图的建模（右图）。

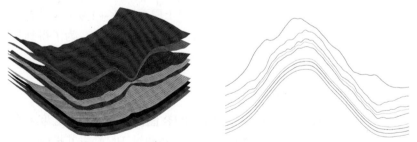

图 5-3　基于在三维扫描图（左）和环形扫描图（右）训练的先验概率分布 $p(\boldsymbol{b})$ 得到的样本

三维图只显示了一半

这种用 $\boldsymbol{b}$ 的表示方法有一个非常有用的特性，即协方差矩阵及其逆矩阵都可以基于 $\boldsymbol{W}$ 分解为低秩表示，从而降低了计算复杂度和许多与 $\boldsymbol{\Sigma}$、$\boldsymbol{\Sigma}^{-1}$ 相关的操作的内存需求。

4. 形状正则项 $p(\boldsymbol{c}|\boldsymbol{b})$

形状 $\boldsymbol{b}$ 和外观 $\boldsymbol{y}$ 是通过离散变量 $\boldsymbol{c}$ 上的马尔可夫随机场相结合的。该项由独立的列的链模型组成，从而支持并行处理。

$$p(\boldsymbol{c}|\boldsymbol{b}) = \prod_{j=1}^{M} p(c_{\bullet,j}|\boldsymbol{b}), \qquad p(c_{\bullet,j}|\boldsymbol{b}) = p(c_{1,j}|\boldsymbol{b}) \prod_{k=2}^{K} p(c_{k,j}|c_{k-1,j},\boldsymbol{b}) \qquad (5\text{-}7)$$

其中，式 (5-7) 中的条件分布如下：

$$p(c_{1,j} = n|\boldsymbol{b}) = \int_{n-\frac{1}{2}}^{n+\frac{1}{2}} p(b_{1,j} = \tau|b_{\backslash j})\mathrm{d}\tau \qquad (5\text{-}8\text{a})$$

$$p(c_{k,j} = n|c_{k-1,j} = m,\boldsymbol{b}) =$$

$$\int_{n-\frac{1}{2}}^{n+\frac{1}{2}} \int_{m-\frac{1}{2}}^{m+\frac{1}{2}} p(b_{k,j} = \tau|b_{\backslash j})p(b_{k,j} = \tau|b_{k-1,j} = \nu)\mathrm{d}\tau\mathrm{d}\nu \qquad (5\text{-}8\text{b})$$

因此，图像列之间的关联不是由马尔可夫随机场的结构引起的，而是在条件 $b_{\backslash j}$ 下由其边缘分布的定义引起的。虽然式 (5-8) 未考虑式 (5-2) 中的排序约束，但会在推导过程中加以考虑 [在附录 "$J(q_{\boldsymbol{b}}, q_{\boldsymbol{c}})$ 的第二个求和项 $\ln p(\boldsymbol{c}|\boldsymbol{b})$" 中]。

5. 二维与三维

到目前为止，描述了二维的 OCT 扫描图像。然而，本方法也能够应用在三维图像中，可以使用相同的符号表示，因为添加额外的 B-扫描只会增加图像列的数量 M。同样，图模型 $p(\boldsymbol{y}, \boldsymbol{c}, \boldsymbol{b})$ 的连接也可以一一对应。

5.2.2 变分推导

我们希望推导得到如下的后验概率分布：

$$p(\boldsymbol{b}, \boldsymbol{c}|\boldsymbol{y}) = \frac{p(\boldsymbol{y}|\boldsymbol{c})p(\boldsymbol{c}|\boldsymbol{b})p(\boldsymbol{b})}{p(\boldsymbol{y})} \qquad (5\text{-}9)$$

这是一个高维问题，由于缺乏闭式解，所以直接求解很难。因此采用基于变分推导的近似方案：用较简单的分布 $q(\boldsymbol{b}, \boldsymbol{c})$ 近似后验分布，并将其与 $p(\boldsymbol{b}, \boldsymbol{c}|\boldsymbol{y})$ 的距离最小化。选用分解形式的近似分布：

$$q(\boldsymbol{b}, \boldsymbol{c}) = q_{\boldsymbol{b}}(\boldsymbol{b})q_{\boldsymbol{c}}(\boldsymbol{c}) \qquad (5\text{-}10)$$

这只是对具有连续形状先验信息的马尔可夫随机场进行解耦，但两个分量都将被精确表示，见下面 $q_{\boldsymbol{b}}$ 和 $q_{\boldsymbol{c}}$ 的定义。用库尔贝克–莱布勒（Kullback-Leibler）

距离衡量 q 和 p 之间的相似性：

$$\mathrm{KL}\left(q(\boldsymbol{b},\boldsymbol{c})\|p(\boldsymbol{b},\boldsymbol{c}|\boldsymbol{y})\right)=\int_b\sum_c q(\boldsymbol{b},\boldsymbol{c})\ln\frac{q(\boldsymbol{b},\boldsymbol{c})}{p(\boldsymbol{b},\boldsymbol{c}|\boldsymbol{y})}\mathrm{d}\boldsymbol{b}$$

$$=-\int_b\sum_c q(\boldsymbol{b},\boldsymbol{c})\Big[\ln\big(p(\boldsymbol{y}|\boldsymbol{c})p(\boldsymbol{c}|\boldsymbol{b})p(\boldsymbol{b})\big)-\ln p(\boldsymbol{y})-\ln q(\boldsymbol{b},\boldsymbol{c})\Big]\mathrm{d}\boldsymbol{b}\qquad(5\text{-}11)$$

利用边际似然函数 $\ln p(\boldsymbol{y})$，将区分性的外观项引入模型中，如下式所示：

$$\ln\frac{p(\boldsymbol{y}|\boldsymbol{c})}{p(\boldsymbol{y})}=\ln\frac{p(\boldsymbol{y}|\boldsymbol{c})p(\boldsymbol{c})}{p(\boldsymbol{y})}-\ln p(\boldsymbol{c})=\ln p(\boldsymbol{c}|\boldsymbol{y})-\ln p(\boldsymbol{c})\qquad(5\text{-}12)$$

式中，根据贝叶斯定理[22]，$\dfrac{p(\boldsymbol{y}|\boldsymbol{c})p(\boldsymbol{c})}{p(\boldsymbol{y})}$ 与 $p(\boldsymbol{c}|\boldsymbol{y})$ 相等。由于 $p(\boldsymbol{b})$ 已经包含边界位置的形状先验信息，假设 $\boldsymbol{c}$ 具有无意义的先验概率，因此将 $p(\boldsymbol{c})$ 去掉，并且考虑到 q 的分解，从而式 (5-11) 的目标函数变为

$$J(q_b,q_c)=-\int_b\sum_c q_b(\boldsymbol{b})q_c(\boldsymbol{c})\ln\big(p(\boldsymbol{c}|\boldsymbol{y})p(\boldsymbol{c}|\boldsymbol{b})p(\boldsymbol{b})\big)\mathrm{d}\boldsymbol{b}-H[q_b]-H[q_c]\qquad(5\text{-}13)$$

式中，$H[q_b]$ 和 $H[q_c]$ 分别为 q_b 和 q_c 的熵。

1. q_b 和 q_c 的定义

对于 q_c，采用 $p(\boldsymbol{c}|\boldsymbol{b})$ 的结构，并使用一种等价但略有不同的形式：

$$q_c(\boldsymbol{c})=\prod_{j=1}^{M}q_c(c_{1,j})\prod_{k=2}^{K}\frac{q_c(c_{k,j},c_{k-1,j})}{q_c(c_{k-1,j})}\qquad(5\text{-}14)$$

在 q_b 中采用了 $\boldsymbol{b}$ 的高斯模型：

$$q_b(\boldsymbol{b})=\mathcal{N}(\boldsymbol{b};\bar{\boldsymbol{\mu}},\bar{\boldsymbol{\Sigma}})\qquad(5\text{-}15)$$

2. $J(q_b,q_c)$ 的显式表示

直接优化目标函数 [式 (5-13)] 需要对 $\boldsymbol{c}$ 的所有组合求和，并且对 $\boldsymbol{b}$ 积分，因此处理起来是比较棘手的。为了得到一个易于处理的公式，利用独立假设式 (5-10)，并相应地重写 $J(q_b,q_c)$。在附录“目标函数推导式 (5-16)”一节中推导出的表达式如下：

$$\min_{q_c,\bar{\boldsymbol{\mu}},\bar{\boldsymbol{\Sigma}}}\ -\sum_{j=1}^{M}\Big((q_{c;1,j})^{\mathrm{T}}\theta_{1,j}+\sum_{k=2}^{K}\langle q_{c;k\wedge k-1,j},\Theta_{k,j}\rangle+(q_{c;K,j})^{\mathrm{T}}\theta_{K,j}\Big)-H[q_c]$$

$$+ \frac{1}{2} \langle K, \bar{\pmb{\Sigma}} + \bar{\pmb{\mu}}\bar{\pmb{\mu}}^{\mathrm{T}} - 2\bar{\pmb{\mu}}\pmb{\mu}^{\mathrm{T}} \rangle - \frac{1}{2} \ln \det \bar{\pmb{\Sigma}} + C \tag{5-16}$$

上式受 q_c 的规范化和边缘化约束[23]。$\ln \det \bar{\pmb{\Sigma}}$ 项自动强制 $\bar{\pmb{\Sigma}}$ 为正定的，这对于有效的高斯分布 q_b 是必需的。这里的项 $q_{c;k,j}(k=1 \text{ 或 } K)$ 和 $q_{c;k\wedge k-1,j}$ 表示包含了分布 $q_c(c_{k,j})$ 和 $q_c(c_{k-1,j}, c_{k,j})$ 的所有元素的向量。

一般来说，式 (5-16) 第一行的项对应 q_c 的优化，其详细推导见附录"$J(q_b, q_c)$ 的第一个求和项 $\ln p(\pmb{c}|\pmb{y})$"、"$J(q_b, q_c)$ 的第二个求和项 $\ln p(\pmb{c}|\pmb{b})$"和"熵 $H[q_b]$ 和 $H[q_c]$"；而式 (5-16) 第二行的项对应 q_b 的优化，其详细推导见附录"$J(q_b, q_c)$ 的第三个求和项 $\ln p(\pmb{b})$"和"熵 $H[q_b]$ 和 $H[q_c]$"。

3. 优化

通过优化 q_b，以及离散分布 $q_{c;k,j}(k=1 \text{ 或 } K)$ 和 $q_{c;k\wedge k-1,j}$ 的参数最小化式 (5-16)。由于分解式 (5-10) 解耦了 q_c 和 q_b，所以这些优化可以独立进行。回想一下 q_c 在每个图像列中呈树形结构，因此可以使用和–积算法进行优化[24]。$\bar{\pmb{\mu}}$ 和 $\bar{\pmb{\Sigma}}$ 的优化有闭式解。q_b 优化的细节可以在附录"关于 q_b 的优化"一节中找到。这两个子问题都是严格的凸问题，因此通过对 q_b 和 q_c 的交替优化，函数 $J(q_b, q_c)$ 在可行变量集上有下界，保证能够收敛到局部最小值。

初始化时，将 q_b 设置为均匀分布，然后给定 q_c，对 q_b 进行初始化，迭代优化直到收敛。

5.3　结　果

5.3.1　分割性能

1. 数据集

将在五个数据集上评估本方法，其中两个数据集包含二维环形扫描，另外三个数据集包含三维体数据，如表 5-1 所示。除了内部数据集，还在两个公开数据集上进行了性能测试，这两个数据集都是由 Tian 等[11, 12]发布的。

表 5-1　用于性能评估的数据集

类型	来源	对象	表面序号	标记的 B-扫描序号	病变类型
2D	内部	80	9	1	—
	内部	55	9	1	青光眼
3D	内部	35	9	17	—
	Tian 等[11]	10	6	10	—
	Tian 等[12]	10	5	5	轻微视网膜病变

两个二维数据集均包含了视神经乳头周围直径为 12°（对应于 3.4mm）的圆形扫描图像，含有 768 个 A-扫描，深度分辨率为 3.87μm/像素，共 496 像素。第一个数据集包含健康眼图像,第二个数据集包含不同阶段的青光眼图像。一位医学专家标注了 RNFL 和 GCL 之间的分界，这对青光眼的诊断至关重要。同时，医学专家也标注了青光眼图像的分级，包括视野缺损前青光眼（pre-perimetric glaucoma，PPG）（意味着眼睛表现出疾病的结构性症状，但是视野和视力尚未受损）及早期、中期和晚期原发性开角型青光眼（early，moderate，advanced primary open-angle glaucoma，PGE，PGM，PGA）。其余八个边界是由本章作者标注的。

三维数据集由中央凹为中心扫描的体数据组成。其中内部数据集包含 35 个对象，每个体数据由 61 个 B-扫描组成，图像大小为 768 像素 ×496 像素。为了避开视神经乳头区域，模型覆盖面积稍小，为 500 像素 ×496 像素，对应实际面积约为 5.7mm×7.3mm。手动标注方法如下：将每个体数据分成 17 个区域，在每个区域中随机抽取一个 B-扫描图进行标记。图 5-4（b）显示了所有 61 个 B-扫描的位置，并且用颜色表示了区域划分。Tian 等的两个数据集都由 10 个体数据组成，分别标记了 10 和 5 个 B-扫描，其提供的手动标注层数要少于内部数据上的标注。第二个数据集包括轻度非增殖性糖尿病性视网膜病变的患者，在该疾病的早期阶段，视网膜只有很小的变形，因此本方法可以很容易地处理。

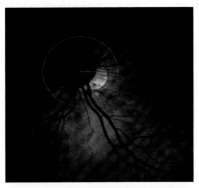 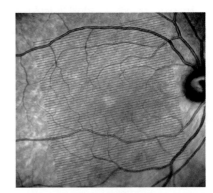

（a）二维环扫　　　　　　　　　　　　　（b）三维扫描

图 5-4　测试数据示意图

（a）在眼底图像中以视神经乳头为中心的二维圆形扫描的轨迹和半径；（b）以中央凹为中心的三维体数据覆盖区域，由 61 个 B-扫描构成，交替着色显示了 17 个不同的区域划分，每个区域都训练一个单独的模型

2. 模型参数

表 5-2 总结了实验模型参数及其设置值。对于外观模型，设置 α_{glasso} 为 0.01，这是控制 glasso 算法[19]中 $\boldsymbol{\Sigma}_{x_{i,j}}^{-1}$ 的稀疏度的参数。为得到平滑的分割边界，采用 15 像素 ×15 像素的图像块大小，并投影到前 $q_{\mathrm{PCA}} = 20$ 个特征向量上。类似地，

在检验经验协方差矩阵 S 的特征值谱后，用 $q_{PCA} = 20$ 个特征向量建立形状先验模型。

表 5-2　实验模型参数及其设置值

参数	外观参数			形状参数	推断参数
	α_{glasso}	q_{PCA}	图像块大小/像素	q_{PPCA}	$p(b_{k,j}\|b_{\backslash j})$ 的方差
取值	0.01	20	15×15	20	10

算法中的一个重要参数是 $p(b_{k,j}|b_{\backslash j})$ 的方差，它平衡了外观和形状的影响。人为地增加此参数会导致更宽的正态分布 [图 5-12（b）所示的条纹更宽]，这使得 q_c 对 $\bar{\mu}$ 的依赖性降低，而 q_b 在估计 $\bar{\mu}$ 时对 q_c 更不敏感。

3. 误差度量和测试方法

对于每个边界及整个扫描图像，计算估计值 $\hat{c}_{k,j} = \mathbb{E}_{q_c}[c_{k,j}]$ 和手工分割的 $s_{k,j} \in \mathbb{R}$ 之间的无符号距离，单位为 μm（1 像素 $=3.87$μm），即

$$E^k_{\text{unsgn}} = \frac{1}{M} \sum_{j=1}^{M} |\hat{c}_{k,j} - s_{k,j}|, \qquad E_{\text{unsgn}} = \frac{1}{K} \sum_{k=1}^{K} E^k_{\text{unsgn}}$$

对于三维体数据，进一步对体数据中的所有的 B-扫描计算平均误差。

通过交叉验证获得结果：将数据分为若干个子集，将每个子集依次用作测试集，而其余子集用于训练。对健康眼的环扫图像使用了 10 折交叉验证；对内部的三维数据集采用留一法交叉验证，以获得最大数量的训练样本；对青光眼数据集，以所有健康眼的环扫图像作为训练数据获得模型；而对于 Tian 等的数据集，用所有内部体数据进行训练，没有进行任何交叉验证。

4. 性能评估

表 5-3 列出了所有数据集上的结果。数据集的顺序与表 5-1 的顺序相同。

1）二维数据

一般来说，边界 1 和边界 6～9 比边界 2～5 更容易分割。边界 1 具有易于检测的纹理，而边界 6～9 形状规则，其分割特别受益于形状正则项。反之，边界 2～5 的纹理和形状的高度可变，因此分割具有较高的挑战性。图 5-5 显示了一些分割示例。

对于病变视网膜扫描，分割性能随疾病严重程度而降低。然而，前三类的平均误差仍然小于等于一个像素。分割性能降低有以下几个原因：青光眼会导致 RNFL 变薄，因此在健康眼数据上训练得到的形状先验信息很难适应严重异常的形状。此外，观察到青光眼的扫描质量下降，其他文献也报道了这种情况 [6,7]。在疾病的最

晚期，RNFL 在某些位置可能会消失。由于训练数据中不含这种异常，模型在这些区域会失效。将在 5.4 节中讨论针对该问题的可能的改进方案。图 5-5 中也显示了一例 PGA 的分割结果。

表 5-3　所有数据集（参见表 5-1）上的无符号误差　（单位：μm）

数据集	类别	均值	1	2	3	4	5	6	7	8	9
2D	健康	**2.92**	2.06	4.68	3.67	3.31	3.30	2.10	2.34	2.81	2.01
2D	PPG	**3.64**	2.66	6.66	4.57	4.43	4.34	2.67	2.59	2.82	2.06
	PGE	**3.97**	3.76	5.65	5.37	5.78	4.40	2.76	2.95	3.40	1.63
	PGM	**4.00**	4.51	6.74	5.49	5.44	4.15	2.88	2.21	2.94	1.64
	PGA	**5.62**	6.53	9.95	8.80	8.30	5.05	2.99	2.42	4.19	2.36
3D	健康	**2.46**	1.36	3.32	3.17	3.23	3.27	1.61	1.86	2.27	2.07
3D	健康	3.17	2.93	**3.24**	**3.63**	3.92	4.00	1.65	—	**3.43**	**2.61**
		3.87[11]	**2.67**	4.34	3.73	**3.89**	5.18	2.10	—	6.23	2.83
		3.10[8]	—	—	—	—	**3.55**	1.57	—	—	—
3D	轻度视网膜病变	**4.08**	4.39	**4.15**	3.84	—	**4.65**	—	—	—	3.37
		4.48[12]	**3.70**	4.49	3.84	—	5.75	—	—	—	4.63

注：数字 1 ～ 9 对应图 5-1 边界。其他方法的结果见引文标记。Duan 等[8] 只给出了两个边界的结果。

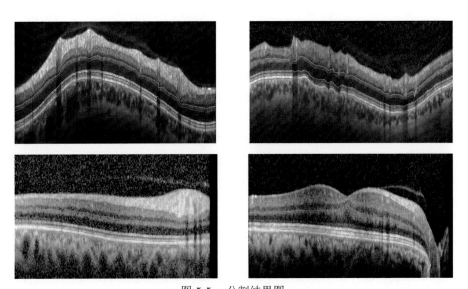

图 5-5　分割结果图

第一行：左图为健康的二维环扫图像分割结果；右图为 PGA 的分割结果。第二行：来自轻度糖尿病性视网膜病变数据集的同一眼的两张 B-扫描[12]

2）三维数据

与二维扫描相比，立体 OCT 的标注非常耗时，内部数据集只包含 35 个样本。因此，只有很少的数据点用来训练更高维度的形状模型，观察到 $p(\boldsymbol{b})$ 和 $q_{\boldsymbol{b}}(\boldsymbol{b})$ 分别对未知扫描的泛化能力降低。可通过抑制体数据内不同 B-扫描之间的关联性来解决该问题。这对应于一个块对角协方差矩阵 Σ，其中每个块分别使用 PCA 得到。这显著减少了参数数量，并显著提高了分割准确性。

在内部数据集及 Tian 等发布的两个数据集上测试了本方法。对于后两个数据集，必须解决一个问题，即 B-扫描在体数据内的位置没有给出。由于此信息对选择正确形状先验是必需的，所以使用以下方法：对 $1 \sim 17$ 的每个区域运行模型 [区域分布见图 5-4（b）]，然后选取误差最小（有监督）的区域和模型似然值最大（无监督）的区域。这给出了真实误差的上界和下界，对这两个结果取平均以得到最终结果。

在表 5-3 中还列出了 Tian 等的算法结果，本算法在两个数据集上都超越了他们的结果。本算法也在第一个 Tian 的数据集上超越了 Duan 等[13] 的结果。遗憾的是，除了平均误差外，Duan 等只对两个边界给出了特定的结果，因此很难完全把握它们的优缺点。在三维数据集中，算法在糖尿病性视网膜病变数据上的结果最差，这是病变的影响造成的。尽管如此，本方法的分割结果仍是相当准确的，平均误差约为 1 像素。

5.3.2 病变检测

1. 模型似然度

本方法的模型的一个关键性质是对分割 q_c 和 q_b 段的全概率分布进行推断，而不是只针对部分模态。图 5-6（b）～（e）显示了目标函数 $J(q_b, q_c)$ 中四项的值的箱线图，并将其与无符号误差 [图 5-6（a）] 进行比较。数据分为健康眼和青光眼的不同分期。单态熵 [图 5-6（b）] 和互信息 [图 5-6（c）] 是 q_c 的负熵中

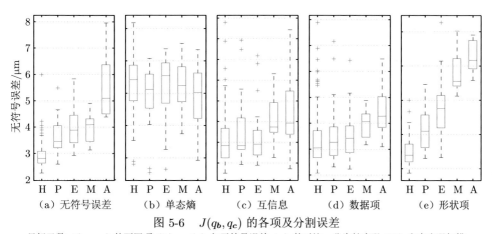

图 5-6　$J(q_b, q_c)$ 的各项及分割误差

目标函数 $J(q_b, q_c)$ 的不同项（b）～（e）与无符号误差（a）的对比，分为健康眼（H）和青光眼扫描 [PPG(P)、PGE(E)、PGM(M) 和 PGA(A)]；形状项对青光眼扫描具有很强的鉴别力，而互信息和数据项与无符号误差有很强的相关性

的两个求和项，见附录式 (5-34)。数据项 [图 5-6（d）] 和形状项 [图 5-6（e）]
表示 $J(q_b, q_c)$ 的前两个求和项 [式 (5-13)]，详见附录 "$J(q_b, q_c)$ 的第一个求和项
$\ln p(\boldsymbol{c}|\boldsymbol{y})$" 和 "$J(q_b, q_c)$ 的第二个求和项 $\ln p(\boldsymbol{c}|\boldsymbol{b})$"。

　　形状项用来度量数据驱动的形状项 q_c 与形状驱动的期望 $\mathbb{E}_{q_b}[\ln p(\boldsymbol{c}|\boldsymbol{b})]$ 之间
的差异程度，因此其在健康数据和病变数据之间差异很大。另外，数据项用来度
量外观项与实际分割的匹配程度，因此与无符号误差高度相关。

2. 异常检测

1）青光眼检测

　　青光眼临床诊断的一种先进的方法是基于 RNFL 的厚度的方法，如整个扫描
上的平均厚度或四个象限（上方、下方、颞侧和鼻侧）之一的平均厚度[25, 26]。下面将
这种方法与上一节中提到的基于形状项的方法进行比较。RNFL 厚度的估计值来
自 Spectrails 设备自带软件 5.6 版。使用 Bowd 等[25] 的设置，研究了 70% 和 90%
的特异性下的检测结果，以及受试者工作特征（receiver operating characteristic,
ROC）曲线下的面积（area under curve, AUC）。在所有情况下，本章中基于形
状项的检测方法的性能至少与基于厚度的检测方法一样好。特别是对于视野缺损
前青光眼，只存在细微的结构变化，本方法显著提高了诊断的准确性。图 5-7（a）
给出了总体上表现最好的基于 RNFL 厚度的检测方法及本章基于形状项的检测
方法的 ROC 曲线。

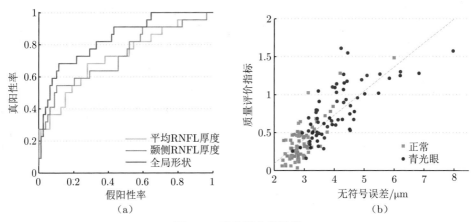

图 5-7　青光眼分类结果

（a）基于 RNFL 的两个整体最佳分类器的 ROC 曲线和基于形状先验对早期青光眼的分类；（b）由图 5-6 中的
（c）和（e）项得到的质量估计指标与图 5-6（a）中的实际无符号误差之间具有强相关性；图中虚线为根据样本
点分布拟合出的直线

2）全局分割质量

　　通过将互信息和形状项结合，可得到一个全局质量指标。根据所有数据的互

信息和形状项的值，将这两个项重新分别归一化到 [0,1] 范围内，并取它们的和。这样，可得到一个质量指标，它与无符号分割误差有很好的相关性，相关系数达 0.82。所有质量指数与误差对的线性拟合曲线见图 5-7（b）。这种拟合得到的估计值和实际分割误差平均相差仅为 0.51μm。这表明，该模型能够额外估计出分割的质量。

3）局部分割质量

最后，提出一种区分模型高置信度和低置信度区域的方法，该方法可以指出需要手动（或自动）校正的区域。为此，检查了数据项与无符号误差的相关性，并计算了分割误差小于 0.5 且大于 2 个像素的情况下，数据项的平均值。这就产生了分割质量的三个置信区间。对于每个图像，将这些区间除以当前图像质量指数与 1 的最大值来进行微调。

图 5-8（a）显示了带注释分段的 PGA 类青光眼扫描，其误差为 6.81μm。RNFL 的高度变薄和部分模糊的外观导致在部分区域分割失败。放大的图 5-8（b）和图 5-8（c）表明模型正确地识别了那些分割错误的区域。三类置信区间的平均误差分别为 4.67μm、5.43μm 和 18.36μm。

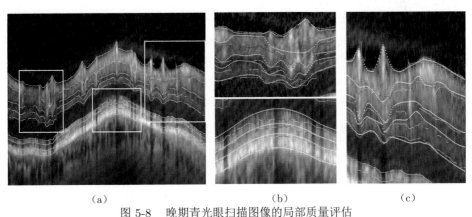

(a) (b) (c)

图 5-8　晚期青光眼扫描图像的局部质量评估

（a）晚期原发性开角型青光眼图像及其分割（无符号误差 6.81μm），用颜色表示模型的局部质量评估，红色、黄色、绿色依次表示不确定性由高到低；（b）和（c）为这三个区域的放大图，模型正确地发现了最不确定区域，白色虚线代表手动标注

3. 病变分类

Srinivasan 等[27]公布了一组含 45 个体数据的数据集，包括 15 个健康眼扫描、15 个糖尿病性黄斑水肿（DME）患眼和 15 个 AMD 患眼的扫描。由于这些病变的图像中，视网膜形变非常大，本章的模型无法适应它们。图 5-9 显示了几张典型图像，并将局部质量估计叠加显示（不确定性最低的区域未显示）。红色和黄色区域显示了两种病变的模式特征，可以用它们来训练分类器。

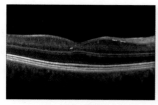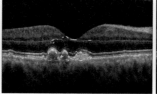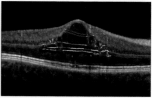

（a）正常　　　　　　　　　（b）AMD　　　　　　　　　（c）DME

图 5-9　一个健康眼和两个病变眼的图像

当在病理区域分割失败时，模型检测到这些失败的分割（黄色、橙色和红色标记）；这些模式可用于训练分类器，以检测 AMD 和 DME

在整个数据集中，B-扫描的数量在 31 ～ 97 之间变化。对于每个体数据，对所有 B-扫描进行分割，计算局部质量估计，并在区域 1 ～ 17 上取平均值 [图 5-4（b）]。通过这种方法，得到一个固定大小的特征向量，且不受 B-扫描数量的影响。然后采用 PCA 得到更紧凑的表示。最后将一个体数据中所有低维向量连接起来，就获得了每一个体数据的特征向量。之后，从每个类中去掉一个样本，并使用剩余的数据训练一个随机森林，在保留的三个数据上进行分类测试。这个"每类留一"的测试过程在整个数据集中重复。

表 5-4 列出了分类结果，并与三种公开的分类方法的结果进行了比较。这些已有方法依赖于计算机视觉中的不同特征描述符。虽然本方法在一个数据上出现了错误，但是文献 [27] 和文献 [28] 的方法出现了两个错误。同时，文献 [29] 的方法也只犯了一个错误，但这个方法需要预先过滤 AMD 和 DME 数据中没有形变的 B-扫描图像，这是一个需要人机交互的步骤。

表 5-4　Srinivasan 等数据集上各种方法的分割结果

来源	正常	AMD	DME	方法
本方法	15/15	15/15	14/15	似然模型 + 随机森林
Lemaître 等[28]	13/15	—	15/15	局部二值模式特征 + 随机森林
Srinivasan 等[27]	13/15	15/15	15/15	方向梯度直方图特征 + 支持向量机
Wang 等[29]	14/15	15/15	15/15	局部二值模式特征 + 支持向量机

注：本方法只犯了一个错误，将一个 DME 数据分类为 AMD，其性能与其他分类器相比较优或相比拟。

5.4　病变图像分割

在本节中，将介绍概率模型的扩展，以考虑有病变的视网膜图像分割，其特征是视网膜结构的强烈局部变形。使用从健康数据中获得的先验概率分布（5.2.1节）有助于分割健康的 OCT 扫描，但它可能对病变视网膜图像分割非常不利。它虽然使分割对于噪声干扰更加鲁棒，但是降低了对病变引起的不规则分层的适应性。该问题可以用一组局部先验来扩展形状先验项解决。利用最大似然法则和动态规划方法对局部先验进行全局最优选择。图 5-10 显示了两个模型扩展的初步结果。

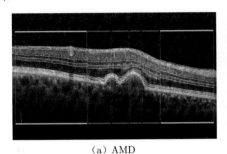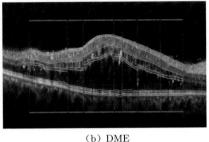

(a) AMD　　　　　　　　　　　　　(b) DME

图 5-10　模型扩展的初步结果

图中显示了该方法的潜力；红色窗口表示改进后的形状先验模型 $\theta_{a,b}^{\text{ill}_i}$ [式（5-17）]

5.4.1　方法设置

假设病理结构模型是平移不变的、局部的和近似独立的，这种假设适应于实际的视网膜扫描，因为病变会导致局部变形，并出现在图像的多个水平位置。独立性和局部性允许将整个分布 $p(\boldsymbol{y}, \boldsymbol{b}, \boldsymbol{c})$ 分解为局部分布。平移不变性意味着同样的改进可以应用于扫描中的每个水平位置。

回顾式 (5-6) 中的形状先验 $\boldsymbol{W}$ 代表健康视网膜层典型的形状变化。为了将图形模型扩展到局部病变，定义了一组 I 个平移不变的病变特异性模态 $\{\boldsymbol{W}^{\text{ill}_1}, \boldsymbol{W}^{\text{ill}_2}, \cdots, \boldsymbol{W}^{\text{ill}_I}\}$ 并将这些平移不变模态加入 $\boldsymbol{W}$ 中，得到局部形变模型。位于 a 和 b 列间的水平区域 $[a, b]$ 并带有病理模型 $\boldsymbol{W}^{\text{ill}_i}$ 的改进先验信息，由下式决定：

$$\theta_{a,b}^{\text{ill}_i} := \begin{pmatrix} \boldsymbol{W}_{a,b} & \boldsymbol{W}_{1,b-a}^{\text{ill}_i} \end{pmatrix}, \qquad \theta_{a,b}^{\text{healthy}} := \boldsymbol{W}_{a,b}, \qquad i \in \{1, \cdots, I\} \tag{5-17}$$

式中，下标 a 和 b 表示 $\boldsymbol{W}$ 被截断到 a 和 b 列之间。截断 $\boldsymbol{W}$ 中的模态相当于在相应区域上取边缘高斯模型。此外，注意下标 1 和 $b-a$ 显示了病理形状改进的平移不变性。

设 $L_{a,b}(\theta_{a,b}^l)$ 为在区域 $[a, b]$ 上对应于 $l \in \{\text{healthy}, \text{ill}_1, \text{ill}_2, \cdots, \text{ill}_I\}$ 的视网膜分割的概率分布的对数：

$$L_{a,b}(\theta_{a,b}^l) := \ln q\left(c_{a,b}, b_{a,b} | \theta_{a,b}^l\right) \tag{5-18}$$

这里明确表示了 q 对 $\theta_{a,b}^l$ 的依赖性。另外，设 $X = \{x_1, x_2, \cdots, x_K, M\}$ 表示将 M 列划分为 $K+1$ 个区域，并用 $\theta = \{\theta_{1,x_1}^{l_1}, \theta_{x_1,x_2}^{l_2}, \cdots, \theta_{x_K,M}^{l_K}\}$ 表示相应的改进的形状先验模型。然后利用独立性质，将整个扫描的概率的对数表示为各局部项之和：

$$L_{1,M}(\theta, X, K) = L_{1,x_1}(\theta_{1,x_1}^{l_1}) + L_{x_1,x_2}(\theta_{x_1,x_2}^{l_2}) + \cdots + L_{x_K,M}(\theta_{x_K,M}^{l_K}) \tag{5-19}$$

5.4.2　最大似然法则

目标是找到最优的区域组合和相应的先验值 θ：

$$\max_K \max_X \max_\theta L_{1,M}(\theta, X, K) \tag{5-20}$$

可用动态规划方法求该组合问题的全局最优解。为此，用 $L_{a,b}^*$ 表示在区域 $[a,b]$ 中 X 和 θ 的最优值，并且满足以下递归关系（图 5-11）：

$$L_{a,b}^* = \max\left(\max_{x \in (a,b)} \left(L_{a,x}^* + L_{x,b}^* \right), \max_{l_i \in \{\text{healthy},\text{ill}_1,\text{ill}_2,\cdots,\text{ill}_I\}} L_{a,b}(\theta_{a,b}^{l_i}) \right) \tag{5-21}$$

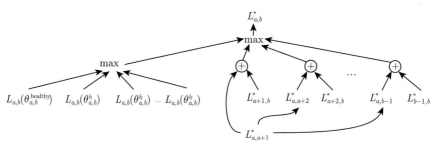

图 5-11　式 (5-21) 的图形解释

$L_{a,a+1}^*$ 的值在计算中多次被有效利用；该结构实现了一个和积网络（sum-product network，SPN[30]），其讨论见 5.5.2 节

上述递归式将 $L_{a,b}^*$ 表示为区域 $[a,b]$ 上的最优单个模型与将 $[a,b]$ 最优地分裂为两个相邻区域后 $L_{a,x}^*$ 和 $L_{x,b}^*$ 之和的最大值。为了计算宽度为 $w = b - a$ 的区域上的 $L_{a,b}^*$，需要计算所有宽度较小的区域的 $L_{a,x}^*$ 和 $L_{x,b}^*$。考虑到这些，求解的复杂度主要由确定式 (5-20) 中最右边的最大值所需的 $\mathcal{O}(I)$ 次的基本模型评估决定。

这构成了一个迭代算法：对于逐渐增加的 $w \in \{w_{\min}, 2w_{\min}, \cdots, M\}$，计算该宽度所有区域的 $L_{a,b}^*$。最后，由 $L_{1,M}^*$ 给出对整幅图像最优的 θ、X 和 K。基本模型的计算次数为 $\mathcal{O}\left(I(M/w_{\min})^2\right)$，对足够大的 $w_{\min}$ 来说是可以实现的。

5.5　讨　　论

5.5.1　结论

本章介绍了一种基于概率的用于 OCT 扫描中视网膜层分割的方法。该方法需要推断一个完整的后验分布 $p(\boldsymbol{b}, \boldsymbol{c}|\boldsymbol{y})$，采用变分法估计该分布。其优点体现在下列几个方面：由于推理方案由能高效解决的子问题构成，分割一个 B-扫描只需要大约 2 秒。此外，分割的质量是可评估的，并可以用于进一步的病变检测。在五个数据集上的测试结果表明：即使存在轻微的病变，分割性能也非常好。

5.5.2　工作展望

虽然目前主要关注健康和轻微病变的数据，但在 5.4 节中概述了模型的改进，以适应更严重的病变数据。在本章结尾，简要讨论正在进行的及未来的两个方面的工作。

（1）用 SPN 解释本算法：5.4 节的算法可解释为在一种称为 SPN 的概率结构中，推导最大后验概率。这个关联可以支持模型未来的扩展和应用。

设 X 是一组连续变量。一个 SPN 用 $S(X)$ 表示，是一个有向无环图，以和或积作为内部节点，以概率分布 $\{L_k(X_k)\}$ 为叶节点，其中 $X_k \subseteq X$。在 SPN 中，积节点表示因子分解，和节点表示基于子节点的分布的混合，从而构成了层次性的混合模型。推导过程的计算量与边的数量呈线性关系。首先计算叶分布，然后从叶到根计算内部节点的分布。最大后验概率的推导也类似进行，只是用最大值计算替换求和运算。

本算法可以直接解释为对数空间中 SPN 的最大后验概率推导，只要将式 (5-19) 中的乘积替换为求和（由于 $\ln \prod(\cdot) = \sum \ln(\cdot)$），求最大值节点保持不变（由于 $\ln \max(\cdot) = \max \ln(\cdot)$）。这使得该模型成为一个成熟的可处理的概率模型。特别是叶节点的后验概率 $L_k \in S$ 是通过 $L_k(X_k)\frac{\partial S(X)}{\partial L_k}$ 给出的，其中 $L_k(X_k)$ 表示样本 X_k 的似然值，$\frac{\partial S(X)}{\partial L_k}$ 表示 SPN 的值 $S(X)$ 关于叶节点 L_k 的导数，其计算时间与 SPN 的边的数量呈线性关系[22]。在该模型中，叶模型构成视网膜分割模型，因此可以有效地计算这些模型的后边缘概率，这样可为每个可能的分割和先验分配相应的概率。此属性可用于评估分割的置信度，并明确给出由各自的概率加权的可选分割的建议，未来的工作将探讨这一问题。

（2）局部病变先验项的学习：获得病变特异性模式有多种途径。只要有足够多的标记数据，就可以进行有监督的学习。也可以采用半监督方式，就像在前期实验中所做的那样，根据已知的病变特征手工设计病变模式。例如，AMD 中圆形积液的病变模式与正弦函数非常相似。

最后，也可以在完全无监督的情况下学习先验。通过定义参数形状模型（如样条曲线），对参数配置进行网格搜索，并根据分割的似然值选择最佳拟合的样条。虽然计算量非常大，但可以离线执行，只需要在最终模型中使用最好的 k 个样条。

参 考 文 献

[1] Huang D, Swanson E A, Lin C P, et al. Optical coherence tomography[J]. Science, 1991, 254(5035): 1178-1181.

[2] Schuman J S, Puliafito C A, Fujimoto J G, et al. Optical Coherence Tomography of Ocular Diseases[M]. 2nd ed. Thorofare, USA: Slack Incorporated, 2004.

[3] Wojtkowski M, Leitgeb R, Kowalczyk A, et al. In vivo human retinal imaging by Fourier domain optical coherence tomography[J]. J. Biomed. Opt., 2002, 7(3): 457-463.

[4] Ahlers C, Simader C, Geitzenauer W, et al. Automatic segmentation in three-dimensional analysis of fibrovascular pigment epithelial detachment using high-definition optical coherence tomography[J]. Brit. J. Ophthalmol., 2008, 92(2): 197-203.

[5] Cabrera Fernández D, Salinas H M, Puliafito C A. Automated detection of retinal layer structures on optical coherence tomography images[J]. Optics Express, 2005, 13(25): 10200-10216.

[6] Ishikawa H, Stein D M, Wollstein G, et al. Macular segmentation with optical coherence tomography[J]. Invest. Ophthalmol. Vis. Sci., 2005, 46(6): 2012-2017.

[7] Mayer M A, Hornegger J, Mardin C Y, et al. Retinal nerve fiber layer segmentation on FD-OCT scans of normal subjects and glaucoma patients[J]. Biomed. Opt. Express, 2010, 1(5): 1358-1383.

[8] Chiu S J, Li X T, Nicholas P, et al. Automatic segmentation of seven retinal layers in SDOCT images congruent with expert manual segmentation[J]. Optics Express, 2010, 18(18): 19413-19428.

[9] Chiu S J, Izatt J A, O'Connell R V, et al. Validated automatic segmentation of AMD pathology including drusen and geographic atrophy in SD-OCT images[J]. Invest. Ophthalmol. Vis. Sci., 2012, 53(1): 53-61.

[10] Chiu S J, Allingham M J, Mettu P S, et al. Kernel regression based segmentation of optical coherence tomography images with diabetic macular edema[J]. Biomed. Opt. Express, 2015, 6(4): 1172-1194.

[11] Tian J, Varga B, Somfai G M, et al. Real-time automatic segmentation of optical coherence tomography volume data of the macular region[J]. PLoS One, 2015, 10(8): e0133908.

[12] Tian J, Varga B, Tatrai E, et al. Performance evaluation of automated segmentation software on optical coherence tomography volume data[J]. J. Biophotonics, 2016, 9(5): 478-489.

[13] Duan J, Tench C, Gottlob I, et al. Automated segmentation of retinal layers from optical coherence tomography images using geodesic distance[J]. Pattern Recognition, 2017, 72: 158-175.

[14] Garvin M K, Abràmoff M D, Wu X, et al. Automated 3-D intraretinal layer segmentation of macular spectral-domain optical coherence tomography images[J]. IEEE Trans. Med. Imag., 2009, 28(9): 1436-1447.

[15] Song Q, Bai J, Garvin M, et al. Optimal multiple surface segmentation with shape and context priors[J]. IEEE Trans. Med. Imag., 2013, 32(2): 376-386.

[16] Dufour P, Ceklic L, Abdillahi H, et al. Graph-based multi-surface segmentation of OCT data using trained hard and soft constraints[J]. IEEE Trans. Med. Imag., 2013, 32(3): 531-543.

[17] Lang A, Carass A, Hauser M, et al. Retinal layer segmentation of macular OCT images using boundary classification[J]. Biomed. Opt. Express, 2013, 4(7): 1133-1152.

[18] Kajić V, Považay B, Hermann B, et al. Robust segmentation of intraretinal layers in the normal human fovea using a novel statistical model based on texture and shape analysis[J]. Optics Express, 2010, 18(14): 14730-14744.

[19] Friedman J, Hastie T, Tibshirani R. Sparse inverse covariance estimation with the graphical lasso[J]. Biostatistics, 2008, 9(3): 432-441.

[20] Rathke F, Schmidt S, Schnörr C. Probabilistic intra-retinal layer segmentation in 3-D OCT images using global shape regularization[J]. Med. Image Anal., 2014, 18(5): 781-794.

[21] Tipping M E, Bishop C M. Probabilistic principal component analysis[J]. J. R. Stat. Soc., 1999, 61(3): 611-622.

[22] Rasmussen C E, Williams C K I. Gaussian Processes for Machine Learning[M]. Cambridge, MA: MIT Press, 2006.

[23] Wainwright M J, Jordan M I. Graphical models, exponential families, and variational inference[J]. Found. Trends Mach. Learn., 2008, 1(1-2): 1-305.

[24] Bishop C M. Pattern Recognition and Machine Learning[M]. New York: Springer, 2006.

[25] Bowd C, Zangwill L M, Berry C C, et al. Detecting early glaucoma by assessment of retinal nerve fiber layer thickness and visual function[J]. Invest. Ophthalmol. Vis. Sci., 2001, 42(9): 1993-2003.

[26] Leite M T, Rao H L, Zangwill L M, et al. Comparison of the diagnostic accuracies of the Spectralis, Cirrus, and RTVue optical coherence tomography devices in glaucoma[J]. Ophthalmology, 2011, 118(7): 1334-1339.

[27] Srinivasan P P, Kim L A, Mettu P S, et al. Fully automated detection of diabetic macular edema and dry age-related macular degeneration from optical coherence tomography images[J]. Biomed. Opt. Express, 2014, 5(10): 3568-3577.

[28] Lemaître G, Rastgoo M, Massich J, et al. Classification of SD-OCT volumes with LBP: Application to DME detection[C]//Proceedings of the Ophthalmic Medical Image Analysis Second International Workshop. Munich, Germany, 2015.

[29] Wang Y, Zhang Y, Yao Z, et al. Machine learning based detection of age-related macular degeneration (AMD) and diabetic macular edema (DME) from optical coherence tomography (OCT) images[J]. Biomed. Opt. Express, 2016, 7(12): 4928-4940.

[30] Poon H, Domingos P. Sum-product networks: A new deep architecture [C]// Proceedings of 2011 IEEE International Conference on Computer Vision Workshops. Barcelona, Spain, 2011: 337-346.

附　　录

A. 目标函数推导式 (5-16)

本节将给出从式 (5-13) 中的目标函数 $J(q_b, q_c)$ 到最终优化问题 [式 (5-16)] 的推导。

1. $J(q_b, q_c)$ 的第一个求和项 $\ln p(\boldsymbol{c}|\boldsymbol{y})$

$p(\boldsymbol{c}|\boldsymbol{y})$ 项并不依赖于 $\boldsymbol{b}$，所以积分后 q_b 就消去了。此外，利用 q_c 和 $p(\boldsymbol{c}|\boldsymbol{y})$ 的结构，可得

$$-\int_{\boldsymbol{b}} \sum_{\boldsymbol{c}} q_b(\boldsymbol{b}) q_c(\boldsymbol{c}) \ln p(\boldsymbol{c}|\boldsymbol{y}) = -\sum_{j=1}^{M} \sum_{c_{\bullet,j}} q_c(c_{\bullet,j}) \sum_{i=1}^{N} \ln p(x_{i,j}(c_{\bullet,j})|y_{i,j}) \quad (5\text{-}22)$$

式中，第二个求和项考虑了 $c_{\bullet,j}$ 所有的边界赋值组合。由于只用到 $\boldsymbol{\mathcal{X}}^t$ 中的标签，而且每个标签只依赖于一个 $c_{k,j}$，式 (5-22) 可进一步简化为

$$-\sum_{j=1}^{M} \sum_{k=1}^{K} q_c(c_{k,j}) \ln p(x_{c_{k,j},j} = t_k | y_{c_{k,j},j}) = -\sum_{j=1}^{M} \sum_{k=1}^{K} q_{c;k,j}^{\mathrm{T}} \psi_{k,j} \quad (5\text{-}23)$$

式中，$\psi_{k,j} \in \mathbb{R}^N$ 包含 j 列中边缘 t_k 的所有对数概率；$q_{c;k,j} \in \mathbb{R}^N$ 表示所有图像行的全离散概率 [如式 (5-14)]。如果也考虑属于 l_k 层的外观项，其推导过程将类似于下一节中的 $p(\boldsymbol{c}|\boldsymbol{b})$ 项。

2. $J(q_b, q_c)$ 的第二个求和项 $\ln p(\boldsymbol{c}|\boldsymbol{b})$

考虑到 $p(\boldsymbol{c}|\boldsymbol{b})$ 的期望为

$$-\int_{\boldsymbol{b}} \sum_{\boldsymbol{c}} q(\boldsymbol{b}, \boldsymbol{c}) \ln p(\boldsymbol{c}|\boldsymbol{b}) = -\mathbb{E}_{q_c}\left[\mathbb{E}_{q_b}[\ln p(\boldsymbol{c}|\boldsymbol{b})] \right] \quad (5\text{-}24)$$

首先给出式 (5-8) 中定义的 $p(\boldsymbol{b})$ 的条件密度的表达式。使用条件正态分布的标准形式[1]，并给出 $p(b_j|b_{\setminus j})$ 的矩：

$$p(b_j|b_{\setminus j}) = \mathrm{N}(b_j; \mu_{j|\setminus j}, \Sigma_{j|\setminus j}),$$
$$\mu_{j|\setminus j} = \mu_j - \Sigma_{j|\setminus j} K_{j,\setminus j}(b_{\setminus j} - \mu_{\setminus j}), \quad \Sigma_{j|\setminus j} = (K_{jj})^{-1} \quad (5\text{-}25)$$

边缘密度 $p(b_{k,j}|b_{\setminus j})$ 通过将式 (5-25) 的矩限制为 k 来获得。$p(b_{k,j}|b_{k-1,j})$ 的矩用同样的方式定义。

1) 关于 q_b 的期望

注意项 $p(b_j|b_{\backslash j})$ 通过 $(\mu_{j\backslash j})_k$ 依赖于 $b_{\backslash j}$。采用最粗略的数值积分公式 (被积函数 = 阶跃函数) 即可使依赖关系显式表达：$\int_{a-1/2}^{a+1/2} f(x)\mathrm{d}x \approx f(a)$，取对数后就得到了一个便于计算 $\int_b \cdots q_b \mathrm{d}b$ 的表达式。对于式 (5-8) 可得

$$\mathbb{E}_{q_b}[\ln p(c_{1,j} = n|\boldsymbol{b})] = \mathbb{E}_{q_b}[\ln p(b_{1,j} = n|\boldsymbol{b})]$$
$$= C - \frac{1}{2(\Sigma_{j|\backslash j})_{1,1}}\left(n^2 - 2n\mathbb{E}_{q_b}\left[(\mu_{j\backslash j})_1\right] + \mathbb{E}_{q_b}\left[\left((\mu_{j\backslash j})_1\right)^2\right]\right) \tag{5-26}$$

利用式 (5-25) 的定义式替换 $(\mu_{j\backslash j})_1$，并通过列向量 λ_k^j 简化 $\Sigma_{j|\backslash j} K_{j,\backslash j} \in \mathbb{R}^{K \times K \cdot (M-1)}$ 的第 k 行，可推导出

$$\mathbb{E}_{q_b}[\ln p(c_{1,j} = n|b)]$$
$$= C - \frac{1}{2(\Sigma_{j|\backslash j})_{1,1}}\left[2(n - \mu_{1,j})(\lambda_1^j)^{\mathrm{T}}\mathbb{E}_{q_b}[b_{\backslash j}] + (\lambda_1^j)^{\mathrm{T}}\left(\mathbb{E}_{q_b}[b_{\backslash j}b_{\backslash j}^{\mathrm{T}}] - 2\mu_{\backslash j}\mathbb{E}_{q_b}[b_{\backslash j}]\right)\lambda_1^j\right]$$

其中，$b_{\backslash j}$ 关于 q_b 的矩为

$$\mathbb{E}_{q_b}[b_{\backslash j}] = \bar{\mu}_{\backslash j}, \quad \mathbb{E}_{q_b}[b_{\backslash j}b_{\backslash j}^{\mathrm{T}}] = \bar{\Sigma}_{\backslash j,\backslash j} + \bar{\mu}_{\backslash j}\bar{\mu}_{\backslash j}^{\mathrm{T}} \tag{5-27}$$

在式 (5-8b) 中：

$$\mathbb{E}_{q_b}[\ln p(c_{k,j} = n|c_{k-1,j} = m, \boldsymbol{b})]$$
$$= \mathbb{E}_{q_b}[\ln(p(b_{k,j} = n|b_{\backslash j})p(b_{k,j} = n|b_{k-1,j} = m))] \tag{5-28}$$

是两个高斯函数的乘积。对 $b_{\backslash j}$ 的依赖同样是由于 $p(b_{k,j} = n|b_{\backslash j})$。两个高斯函数的乘积仍然是高斯的[1]，用同样的方法计算式 (5-28)，得到与式 (5-26) 相似的结果。通过以下两式定义矩阵 $\boldsymbol{\Omega}_{k,j}$ 和向量 $\boldsymbol{\omega}_{1,j}$：

$$(\boldsymbol{\Omega}_{k,j})_{m,n} = \mathbb{E}_{q_b}[\ln p(c_{k,j} = n|c_{k-1,j} = m, \boldsymbol{b})]$$
$$(\boldsymbol{\omega}_{1,j})_n = \mathbb{E}_{q_b}[\ln p(c_{1,j} = n|\boldsymbol{b})] \tag{5-29}$$

式中，$k = 2, \cdots, K$, $j = 1, \cdots, M$, $1 \leqslant m \leqslant n \leqslant N$。为了执行顺序约束式 (5-2)，设置所有的 $\boldsymbol{\Omega}_{k,j}$ 对于 $m > n$ 为 0。图 5-12 说明了转移矩阵 $\boldsymbol{\Omega}_{k,j}$[图 5-12(c)] 由两个部分组成，分别为 $\mathbb{E}_{q_b}[\ln p(b_{k,j}|b_{k-1,j})]$[图 5-12(a)] 和 $\mathbb{E}_{q_b}[\ln p(b_{k,j}|b_{\backslash j})]$[图 5-12(b)]，第一项提供了一列中两个相邻边界距离的局部信息，而第二项提供

了 $b_{k,j}$ 的期望位置的全局信息，其中考虑了 $\mathbb{E}_{q_b}[b_{\setminus j}]$，即给定 q_b，所有其他图像列中的期望边界位置。

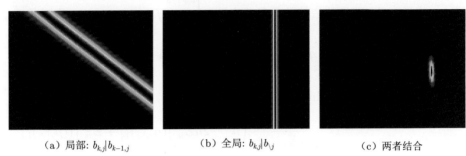

　　（a）局部: $b_{k,j}|b_{k-1,j}$　　　　　（b）全局: $b_{k,j}|b_{,j}$　　　　　（c）两者结合

图 5-12　转移矩阵 $\boldsymbol{\Omega}_{k,j}$ 及组成它的局部和全局的形状信息

2) 关于 q_c 的期望

马尔可夫随机场可按列分解。此外，在 $p(\boldsymbol{c}|\boldsymbol{b})$ 中的每一项最多依赖于两个 $c_{k,j}$。因此有

$$- \int_{\boldsymbol{b}} \sum_{\boldsymbol{c}} q(\boldsymbol{b}, \boldsymbol{c}) \ln p(\boldsymbol{c}|\boldsymbol{b})$$

$$= -\sum_{j=1}^{M} \sum_{c_{\bullet,j}} q_c(c_{\bullet,j}) \mathbb{E}_{q_b}[\ln p(c_{\bullet,j}|\boldsymbol{b})]$$

$$= -\sum_{j=1}^{M} \sum_{c_{1,j}=1}^{N} q_c(c_{1,j}) \mathbb{E}_{q_b}[\ln p(c_{1,j})|\boldsymbol{b})]$$

$$+ \sum_{k=2}^{K} \sum_{c_{k,j}=1}^{N} \sum_{c_{k-1,j}=1}^{N} q_c(c_{k,j}, c_{k-1,j}) \mathbb{E}_{q_b}[\ln p(c_{k,j}|c_{k-1,j}, \boldsymbol{b})] \tag{5-30}$$

最后，使用式 (5-29) 中引入的符号，可以将 (5-30) 改写成矢量形式：

$$- \sum_{j=1}^{M} \left((q_{c;1,j})^{\mathrm{T}} \boldsymbol{\omega}_{1,j} + \sum_{k=2}^{K} \langle q_{c;k \wedge k-1,j}, \boldsymbol{\Omega}_{k,j} \rangle \right) \tag{5-31}$$

3. $J(q_b, q_c)$ 的第三个求和项 $\ln p(\boldsymbol{b})$

利用对称矩阵的性质

$$\boldsymbol{a}^{\mathrm{T}} \boldsymbol{B} \boldsymbol{a} = \mathrm{tr}(\boldsymbol{a}\boldsymbol{a}^{\mathrm{T}} \boldsymbol{B}) = \langle \boldsymbol{a}\boldsymbol{a}^{\mathrm{T}}, \boldsymbol{B} \rangle$$

式中，$\langle \cdot, \cdot \rangle$ 表示矩阵的内积。利用式 (5-27)，可得

$$-\int_{\boldsymbol{b}} q_{\boldsymbol{b}}(\boldsymbol{b}) \ln p(\boldsymbol{b}) \mathrm{d}\boldsymbol{b} = C + \frac{1}{2} \langle \boldsymbol{\Sigma}^{-1}, \overline{\boldsymbol{\Sigma}} + \bar{\boldsymbol{\mu}}\bar{\boldsymbol{\mu}}^{\mathrm{T}} - 2\bar{\boldsymbol{\mu}}\boldsymbol{\mu}^{\mathrm{T}} + \boldsymbol{\mu}\boldsymbol{\mu}^{\mathrm{T}} \rangle \tag{5-32}$$

4. 熵 $H[q_{\boldsymbol{b}}]$ 和 $H[q_{\boldsymbol{c}}]$

最后，用显式表示 $q_{\boldsymbol{b}}$ 和 $q_{\boldsymbol{c}}$ 的熵。对于正态分布 $q_{\boldsymbol{b}}$，有

$$-H[q_{\boldsymbol{b}}] = \int_{\boldsymbol{b}} q_{\boldsymbol{b}}(\boldsymbol{b}) \ln q_{\boldsymbol{b}}(\boldsymbol{b}) \mathrm{d}\boldsymbol{b} = C - \frac{1}{2} \ln |\overline{\boldsymbol{\Sigma}}| \tag{5-33}$$

根据 $q_{\boldsymbol{c}}$ 的结构，得到 $q_{\boldsymbol{c}}$ 的负熵：

$$-H[q_{\boldsymbol{c}}] = \sum_{j=1}^{M} \left(\sum_{k=1}^{K} \sum_{c_{k,j}} q_{\boldsymbol{c}}(c_{k,j}) \ln q_{\boldsymbol{c}}(c_{k,j}) \right.$$
$$\left. + \sum_{k=2}^{K} \sum_{c_{k-1,j}} \sum_{c_{k,j}} q_{\boldsymbol{c}}(c_{k,j}, c_{k-1,j}) \ln \frac{q_{\boldsymbol{c}}(c_{k,j}, c_{k-1,j})}{q_{\boldsymbol{c}}(c_{k-1,j}) q_{\boldsymbol{c}}(c_{k,j})} \right) \tag{5-34}$$

B. 关于 $q_{\boldsymbol{b}}$ 的优化

上一节推导了目标函数 $J(q_{\boldsymbol{b}}, q_{\boldsymbol{c}})$ 的各项，现在讨论通过调整 $q_{\boldsymbol{b}}$ 的参数 $\bar{\boldsymbol{\mu}}$ 和 $\overline{\boldsymbol{\Sigma}}$，如何优化 $J(q_{\boldsymbol{b}}, q_{\boldsymbol{c}})$。在式 (5-29) 中，定义了向量 $\boldsymbol{\omega}_{1,j}$ 和矩阵 $\boldsymbol{\Omega}_{k,j}$，其中的项都依赖于 $\bar{\boldsymbol{\mu}}$ 和 $\overline{\boldsymbol{\Sigma}}$。更多的依赖性体现在 $p(\boldsymbol{b})$ 关于的 $q_{\boldsymbol{b}}$[式 (5-32)] 的期望和 $q_{\boldsymbol{b}}$ 的熵 [式 (5-33)]。仔细观察所有这些项，可发现 $\bar{\boldsymbol{\mu}}$ 和 $\overline{\boldsymbol{\Sigma}}$ 是相互独立的，因此可以分别优化这两个参数。

1. 优化 $\overline{\boldsymbol{\Sigma}}$

关于 $\overline{\boldsymbol{\Sigma}}$ 优化式 (5-16)：

$$\min_{\overline{\boldsymbol{\Sigma}}} -\frac{1}{2} \ln |\overline{\boldsymbol{\Sigma}}| + \frac{1}{2} \langle \boldsymbol{K} + \tilde{\boldsymbol{P}}, \overline{\boldsymbol{\Sigma}} \rangle \tag{5-35}$$

这个优化问题有闭式解：$\overline{\boldsymbol{\Sigma}} = (\boldsymbol{K} + \tilde{\boldsymbol{P}})^{-1}$。新引入的矩阵 $\tilde{\boldsymbol{P}}$ 包含了 $\boldsymbol{\omega}_{1,j}$ 和 $\boldsymbol{\Omega}_{k,j}$ 在 $\overline{\boldsymbol{\Sigma}}$ 上的依赖性，详情如下。

2. $\tilde{\boldsymbol{P}}$ 的推导

只考虑依赖于 $\overline{\boldsymbol{\Sigma}}$ 的 $(\boldsymbol{\omega}_{1,j})$ 的第 n 项，可得

$$(\boldsymbol{\omega}_{1,j})_n(\overline{\boldsymbol{\Sigma}}) = -\frac{1}{2(E_{j|\backslash j})_{1,1}} (\lambda_1^j)^{\mathrm{T}} \overline{\boldsymbol{\Sigma}}_{\backslash j, \backslash j} \lambda_1^j \tag{5-36}$$

同理只考虑 $(\Omega_{k,j})_{m,n}(\overline{\boldsymbol{\Sigma}})$。在上一节"$J(q_b,q_c)$ 的第二个求和项 $\ln p(\boldsymbol{c}|\boldsymbol{b})$"部分定义 λ_k^j 作为 $\Sigma_{j|\backslash j}K_{j,\backslash j}$ 的第 k 行，因此，这是一个长度为 $K\cdot(M-1)$ 的列向量。用零进行填充后，形成长度为 KM 的 $\tilde{\lambda}_k^j$，可得

$$(\tilde{\lambda}_k^j)^{\mathrm{T}}\overline{\boldsymbol{\Sigma}}\,\tilde{\lambda}_k^j = (\lambda_k^j)^{\mathrm{T}}\overline{\boldsymbol{\Sigma}}_{\backslash j,\backslash j}\lambda_k^j \tag{5-37}$$

注意到 $(\boldsymbol{\Omega}_{k,j})(\overline{\boldsymbol{\Sigma}})$ 和 $(\boldsymbol{\omega}_{1,j})(\overline{\boldsymbol{\Sigma}})$ 独立于 m 和 n，因此也独立于 q_c，有

$$(q_{\boldsymbol{c};1,j})^{\mathrm{T}}\boldsymbol{\omega}_{1,j}(\overline{\boldsymbol{\Sigma}}) = \boldsymbol{1}\cdot\boldsymbol{\omega}_{1,j}(\overline{\boldsymbol{\Sigma}}), \quad \langle q_{\boldsymbol{c};k\wedge k-1,j},\boldsymbol{\Omega}_{k,j}(\overline{\boldsymbol{\Sigma}})\rangle = \boldsymbol{1}\cdot\boldsymbol{\Omega}_{k,j}(\overline{\boldsymbol{\Sigma}})$$

利用 $\boldsymbol{b}^{\mathrm{T}}\boldsymbol{B}\boldsymbol{b} = \langle \boldsymbol{b}\boldsymbol{b}^{\mathrm{T}},\boldsymbol{B}\rangle$，可将式 (5-31) 转化为

$$-\sum_{j=1}^M \left((q_{\boldsymbol{c};1,j})^{\mathrm{T}}\boldsymbol{\omega}_{1,j}(\overline{\boldsymbol{\Sigma}}) + \sum_{k=2}^K \langle q_{\boldsymbol{c};k\wedge k-1,j},\boldsymbol{\Omega}_{k,j}(\overline{\boldsymbol{\Sigma}})\rangle\right)$$

$$=\frac{1}{2}\sum_{j=1}^M\sum_{k=1}^K \left\langle \frac{1}{(E_{j|\backslash j})_{k,k}}\tilde{\lambda}_k^j(\tilde{\lambda}_k^j)^{\mathrm{T}},\overline{\boldsymbol{\Sigma}}\right\rangle$$

$$=\frac{1}{2}\langle\tilde{\boldsymbol{P}},\overline{\boldsymbol{\Sigma}}\rangle \tag{5-38}$$

因为 $\tilde{\boldsymbol{P}}$ 是独立于 q_c 的，并且仅取决于 $p(\boldsymbol{b})$ 的充分统计信息，不需要在优化 $J(q_b,q_c)$ 时更新它。此外，它由 $\boldsymbol{K}$ 的子矩阵的线性组合组成，能仅用 $\boldsymbol{W}$ 和 $\sigma^2\boldsymbol{I}$ 表示。

3. 优化 $\bar{\boldsymbol{\mu}}$

调整 $\bar{\boldsymbol{\mu}}$ 优化式 (5-16)，得

$$\min_{\bar{\boldsymbol{\mu}}}\frac{1}{2}\langle\boldsymbol{K}+\tilde{\boldsymbol{P}},\bar{\boldsymbol{\mu}}(\bar{\boldsymbol{\mu}}-2\boldsymbol{\mu})^{\mathrm{T}}\rangle + \tilde{\boldsymbol{p}}^{\mathrm{T}}\bar{\boldsymbol{\mu}} \tag{5-39}$$

解为 $\bar{\boldsymbol{\mu}}=\boldsymbol{\mu}-(\boldsymbol{K}+\tilde{\boldsymbol{P}})^{-1}\tilde{\boldsymbol{p}}$。同样，$\tilde{\boldsymbol{p}}$ 包含了 $\boldsymbol{\omega}_{1,j}$ 和 $\boldsymbol{\Omega}_{k,j}$ 对 $\bar{\boldsymbol{\mu}}$ 的依赖性，在下面给出推导。$\tilde{\boldsymbol{P}}$ 同上。采用共轭梯度下降法最小化式 (5-39)，这样计算 $\bar{\boldsymbol{\mu}}$ 时只需要用到 $(\boldsymbol{K}+\tilde{\boldsymbol{P}})$ 而不是 $(\boldsymbol{K}+\tilde{\boldsymbol{P}})^{-1}$。

4. $\tilde{\boldsymbol{p}}$ 的推导

仅考虑 $\boldsymbol{\omega}_{1,j}$ 中依赖于 $\bar{\boldsymbol{\mu}}$ 的项，可得

$$(\boldsymbol{\omega}_{1,j})_n(\bar{\boldsymbol{\mu}}) = -\frac{1}{2(E_{j|\backslash j})_{1,1}}\left[2(n-\mu_{1,j})\lambda_1^j\bar{\boldsymbol{\mu}}_{\backslash j} + \lambda_1^j(\bar{\boldsymbol{\mu}}_{\backslash j}\bar{\boldsymbol{\mu}}_{\backslash j}^{\mathrm{T}} - 2\mu_{\backslash j}\bar{\boldsymbol{\mu}}_{\backslash j}^{\mathrm{T}})(\lambda_1^j)^{\mathrm{T}}\right] \tag{5-40}$$

对 $(\boldsymbol{\Omega}_{k,j})_{m,n}(\bar{\boldsymbol{\mu}})$ 也可类似推导。第一项依赖于 n，因此依赖于 $q_{\boldsymbol{c}}$，而其他项是独立的，而 $q_{\boldsymbol{c}}$ 与前文类似积分后去除。同样地，使用 $(\tilde{\lambda}_1^j)^{\mathrm{T}}$ 作为 λ_1^j 的扩展 [式 (5-37)]，得

$$
-\sum_{j=1}^{M}\left[(q_{\boldsymbol{c};1,j})^{\mathrm{T}}\boldsymbol{\omega}_{1,j}(\bar{\boldsymbol{\mu}}) + \sum_{k=2}^{K}\left\langle (q_{\boldsymbol{c};k\wedge k-1,j})^{\mathrm{T}}, \boldsymbol{\Omega}_{k,j}(\bar{\boldsymbol{\mu}})\right\rangle\right]
$$

$$
=\frac{1}{2}\sum_{j=1}^{M}\sum_{k=1}^{K}\frac{1}{(E_{j|\backslash j})_{k,k}}\left[2\left(\mathbb{E}_{q_{\boldsymbol{c}}}[c_{k,j}] - \mu_{k,j}\right)(\tilde{\lambda}_k^j)^{\mathrm{T}}\bar{\boldsymbol{\mu}} + \left\langle \tilde{\lambda}_k^j(\tilde{\lambda}_k^j)^{\mathrm{T}}, \bar{\boldsymbol{\mu}}(\bar{\boldsymbol{\mu}} - 2\boldsymbol{\mu})^{\mathrm{T}}\right\rangle\right]
$$

$$
=\frac{1}{2}\sum_{j=1}^{M}\sum_{k=1}^{K}\left[2\tilde{p}_{k,j}^{\mathrm{T}}\bar{\boldsymbol{\mu}} + \left\langle \tilde{P}_{k,j}, \bar{\boldsymbol{\mu}}(\bar{\boldsymbol{\mu}} - 2\boldsymbol{\mu})^{\mathrm{T}}\right\rangle\right]
$$

$$
=\tilde{\boldsymbol{p}}^{\mathrm{T}}\bar{\boldsymbol{\mu}} + \frac{1}{2}\left\langle \tilde{\boldsymbol{P}}, \bar{\boldsymbol{\mu}}(\bar{\boldsymbol{\mu}} - 2\boldsymbol{\mu})^{\mathrm{T}}\right\rangle \tag{5-41}
$$

因为 $\tilde{\boldsymbol{p}}$ 依赖于 $q_{\boldsymbol{c}}$，则每次迭代都会更新。

第 6 章　基于 OCT 定量分析的眼病诊断研究

　　成功的视网膜层分割使得基于 OCT 图像的视网膜结构定量研究成为可能。这类研究主要涉及层厚度测量和形态分析。本章的目的是总结基于 OCT 的定量分析对各种眼病的诊断能力及影响形态学测量的其他因素。

6.1　引　　言

　　OCT 提供了一种无创、高速和高分辨率的在体成像方法，可呈现组织结构的横截面或三维形态。自 1991 年被发明以来，OCT 在许多临床研究领域都做出了重大贡献，并成为最常用的眼科决策技术之一[1-4]。OCT 的诊断能力革新了眼科的实践方法，并获得了明显的临床收益，它的广泛临床应用也使得获取的眼科 OCT 图像数量快速增长。这一成功是通过临床医生、研究人员和医疗行业的团队合作取得的，他们对促进基于 OCT 的临床解决方案的进步都做出了重大贡献。

　　21 世纪以来，OCT 在扫描速度、分辨率和灵敏度方面取得了巨大进步，并成为视网膜和视神经病变领域的关键诊断工具[5]。最新的 OCT 成像能够在几秒钟内以约 2μm 的轴向分辨率显示出视网膜结构。扫描速度和分辨率的提高显著提升了 OCT 在显示视网膜结构细节方面的潜力，从而进一步增强了 OCT 在组织特征和病理的定性评估或者客观定量测量上的能力。

　　对于 OCT 图像的定性评估主要是描述视网膜从玻璃体-视网膜界面到脉络膜的结构变化。本章不具体描述这些形态特征，因为它们涉及几乎整个视网膜病理学的范畴。但是，需要着重强调的是用于描述视网膜结构的通用术语，自从 OCT 成像引入临床实践以来，这一直存在大量争论。2014 年，国际光学相干断层扫描术语委员会给出了 OCT 通用术语的建议（详见第 1 章）[6]。

　　视网膜 OCT 图像的定量评估主要是基于 OCT 图像的厚度测量，这些厚度测量可以帮助临床医生做出对各种病变（如 DME）的决策。糖尿病视网膜病变临床研究网络（DRCR.net）在确定 OCT 诊断所用的术语和标志物方面做了大量的工作，其中最重要的是黄斑中心亚区平均厚度[7-10]。不过其他多种视网膜特征也可以做定量测量，如干性年龄相关性黄斑变性诊断中所需的视网膜萎缩面积和玻璃膜疣体积、青光眼诊断中所需的黄斑区神经节细胞复合体（ganglion cell complex, GCC）厚度、RNFL 厚度和 ONH 分析中布鲁赫膜（Bruch's membrane, BM）开口大小[11-14]。在最近的研究中，脉络膜厚度测量已成为可能，这给视网膜病理生理学提供了一个令人振奋的新思路[15]。最后，虽然纹理特性尚未应用于日常的诊断程序[16,17]中，但 OCT 图像的光学和纹理特性也可以定量描述。

OCT 诊断学中一个使人激动的领域是在 B-扫描上对视网膜层进行分割。D. Cabrera Fernández 课题组是该领域首批进行 OCT 图像分割研究的课题组之一[18]，并将其应用于时域和频域 OCT 临床成像数据。视网膜微结构的评估有助于更好地了解健康状态和疾病状态下不同细胞类型间和不同细胞层间的相互作用，也为我们提供了一个观察中枢神经系统的窗口。例如，包括 RNFL、GCL 和 IPL 在内的 GCC 似乎是诊断和监测青光眼进展的异常敏感的标志物[19]。

研究表明，1 型和 2 型糖尿病患者在发生临床上可检测到的视网膜病变之前，他们的 GCC 厚度都有所减少，这极大可能是由糖尿病神经变性导致的[20-22]。还可以证明：在白内障手术时，光感受器似乎会导致视网膜的细微增厚，而使用飞秒激光辅助手术则可以有效避免这种影响[23]。

在多发性硬化（multiple sclerosis，MS）、阿尔茨海默病、帕金森病、血管性痴呆等疾病中，OCT 分割可以产生多种具有前景的结果，其中视盘周围视网膜神经纤维层（circumpapillary retinal nerve fiber layer，cpRNFL）和黄斑 GCL 的厚度可为中枢神经系统的病变过程提供替代指标[16,24-32]。在多发性硬化中，cpRNFL 的测量甚至可以预测残疾恶化的风险[33]。

OCT 图像分割在遗传性疾病中也是有用的，例如视网膜色素变性、遗传性黄斑变性和其他黄斑营养不良。对视网膜色素变性，研究发现：当黄斑外层已经有明显损伤时，视网膜内层仍然可以保留。

本章将对基于 OCT 的定量分析对各种眼病的诊断能力及影响形态学测量的其他因素进行概述，这是在回顾迄今为止已发表文献的基础上进行的。

6.2 基于 OCT 的视网膜形态测量

6.2.1 视网膜形态的定量测量

OCT 有助于识别、监测和定量评估各种眼后节疾病，包括黄斑水肿、年龄相关性黄斑变性、全层和板层黄斑裂孔、黄斑前膜、视网膜内渗出、特发性中央浆膜脉络膜视网膜病变、色素上皮层脱离、视网膜脱离、与 ONH 凹坑或青光眼有关的黄斑损伤，以及许多其他疾病。

事实上，OCT 可以发现在生物显微镜下或血管造影上观察不到的水肿。OCT 系统的一个非常重要的特点是：它提供了关于视网膜结构的信息。例如，它可以确定与不同的视网膜层有关的积液位置，并且无须进行有创成像（如荧光素眼底血管造影），就能客观地监测患者对治疗的应答情况。这就有可能解释为什么一些患者对治疗有应答，而另一些患者无应答。因此，OCT 既是一种有用的诊断工具，

也在客观监测因为治疗性干预引起的视网膜细微变化方面具有重要的潜力。OCT
可能成为在视网膜疾病治疗中，决定特定药物最低维持剂量的一个极有价值的工
具，并且有可能显示出血管造影发现不了的视网膜变化，这些变化可以解释患者
恢复情况不同的原因。

　　在临床常规中，基于视网膜各细胞层边界的识别情况，OCT 软件能够测量视
网膜厚度。一旦识别出不同的层，并将其与视网膜的组织结构相关联，不仅可以
测量整个视网膜的厚度，还可以测量不同细胞层的厚度。此外，在 OCT 图像上
测量不同视网膜层的反射率也是很有意义的。Bizheva 和 Hermann 等在离体和在
体的研究中已经发现：视网膜的生理过程会导致光密度的变化，这种变化可以通
过一种特殊的 M 模式 OCT 成像（称为光生理学）观察到[34,35]。因此，对反射
变化进行定量分析，也能为视网膜病理学提供相关的临床信息[16]。

6.2.2　OCT 图像中的图像质量、伪影和误差

　　一些研究者已经证实：OCT 测量的可再现性相对较高[7,8,36-42]。然而，OCT
生成的定量视网膜厚度数据可能会因图像伪影、操作员操作错误、扫描对象固定
不良引起的偏心误差，以及商业化定制软件的算法无法准确检测视网膜边界等问
题，而产生错误。因此，正确的图像采集及 OCT 对视网膜特征的准确和可重复的
量化，对于评估疾病进展和治疗应答至关重要。通常，图像分析的质量在很大程
度上取决于采集信号本身的质量。因此，控制和评估 OCT 的图像质量对于获得
最佳的定量与定性的视网膜形态评估具有重要意义。目前，一些 OCT 系统（如
Cirrus OCT）的商业软件提供了一个质量系数，即信号强度（signal strength，SS），
但该参数的临床优势尚不明确。该质量系数基于 OCT 系统接收到的所有视网膜
信号。必须注意：SS 系数不应该作为图像质量评分使用，因为它本质上是信号强
度参数。Stein 等[43]发现 SS 系数在较差图像识别能力方面优于 SNR。SNR 是客
观评价图像质量的标准参数。Stein 等认为，SS 系数可能提供了一种方向，让我
们了解操作人员如何主观地评估 OCT 图像，他们一并指出 SS 系数是图像质量
（即 SNR）与扫描内信号强度均匀性的结合[43]。但是，由于 SS 系数的所有权，制
造商无法提供有关 SS 系数的其他详细解释。

　　另外，某些类型的视网膜病变较容易形成质量较差的图像，而且很难确定这
些病理图像的质量是真的较差，还是已经是在患有晚期视网膜损伤的眼睛中所能
获得的最佳质量的图像。在扫描患者的眼睛时，观察到了几种不同类型的扫描伪
影。其中一些伪影以前被观察过，并且也被系统地分析过[40,44,45]。一般来说，存
在六种类型的扫描伪影，并可分为两大类：第一类是由于内置算法识别视网膜边
界而导致的伪影，例如 ① 内视网膜识别错误、② 外视网膜识别错误、③ 由退
化的扫描图像引起的伪影；第二类是因人员错误操作导致扫描不良产生的伪影：

④ 中央凹中心识别错误时出现的"偏离中心"伪影，⑤ 扫描边缘截断错误时出现的"切边"伪影，⑥ "失准"伪影，定义为向上移动的扫描，使得内视网膜被截断[45]。图 6-1 ~ 图 6-3 显示了正常健康受试者因相关伪影错误引起的内部反射率变化。图中 Spectralis SD-OCT 系统给出的质量系数 $Q \geqslant 15$（范围为 $0 \sim 40$）。

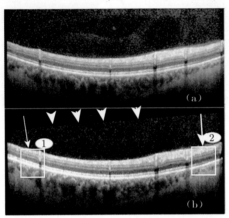

图 6-1 入射光束倾斜角度引起的 B-扫描内部和体扫描间反射率的变化（德国海德堡公司）

（a）基准 B-扫描；（b）重复 OCT 体扫描中的 B-扫描。在（b）图上根据散斑噪声形成的图像边界可看出光束入射角，视网膜左侧和右侧（区域 1 和区域 2）的强度不同，这是由于长箭头所示的路径长度不同。入射角导致同一 B-扫描内区域 1 和区域 2 的强度变化，也同时导致了（a）和（b）不同体扫描间反射率的变化

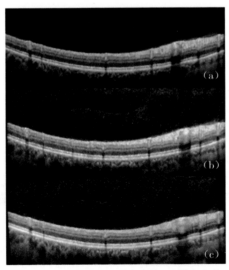

图 6-2 图像质量差异引起的 B-扫描间和体扫描间反射率变化（德国海德堡公司）

（a）位于体数据上方四分之一的 B-扫描，$Q = 29$；（b）同一体扫描中与（a）相邻的 B-扫描，$Q = 25$；（c）重复的体扫描中与图像（a）相同位置的 B-扫描，$Q = 23$；图像质量差异导致相邻 B-扫描和重复体扫描的反射率发生巨大变化

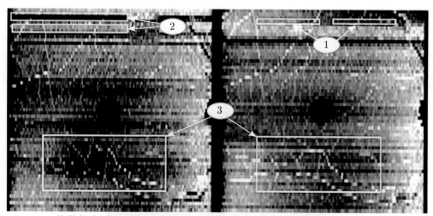

图 6-3　OCT 体数据中神经节细胞层和内丛状层复合体的平面图中的伪影（德国海德堡公司）
左、右图像是由 Spectralis SD-OCT 重复采集的健康右眼黄斑中心 OCT 体数据（496×768×61 体素）获得的
神经节细胞层和内丛状层复合体平面图；用白色矩形突出显示区域：1 为 B-扫描内反射率变化，2 为 B-扫描间
反射率变化和，3 为体扫描间反射率变化

　　最后，值得一提的是，商业 OCT 绘图软件提供的视网膜厚度值应仔细重新评估。例如，由于操作失误，内置 OCT 分割算法可能无法正确定位视网膜各细胞层的内外边界位置。其估计的位置对外视网膜和更深的视网膜结构间的反射差异较为敏感。因此，即使是正常眼睛的扫描也可能在人员错误操作的情况下出现边界识别错误。

6.2.3　眼轴长度对厚度的影响

　　使用超声波来测量眼轴长度（axial length，AL）和眼壁厚度是眼科的标准诊断方法[46]。相关的第一篇论文发表于 1984 年，描述了如何用超声波测量眼壁尺寸及眼壁厚度与 AL 的关系[47]。8 年后，Németh 和 Horóczi[48]发现，健康眼睛的眼壁体积几乎是固定的；此外，他们的研究结果证实，眼壁厚度与 AL 成负相关。另外，在患有葡萄膜炎、低血压或眼球突出的眼睛中，由于存在水肿，眼壁厚度和体积会增加；而在青光眼患眼中，可能是由于神经节细胞被破坏，眼壁的厚度和体积会减小[48]。研究表明，对健康人来说，其视网膜厚度与其眼轴长度、年龄、性别及种族、OCT 图像质量之间存在相关性[49-55]。下述研究采用 OCT 图像分割技术，评价了健康眼的眼轴长度对视网膜总厚度和视网膜各层厚度的影响。
　　Szigeti 等[56]评估了黄斑区视网膜各层厚度与眼轴长度的相关性。他们的研究结果表明，在黄斑区，除 RNFL、GCC 和 RPE 外，其他视网膜层的厚度及总厚度都与眼轴长度相关，并且外层与外周环相关性更高，表明外层是随着眼球长度的增加而伸长或"延展"的（表 6-1）。该研究中 OCT 检查是在直径为 6mm 的黄斑区局部进行的，因此无法测量完整的到锯齿缘为止的视网膜层的总体积，也无法将结果与 Németh 和 Horóczi[48] 发表的使用超声波的研究结果相比较。

表 6-1 视网膜内层厚度测量结果[56]

区域	黄斑区视网膜层	均值 ± 方差/μm	未调整相关		偏相关	
			r	p	r	p
RNFL	整体	36.38 ± 2.48	0.167	0.232	0.169	0.241
	内周环	23.88 ± 2.47	0.238	0.086	0.222	0.121
	外周环	41.49 ± 2.99	0.137	0.329	0.138	0.338
GCL+IPL	整体	70.42 ± 5.62	−0.310	**0.024**	−0.328	**0.020**
	内周环	94.79 ± 6.47	0.036	0.796	0.015	0.919
	外周环	65.85 ± 6.12	−0.387	**0.004**	−0.402	**0.004**
GCC	整体	106.80 ± 7.08	−0.188	0.178	−0.199	0.166
	内周环	118.66 ± 7.65	0.108	0.443	0.086	0.552
	外周环	107.34 ± 7.76	−0.253	0.068	−0.262	0.066
INL	整体	33.92 ± 1.94	−0.319	**0.020**	−0.321	**0.023**
	内周环	38.49 ± 2.52	0.087	0.534	0.121	0.402
	外周环	33.81 ± 2.14	−0.418	**0.002**	−0.429	**0.002**
OPL	整体	32.36 ± 1.53	−0.290	**0.035**	−0.277	0.051
	内周环	37.99 ± 2.37	0.009	0.948	0.004	0.980
	外周环	31.90 ± 1.57	−0.369	**0.007**	−0.360	**0.010**
ONL	整体	81.44 ± 5.68	−0.318	**0.005**	−0.399	**0.004**
	中央凹	118.43 ± 9.69	−0.150	0.282	−0.119	0.409
	内周环	90.53 ± 7.95	−0.310	**0.022**	−0.330	**0.019**
	外周环	77.51 ± 5.33	−0.426	**0.001**	−0.448	**0.001**
RPE	整体	12.20 ± 1.49	0.130	0.925	0.063	0.665
	中央凹	14.56 ± 1.65	−0.234	0.092	−0.212	0.140
	内周环	11.90 ± 1.93	−0.242	0.081	−0.214	0.135
	外周环	12.17 ± 1.48	0.058	0.680	0.140	0.333
所有视网膜层	整体	292.23 ± 12.49	−0.383	**0.005**	−0.378	**0.007**
	中央凹	237.13 ± 19.55	0.108	0.442	0.148	0.304
	内周环	321.82 ± 13.39	−0.112	0.424	−0.114	0.431
	外周环	285.55 ± 13.09	−0.456	**0.001**	−0.450	**0.001**
cpRNFL		102.88 ± 7.73	−0.198	0.204	−0.171	0.290

注：加粗的数据表示具有相关性。

已有研究还得出了关于眼轴长度与视网膜内层厚度之间相关性的矛盾结果[53,57,58]。Cheung 等[57]使用频域 OCT（SD-OCT）测量视神经乳头周围 RNFL 的厚度和视盘的其他特征参数（如 ONH 的面积、边缘区域、凹陷区域面积和杯盘比）。他们发现眼轴长度与每个参数都显著且强相关。Mwanza 等[58]用 SD-OCT 研究了眼轴长度对黄斑区 GCL + IPL 复合体厚度的影响。他们的结果表明：GCL + IPL 复合体的厚度随着眼轴长度的增大而显著减小。相反地，Ooto 等[53]在 SD-OCT 图像上，使用自动分割和视网膜层厚度测量，并没有发现上述研究人员表述的眼轴长度与视网膜层厚度之间的任何相关性趋势。值得关注的是，在 Ooto 等的研究中排除了轻度和高度近视眼，而这些疾病被 Cheung 等和 Mwanza 等纳入了研究。因此，对不同结果的部分解释可能是，在 Ooto 等的研究中，眼轴长度的标准差非常低，则在较短或较长的眼睛中可观察到的显著偏差不会影响其结果。

Szigeti 等[56] 的结果表明，根据受试者年龄、性别和图像质量进行调整后，核层（GCL+ IPL、INL 和 ONL）的加权平均厚度与眼轴长度相关，且越往外层，相关性越强。与上述研究相比，在 Szigeti 等[56] 的研究中，眼轴长度范围相对较大，这对他们的研究结果有所贡献。

根据已有的基于 OCT 的两项研究，中心直径为 1mm 的黄斑中心区域（中心亚区）的厚度和总黄斑体积也与眼轴长度相关，尽管相关系数相对较低（分别为 $r = -0.222$ 和 $r = 0.308$）[59,60]。Szigeti 等[56] 的研究结果与这些发现一致，与上述研究相比，视网膜总厚度（可根据黄斑总体积获得）和眼轴长度之间的相关性更高（$r = -0.378$）。

目前,尚不清楚轴性近视眼的视网膜变薄是否在所有视网膜层都发生。Abbott 等[61] 利用 OCT 和同一视网膜组织的组织学切片在高度轴近视的哺乳动物（树鼩）模型上研究了视网膜厚度（总厚度和各层厚度）的变化。对视网膜层的分析显示，IPL、INL、OPL 变薄最多。从生物力学的角度来看，近视眼中间较薄层的变薄可以用最内表面受到牵引力和剪切力作用的组织的刚度条件来解释[62]。

区域细胞密度（细胞数/mm^2）测量研究显示，所有神经元细胞类型（光感受器、双极/水平细胞、无分泌细胞和神经节细胞）都与视网膜变薄有关[61]。Szigeti 等[56] 的结果与上述结果一致，然而他们也观察到 ONL 的变化，表明光感受器也参与其中。外视网膜的这些变化可能是由流体力（如活动流）导致的，如 RPE 活动泵流，它能在脉络膜空间和视网膜下空间之间形成压力驱动的液体流[63]。

Wolsley 等[64] 在沿颞上 16° 到中央凹再到鼻下 16° 的直线上用 OCT 测量了近视人眼的视网膜厚度，并与正视人眼相比较，以研究近视人眼视网膜变薄的情况。在鼻、颞的 4° ∼ 16° 之间，变薄程度缓慢增加，但他们未详细分析区域差异，给出的可能解释是由于视网膜细胞层和锥体填充物之间的剪切导致的视网膜层状厚度变化。视网膜周边层的视网膜变薄更明显，这与 Szigeti 等[56] 的研究结果一致，这一研究结果表明，在外部区域，眼轴长度和视网膜层厚度之间的相关性更强，这可能是由于较薄的周边视网膜的抗剪切能力较弱[65,66]。

最新的 SD-OCT 设备不仅使成像速度显著提高，而且使轴向分辨率也有所提高，同时使脉络膜成像成为可能。近年来，对 OCT 图像进行脉络膜厚度的人工分割和测量取得了良好的效果。Li 等[67] 和 Sogawa 等[68] 发现健康和年轻眼睛的眼轴长度和中央凹下区域测得的脉络膜厚度呈强负相关关系（r 分别为 -0.624 和 -0.735）。不幸的是，TD-OCT 图像由于穿透性差，导致 RPE 下方分辨率低，无法获得脉络膜厚度，这是此研究的缺点之一。

眼球的生长要持续到 20 岁[69]，因此有必要进行一项从青春期到早期成年的纵向研究，以评估眼轴长度对 20 岁左右对象的黄斑视网膜内层厚度的影响。Szigeti 等[56]假设，当眼球停止生长时，核层形成一个长球体，横向拉伸使其变得更薄，而其他层则不能进行这种拉伸。然而，在这样一项研究中，应该考虑到：较长的眼轴长度会降低眼底成像的放大率，使 OCT 图像中显示的横向尺寸变小，与眼轴长度成反比[52]。基于 Szigeti 等[56]的研究，建议在将来相关的临床研究中使用 OCT 图像分割技术时，应考虑眼轴长度的影响。

6.3　OCT 定量分析各种眼部疾病的能力

OCT 的诊断能力革新了眼科实践，并获得了明显的临床效益，它的广泛临床应用也使得获取的眼科 OCT 图像数量快速增长。21 世纪以来，扫描速度、分辨率和灵敏度的提升使 OCT 能够显示更详细的视网膜结构。然而，要分析的数据量也在显著增加。因此，自动分析算法或软件对于临床应用至关重要，大量的三维数据不能再通过视觉识别或人工标记进行分析。视网膜是一个多层的组织，因此对视网膜的各个层或表面进行分割对于充分了解视网膜的结构和功能是非常必要的。在过去的 10 年中，OCT 分割软件的开发取得了很大进展。它最初是各个 OCT 制造商的专有软件解决方案，但现在已成为各种研究小组的通用软件解决方案，这些研究小组开发了自动检测视网膜表面的算法[18,70−83]。对早期方法的回顾详见文献 [84]。本章内容不是对视网膜疾病诊断中的疾病、方法和技术进步的深入回顾，而是简要回顾有关基于 OCT 定量分析的视网膜疾病诊断能力的研究结果。

6.3.1　糖尿病性视网膜病变

糖尿病性视网膜病变（DR）是全球成人视力下降的主要原因，且其诊断是一项重大挑战。在出现视力丧失之前，DR 会产生零星的视觉警告[85]。现在人们已清楚认识到，合适的筛查方案可以识别早期 DR，以便及时采取预防措施。因此，为实现糖尿病眼部并发症的有效处置和预防，需要研究开发新的功能性结构性诊断技术、治疗策略、即时定量分析方法及对临床数据的解释方法。目前的糖尿病眼部保健策略只针对基于诊断的治疗模式，而不是预防性的眼部保健。眼底镜检查、眼底彩照和荧光血管造影是诊断 DR 和 DME 的标准工具[86,87]。然而，一系列可能的解决方案，例如 OCT 等先进的成像设备、新型眼镜、开创性的眼部护理治疗、功能测试、视力训练和移动应用，展示了改善眼部健康的新方法，也将改善糖尿病患者的整体健康。

在 DR 评估中，借助分割算法，OCT 已被用于测量视网膜体积与总厚度以及视网膜各细胞层的结构变化[84,88]。除了显示渗出、光感受器萎缩和出血，OCT

还有助于显示液体区域。在糖尿病眼部并发症评估和处理中，OCT 对于了解糖尿病患者的玻璃体视网膜关系和视网膜内部结构已变得非常重要 [88-93]。通过直接评估视网膜厚度和对视网膜厚度变化进行定量随访（这可能会对治疗决策产生重大影响），DR 尤其是 DME 的临床处理方案得到了改进。

一些研究认为，早期 DR 包括神经退行性成分[90-104]。2009 年的一项研究显示，与正常人眼对比，轻度非增殖性糖尿病视网膜病变（mild non-proliferative diabetic retinopathy，MDR）的 1 型糖尿病患者的视网膜总厚度减小，这被认为是特定视网膜内层变薄的结果[105]。该研究小组还发表了研究结果，证明糖尿病患者黄斑部视觉功能丧失和黄斑中心区 GCL 相应地变薄[21,94]。

另一项将患 MDR 与未患 DR 的糖尿病人眼睛进行比较的研究发现：黄斑旁中心区域和外围区域的 RNFL 厚度减小，黄斑旁中心区域的 GCL+IPL 厚度也减小[20]。而 Vujosevic 等[97] 和 van Dijk 等[21,22] 只有在没有 DR 或刚患 DR 的糖尿病患者中，才发现内视网膜的早期变化；DeBuc 等[96] 的研究表明：无论有无早期 DR，1 型糖尿病患者的感光细胞外节层都易受到损害。他们的研究也表明，通过研究 OPL 的光学性质和厚度的变化，可以发现血管改变的早期发展迹象。然而，还需要通过进一步研究确定外视网膜变化是否与长期内视网膜病变相关[96]。Akshikar 等[98]还报告了在使用 Spectralis SD-OCT 研究年龄匹配的受试者黄斑厚度差异时，ETDRS 区域的外视网膜明显变薄。不同研究的结果不一致，这表明，在未来涉及糖尿病受试者和 OCT 成像的研究中，研究准备应小心谨慎[21,90,91,99-103]。

多普勒 OCT 成像的临床价值已被证实，包括检测 DR 患者血流变化及评估增殖性糖尿病视网膜病变（proliferative diabetic retinopathy，PDR）新生血管复合体的三维结构[104]。OCTA 是最新的眼科成像技术之一，可用于定量分析血流量，并能立即提供视网膜血管床的高对比度图像，且无须注射染料[106-109]。最近的研究表明，这种方式可用于评估毛细血管萎缩和确认其他视网膜疾病中新生血管的形成[110-112]。尽管迄今为止还没有太多的研究报告，但通过定量评估毛细血管萎缩和视网膜新生血管形成，OCTA 在糖尿病眼部并发症中的应用可为更准确地诊断和处理 DR 和 DME 提供一种替代方法[113]。

OCT 技术的进一步发展可能会对 DR 诊断形成重要影响，并改善对这一重要临床和公共卫生问题的处理方案。但是，为将其成功应用于大规模人群筛查，必须找到低成本的解决方案。

6.3.2   多发性硬化

多发性硬化（MS）是一种影响中枢神经系统的慢性炎症性疾病。这种疾病的会引起脱髓鞘，从而导致轴突功能障碍和神经元减少[114]。无髓鞘神经轴突为检查轴突损失提供了良好可能，因为神经厚度测量结果不会受到髓鞘厚度的影响。视网膜最内层是 RNFL，它由视网膜神经节细胞的轴突组成，这些细胞只有通过筛板离开眼睛后才具有髓鞘。因此，RNFL 厚度可能是检测 MS 患者轴突损伤的一个良好指标。

研究发现：无论是否患有视神经炎（optic neuritis，ON），MS 患者 cpRNFL 的厚度都有减小[28,112−119]。然而，最近的研究表明，MS 患者的黄斑厚度和体积也会减小[27,28,115,120,121]，这可能是由于 GCL 和 IPL 变薄了[33,119,121−123]。客观的指标不仅对多发性硬化症的诊断而言是必需的，而且对多发性硬化症的神经损伤的随访也是有必要的，这有助于确定今后可能的治疗干预措施。大多数已发表的使用 OCT 技术的 MS 研究都是通过分析视网膜厚度来评估轴突损伤。然而，视网膜组织的光学特性和纹理度量也是整体评估中可能有用的参数。下文回顾了考虑结构度量和光学特性度量的一些研究。

1. 厚度测量

Tátrai 等[13]评估了黄斑 OCT 图像分割在确定 MS 患者视网膜结构变化方面的有效性。具体来说，他们对 39 例 MS 患者和 33 例健康受试者进行了 OCT 检查。该研究还确定了鉴别健康眼睛与多发性硬化患者眼睛的最佳参数。研究结果表明，黄斑 GCC 的厚度对于检测独立于 ON 的轴突损失具有最高的灵敏度和特异性，优于商业出售的 Stratus OCT 装置分析软件提供的 cpRNFL 厚度数据。GCC 厚度与表示疾病严重程度的扩展残疾状态量表（expanded disability status scale，EDSS）评分也具有强相关性，这意味着该参数也可能作为替代指标来估计疾病进展。这项研究还表明，黄斑中神经节细胞的靶向损失是继 ON 之后出现的，这也可以通过黄斑 OCT 图像的定量分析来客观评估。

一些研究报道了 MS 患者视神经周围的 RNFL 萎缩，这些患者在病史中可能有也可能没有 ON[28,112−119]。Tátrai 等[13]的研究结果证实，与没有 ON 病史的眼睛相比，除鼻区域外，有 ON 病史的 MS 患者的 cpRNFL 平均总厚度和每个象限的 cpRNFL 厚度明显较薄（图 6-4）。然而，他们的研究结果表明，与健康眼相比，MS 患者未受影响的眼睛的 cpRNFL 厚度仅在颞区域有所降低。此外，cpRNFL 厚度在颞区域的减少最为显著（在受影响和未受影响的眼睛中分别为 27% 和 17%）。这些发现与先前的 OCT 研究一致，证实了在 ON 中，乳头黄斑束的纤维最受到损伤[117,124]。这一重要事实表明，正如在青光眼损伤中广泛报道的那样，分区厚度值的评估提供了鉴别青光眼损伤或其他影响视神经的疾病（如 MS）引起的 RNFL 萎缩的可能性[28]。

已有研究表明，由于神经元丢失，MS 患者的眼睛中不仅 cpRNFL 厚度减小，而且黄斑会变薄[27,28,115,120,121]。组织病理学研究定性显示 MS 患者眼睛内视网膜萎缩，而未检测到 ONL 萎缩[125,126]。然而，由于技术上的困难，没有进行定量测量，例如许多眼睛的视网膜发生部分死后脱离。最近，一些使用 OCT 技术评估少数患者的研究表明，MS 患者的视网膜内层厚度减小[119,121-123]。然而，这些研究中使用的方法的可靠性尚不清楚。Burkholder 等[120]分析了一个由 530 名复发缓解型 MS 患者组成的大样本，来评估视网膜 ETDRS 内外环（也被称为黄斑中央和周边环）的总体积。结果显示，MS 患者眼睛内、外环变薄，但因为他们没有使用任何分割方法，不能识别变薄区域的局部形态变化。Tátrai 等[13]的研究中使用的 OCT 图像分割方法可以量化 MS 患者的局部视网膜变化，研究结果证实了 MS 患者的黄斑部 RNFL、GCL+IPL 的萎缩，也就导致了 GCC 的萎缩，这一现象即使在无 ON 病史的眼睛中也存在。此外，Tátrai 等证明，视网膜外层不参与这一过程。在他们的研究中，尽管未将其作为入组标准，但所有患者在病史中只有一次 ON 发作，因此观察到的变化不受发作次数的影响。视网膜的变薄在内下区、内颞区、外上区和外鼻区最为明显（图 6-4）。cpRNFL 的平均厚度与黄斑部 GCL+IPL 和 GCC 厚度呈强相关关系，而与视网膜总厚度呈弱相关关系。

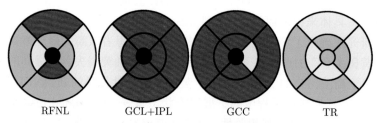

图 6-4   MS 患者非病变眼与健康眼的区域差异

TR 指全视网膜；颜色反映基于厚度比较的 p 值所代表的衰减程度。颜色代码如下：红色，$p < 0.001$；黄色，$0.001 \leqslant p \leqslant 0.05$；绿色，$p > 0.05$。可以注意到对某些层，中央子区域（R1：黑色）被排除在分析之外，因为中央凹区不存在该层

之前的研究发现，cpRNFL 整体平均厚度与功能参数如 EDSS 评分和对比敏感度显著相关[127-129]。然而，Tátrai 等[13]报道的黄斑 GCL+IPL 的厚度与这些功能参数的相关性更强，这可能是评估轴突损伤的一个更好的指标[130]。Tátrai 等[13]的研究结果显示，EDSS 评分与 cpRNFL 整体平均厚度、GCL+IPL 和黄斑 GCC 厚度之间具有良好的相关性。然而，受试者工作特征（ROC）分析显示，最能确定是否存在神经元损伤的参数是加权平均 GCC 厚度，其 AUC 值为 0.892，截止值为 104μm，具有最高的灵敏度和特异性。RNFL 和 GCL+IPL 的厚度都显示出比 GCC 更低的 AUC，这可以解释为：由于 IPL 和 INL 之间的对比度较高，故 GCC 的可再现性更好。尽管 Tátrai 等[13]的研究结果表明，加权平均 GCC 厚度可能为轴突变性的评估提供一个高敏感度的工具，但在解释其数值时应注意：许多神经退行性疾病，如青光眼[19,131-134]、阿尔茨海默病[29,30]或帕金森病[24-26]也

可能导致神经节细胞死亡。区域值的使用有助于不同类型神经退行性病变的鉴别诊断，因为青光眼可能导致黄斑上下区域的 GCC 损失，而根据 Tátrai 等[13] 的研究，MS 更可能导致水平区域的 GCC 损失，最可能的原因是乳头黄斑神经束的损失。但是，有必要通过进一步的研究来证明上述假设的正确性。

Tátrai 等[13] 的研究结果暗示：MS 主要影响神经节细胞，并且在没有既往 ON 病史的情况下，眼睛已经出现了变化，这可能是 MS 的病变进程或轻微的无疼痛 ON 导致轴突丢失的结果。基于 OCT 图像分割，Tátrai 等[13] 的研究还通过在体成像显示了神经元损伤影响神经节细胞，而不影响外视网膜，而 ON 的发作则导致视网膜神经节细胞明显的进一步丧失。此外，与 Stratus OCT 设备提取的标准测量值（如 cpRNFL、黄斑总体积）相比，他们的定制软件获得的测量结果敏感度更高，并与 EDSS 测量的残疾有更强的相关性。这意味着通过 OCT 图像分割量化黄斑 GCC 厚度的潜在临床实用性，也有助于对 MS 所导致的神经损伤进行高性价比的跟踪随访。

2. 光学特性测量

虽然根据厚度差异可以区分视网膜疾病区域和正常区域，但正常和异常视网膜组织纹理信息的差异也可能提供疾病发展的额外信息。事实上，OCT 图像中纹理对组织分类的适用性在以往的研究中已得到证明[135]。通过分析图像或 ROI 中颜色或强度的空间排列，可以测量图像的不规则性。因此，可以分析黄斑和视网膜内各层的纹理特征，如对比度和分形维数（fractal dimension，FD）。轮廓或表面的 FD 是一种粗糙度测量参数，是局部属性，较高的值表示表面更粗糙[136]。计算 FD 有不同的方法，典型的传统方法是盒计数法，而功率谱法被证实更为鲁棒[137,138]。

OCT 检查中最常见的参数是视网膜厚度。反射率是 OCT 系统中的直接测量值，也是计算厚度的前提。人类视网膜是一种几乎透明的组织，只反射大约 1% 的入射光[139]。视网膜组织的特点是由于组织的超微结构引起的折射率的细微随机波动[140]，故组织上的入射光会被偏转或散射而离开此结构。因此，正常和异常视网膜组织的光学特性差异也可以提供患眼疾病发展的额外信息，而 OCT 技术可用于组织光学特性的定量分析[43,141,142]。Bizheva 等[34] 已经证明：视网膜的代谢活动可改变其光学特性。他们将 OCT 应用于此，并命名为光生理学（optophysiology）。Huang 等[52] 已经证实，大鼠青光眼模型中，在视网膜病理性改变之前，RNFL 的反射率已有早期变化。Gao 等[142] 指出：糖尿病不仅会导致内视网膜变薄，而且还会降低这些层反射信号的幅度。因此，基于反射率变化的诊断预测因子在 MS 中可能也是有意义的，其中内视网膜的病理过程在前面已有详细描述。

Varga 等[16] 评估了 38 名 MS 患者和 24 名健康受试者视网膜组织层的纹理

信息和光学特性的差异，测量了对比度、FD、层反射率和总反射率等光学参数。患者组根据病史，即是否发作过 ON 被分为两组。他们发现，与其他组相比，有 ON 的 MS 组在 RNFL、GCL + IPL、GCC、INL 和 OPL 的对比度上存在显著差异。健康组和有 ON 的 MS 组比，其 GCL+IPL 和 INL 的分形维数较高。在所有比较中，RNFL、GCL+IPL 和 GCC 的层反射率均存在显著差异。三个组的 RNFL、GCL+IPL 和 GCC 的总反射率均存在显著差异。总的来说，这项研究发现：即使没有 ON，MS 患者的视网膜组织的纹理和光学特性也会发生明显的变化。这些结果引起了对 MS（即使没有 ON）引起的黄斑区结构和光学特性变化的关注，也支持了先前的观点：不断发展的神经退变也存在于视网膜中[31,32,120,143]。内视网膜的变化似乎与中枢神经系统的变化有关，例如颅内或脑部子结构体积减小（即脑萎缩）[31,144,145]。因此，OCT 可以为更好地了解 MS 等神经退行性疾病的神经生物学变化提供可能性，并有助于开发用于诊断和预后的生物标记物，以预测临床进展。此外，作者提到，视网膜外层在两组之间没有显著差异，这与 Somfai 等[17]先前的报告相反，他们发现糖尿病患者表现出显著的 FD 变化，同样，神经变性是观察到的变化背后的一种可能的机制。这些区别可能表明在光感受器水平上不同的疾病机制。

Varga 等[16]的研究中观察到的光学特性差异可能与内视网膜的血液循环或炎症改变有关。在 MS 中，几乎没有证据表明视网膜微血液循环的改变。Wang 等[146]最近的一项研究表明：OCT 血管造影显示，与健康对照组相比，发生 ON 后，眼睛 ONH 周围的血流指数显著降低，但在旁中央凹循环没有差异。尽管这可能表明我们的观察结果很可能不受黄斑微循环改变的影响，但最近使用血流动力学信息的结果显示，黄斑区视网膜微循环受损[147-150]。因此，为更好地描述 MS 的结构与功能关系，还需要进一步的研究。另外，炎症可能也存在于视网膜中，这可能受 MS 的"由内而外"理论的支持，即自体活化的 T 细胞通过血脑屏障从全身循环迁移导致炎症[146]。血视网膜屏障与血脑屏障非常相似，实际上，Green 等[125]的组织学研究描述了在 29% 的复发缓解和继发性 MS 眼中，RNFL 和 GCL 结缔组织中存在视网膜静脉周围的炎性细胞浸润。然而，应该注意的是，观察到的炎症比神经变性更局限（即并非在所有血管或整个视网膜中），因此，对于炎症与观察到的变化趋势之间的直接关联，以及这些观察是否能揭示炎症改变，仍存在疑问。然而，考虑到内视网膜毛细血管网位于 GCL 中，外视网膜毛细血管网从 IPL 经过 INL 延伸到 OPL，在分析 RNFL 和 GCL+IPL 复合体的反射率和纹理信息时，不同研究组之间观察到的显著差异应在更大范围的研究中进一步探索，并与使用先进光学成像技术的微血管测量（如血流速度和灌注）相关联[146,151,152]。研究内外视网膜毛细血管网与结构、光学和功能测量值的关系，可以让我们更好地了解视网膜微循环（即毛细血管、小动脉和小静脉）在存在血管合并症时导致 MS 发展风险增高方面所起的作用[153]。

虽然视网膜组织的光学特性不是检测视网膜病变的标准化指标,但是与厚度测量相比,基于反射的测量是从 OCT 图像中直接获得的数据。因此,在厚度信息的基础上,增加这些额外的特性有望促进视网膜疾病更好地诊断。

6.3.3 弱视

弱视仍然是导致低视力的一个重要原因,它影响了 2%~6% 的普通人群[154-157]。单侧弱视是指在视觉发育的关键时期,由于视觉体验异常而导致的最佳矫正视力(best corrected visual acuity,BCVA)降低。其典型原因包括斜视、屈光参差、形觉剥夺或这些因素的组合[158]。

受视觉剥夺影响的神经部位仍在研究中。然而,一些人类研究[159,160]和动物研究[160-164]已经报道,视觉剥夺对外侧膝状体中的细胞生长有影响,其接收来自弱视眼的输入,视觉剥夺也对视觉皮层中优势模式的转变有影响[165]。Bankó等[166]的研究结果显示,与对侧眼相比,弱视眼中事件相关部分的潜伏期增加且变化更大,尽管在这种情况下视觉缺陷的初始神经部位仍在研究中。

弱视眼视网膜直接改变的证据仍然是不确定和有争议的[167-169],尽管已有发现表明不同类型弱视患者由图案刺激引起的视网膜电图幅度显著降低[170,171]。使用 OCT 视网膜成像的研究产生了不一致的结果:一些研究发现在弱视眼中 cpRNFL[172-174]和黄斑厚度[172,174-178]两者同时或其一增加了,而其他研究没有发现弱视和健康眼之间的差异[179-184]。

弱视发生在视网膜和大脑皮层之间的神经网络发育和成熟期间。受视觉剥夺影响的神经部位仍在研究中。然而,一些动物研究显示视网膜微结构异常,包括视网膜神经节细胞衰退[158,185]、视网膜神经节细胞的核仁体积和细胞质横截面积减少[168]、IPL 中无长突神经突触数量增加[186,187]、IPL 双极性突触数量减少[186]、IPL 变薄[168,188]、Müller 纤维密度降低[188]。

弱视眼视网膜直接改变的证据仍然没有定论。Yen 等[173]假设弱视可能影响出生后视网膜的成熟,如出生后视网膜神经节细胞减少,这将导致弱视眼 RNFL 厚度明显较厚。如果这种情况真的发生,很可能说明阻止视网膜出生后的正常变化的停止不仅会导致 RNFL 厚度增加,还可能会影响黄斑的正常成熟,包括 Henle 纤维产生远离中央凹的移动和中央凹锥直径的减小,并导致中央凹厚度增加[173]。根据这一假设和上述动物研究,可以合理地假设视网膜中可能存在一些解剖学重组。

少数研究报道了对弱视患者视网膜结构变化的评估。Enoch[189]首先研究了影响弱视视网膜的有机异常的具体原因。Colen 等[190]使用第三代神经纤维分析仪(GDx,激光诊断科技,加利福尼亚州,圣地亚哥)在斜视性弱视中测量 RNFL 厚度,发现弱视与正常眼之间没有显著差异。2005 年,Altintas 等[179]对 14 例单侧斜视性弱视患者进行了 OCT 检查，显示黄斑和 cpRNFL 厚度或黄斑体积无差异。Kee 等[181] 对 26 例单侧弱视儿童（6 例斜视、15 例屈光参差、5 例合并弱视）进行了研究，在所检查的 4 个象限（上、下、鼻、颞）中，任何一个象限的 cpRNFL 均未发现差异，弱视眼与同伴眼之间的中央凹厚度也无差异。对弱视患者和 42 例正常对照儿童使用 TD-OCT 也没有显示出差异。然而，他们发现屈光参差性弱视（15 例）和斜视性弱视（6 例）儿童的中央凹和 RNFL 的平均厚度值在统计学上有显著差异（中央凹：146.5μm 对比 173.1μm，$p=0.046$；cpRNFL：112.9μm 对比 92.8μm，$p=0.034$）。他们没有测量 AL，并且在屈光参差组中，15 例中有 10 例是肌无力。

Repka 等[182,183] 在 2006 年和 2009 年使用 TD-OCT 分别完成了对 17 例 5~28 岁患者和 37 名弱视儿童的评估，发现弱视和正常眼睛的 cpRNFL 厚度无差异。同样，2011 年 Walker 等[184] 使用 Cirrus HD-OCT 研究了 30 例患有弱视的成年人（平均年龄 56 岁），发现任何象限的 cpRNFL 厚度和黄斑在任何解剖位置的厚度都没有统计学差异。

2004 年，Yen 等[173] 采用第二代 OCT 对 38 例单侧弱视（斜视、屈光性弱视）患者（平均年龄 26.4 岁，年龄范围 6~75 岁）进行了 cpRNFL 测量，发现斜视性弱视与正常眼无明显差异。然而，屈光性弱视患者的 cpRNFL 明显厚于对侧眼，显著差异在多元回归分析及 AL、等效球镜度数（spherical equivalent，SE）、年龄和性别调整后均存在[173]。Yoon 等[174] 对 31 例远视屈光参差儿童的 cpRNFL 厚度（115.2μm 对比 109.6μm，$p = 0.019$）在没有测量 AL 的情况下进行了研究，但发现黄斑视网膜平均厚度（252.5μm 对比 249.7μm）并无差异。

在悉尼儿童眼科研究中，Huynh 等[177] 测试了 48 例单侧弱视患者（17 例斜视、19 例远视屈光参差），并指出弱视眼的中央凹最小厚度略大于正常对侧眼（5.0μm）和非弱视儿童的右眼（10μm）。这种差异在 6 岁儿童（6.9μm）中比在 12 岁儿童（4.2μm）中更明显[177]。而未接受任何单侧弱视治疗的儿童，中央凹最小厚度的眼间差异（interocular difference，IOD）较高[177]。在根据弱视的严重程度和 AL 的 IOD 进行调整后，弱视患者的中央凹最小厚度仍明显大于非弱视患者（$p=0.01$）。在他们的研究中，弱视儿童的黄斑内环明显变薄，黄斑外环厚度、中央和总黄斑体积或 cpRNFL 无显著差异[177]。

2011 年，Alotaibi 和 Enazi[172] 对 93 例单侧弱视眼（36 例斜视、33 例屈光参差、24 例合并弱视）进行评估，发现整体弱视组 RNFL 明显较厚（259.3μm 对比 255.6μm，$p<0.0001$），黄斑和中央凹厚度无显著差异。屈光参差性弱视组只有黄斑和中央凹厚度稍高（黄斑厚度：256.76μm 对比 246.61μm，$p=0.050$；中央凹厚度：187.12μm 对比 177.61μm，$p=0.039$）。然而，他们也没有测量 AL[172]。

在 Dickmann 等[175,176] 的研究中，只有斜视性弱视组的弱视眼与对侧眼的平均黄斑厚度有显著差异,屈光性弱视组没有差异,cpRNFL 也有类似关系。Alotaibi 和 Enazi 以及 Dickmann 等根据他们的发现提出,不同病因的弱视与不同神经细胞的丢失有关[172,175,176]。随后,在 2012 年,Dickmann 等[180] 使用 SD-OCT 对 15 例斜视性(等向性)和 15 例屈光参差性弱视患者进行了评估,没有发现两组患者的 cpRNFL、黄斑厚度和中央凹体积的任何差异。

2011 年,Pang 等[178] 调查了 31 例单侧弱视的近视儿童。弱视眼球面等效屈光度为 $(-10.79 \pm 3.40)D$①,正常对照眼屈光度为 $(-1.67 \pm 2.90)D$,屈光参差平均值为 $(9.12 \pm 3.53)D$,范围为 3.63~17.50D。他们发现弱视和对侧眼的黄斑厚度存在统计学显著差异,弱视眼的中央凹厚度较大,但内外环黄斑厚度减小[178],亚组间黄斑厚度无统计学显著差异(单纯近视屈光参差 24 例、合并机制性弱视 7 例),AL 的 IOD(用 A-扫描超声生物测量法测量 AL)显示与鼻、上、颞外黄斑厚度中度相关[178]。

有三项有关弱视的研究采用了某种形式的 OCT 图像分割。Al-Haddad 等[191] 使用单个水平 SD-OCT,在中心直径为 1000μm 的区域手动分割了 6 层,发现与对侧眼相比,弱视眼的 INL 增加而颞区的 ONL 减少,弱视眼的中央凹平均厚度增加 $[(228.56 \pm 20.2)μm$ 对比 $(221.7 \pm 15.3)μm]$。Tugcu 等[171] 使用 RTVue OCT 平台的内置分析选项测量 GCC 的厚度,发现斜视性弱视眼的 GCC 厚度增加(99.29μm 对比 103.08μm,$p=0.019$,弱视对比非弱视眼),而非屈光参差或合并亚组无此差异。Repka 等[182] 研究了 20 例平均年龄为 (9.0 ± 4.03) 岁(4~19 岁)的单侧弱视儿童(16 例斜视、2 例非散光、2 例单侧上睑下垂),并通过水平和垂直 SD-OCT 检查中央凹。他们在所有 4 个象限(上、下、鼻、颞)的中央凹和距中央凹 500μm 及 1500μm 距离处测量厚度值。每个视网膜层(GCL+IPL、INL、OPL、ONL、IS、OS、RPE)的厚度由 SD-OCT 仪器提供的标尺手工测量获得。他们发现在所有四个黄斑鼻区和颞区部位及上下外侧,GCL+IPL 的厚度都显著降低。内、外颞区 ONL 较薄,内区、外上区、内鼻区 ONL 较厚。弱视眼在某些区域的 RNFL 和 OPL 比对侧眼更厚,而在其他区域则更薄[182]。值得注意的是,这些研究结果都没有用年龄或 AL 进行调整。

Szigeti 等[192] 使用涉及整个黄斑区域的 OCT 图像分割方法,提取了七个视网膜层。他们发现单侧弱视的视网膜可能存在细微的变化。由于有证据表明 AL 和年龄的混杂效应,他们使用先进的统计方法来控制这些变量。该领域以往的类似研究采用了基本比较,因此他们也进行了此类分析。有趣的是,基本的成对比较表明:周边区域的 GCC、整个黄斑的 OPL 及周边区域的 OPL 有显著的变化。然而,在应用严格的统计学方法,考虑到 AL 和年龄的影响后,这些差异消失了,

---

① D,屈光度,光焦度单位,非法定,$1D = 1m^{-1}$。

而仅显示出中央凹的主要差异。这意味着可能受到弱视的影响的是光感受器而不是神经节细胞，这与之前推测的相反。

先前的研究指出，健康眼的视网膜厚度与 AL、年龄甚至种族之间存在相关性[51,59,60,193,194]，而 AL 可能影响黄斑部视网膜内层的厚度[13]。Song 等[59]发现，AL 与平均黄斑外环厚度、总平均黄斑厚度和黄斑体积呈负相关关系。

对于单侧弱视，Szigeti 等[192]发现弱视眼和对侧眼（不仅在屈光参差亚组）的 AL 值存在显著差异，多元回归显示大多数视网膜层厚度的 IOD 值与 AL 的 IOD 值之间具有统计学意义上的相关性。因此，在统计分析中必须考虑 AL 的影响，以获得可靠的结果。与此相反，以前大多数关于弱视视网膜 OCT 测量的研究都没有考虑 AL 的潜在影响，这可能会影响他们的结果。表 6-2 总结了上述各项研究。

表 6-2　在弱视患者中使用 OCT 的先前研究的总结[192]

研究文献	研究规模	年龄/岁	弱视类型	OCT 类型	AL 测量	cpRNFL	黄斑参数 (弱视对比对侧眼)
Yen 等[173]	38	26.4 ± 18.3	混合 (S, A)			增加	未研究
	18	25.4 ± 18.6	A	TD-OCT(2)	A-扫描	增加	未研究
	20	27.4 ± 18.6	S			无差异	未研究
Yoon 等[174]	31	7.7 (5~12)	远视 A	TD-OCT(3)	ND	增加	未研究
Altintas 等[179]	14	10.4 (5~18)	S	TD-OCT(3)	ND	无差异	无差异
Kee 等[181]	26	8 (4~12)	混合 (S, A, AS)	TD-OCT(3)	ND	无差异	无差异
Repka 等[182]	17	11.2 (5~30)	混合 (S, A, AS)	TD-OCT(3)	ND	无差异	未研究
Huynh 等[177]	48	6 或 12	混合 (S, A)	TD-OCT(3)	光学	无差异	FMT 增加
Repka 等[183]	37	9.2 (7~12)	混合 (S, A, AS)	TD-OCT(3)	ND	无差异	未研究
Dickmann 等[176]	20	14.8 (5~47)	S (等向性)	TD-OCT(3)	ND	无差异	MT 和 FV 增加
	20	15.6 (6~56)	A		ND	无差异	无差异
Walker 等[184]	30	56 (33~82)	混合 (S, A, AS)	SD-OCT	ND	无差异	无差异
Pang 等[178]	31	9.6 (5~18)	混合 (近视 A, AS)	TD-OCT(3)	A-扫描	未研究	无差异
Al-Haddad 等[195]	45	20 ± 12	混合 (S, A)	SD-OCT	ND	无差异	无差异
Yoon 等[174]	20	9.0 (4~19)	混合 (S, A, 上睑下垂)	SD-OCT	ND	未研究	平均 FT 和 MT 没有差异，但是在视网膜组织上有差异 (例如 GCL+IPL 的厚度下降)
Dickmann 等[175]	15	19.7 (13~30)	S (等向性)	TD-OCT(3)	ND	无差异	MT 和 FV 增加
	15	19.8 (10~38)	A		ND	无差异	无差异
Alotaibi 和 Enazi[172]	93	8.7 (5~12)	混合 (S, A, AS)	OCT	ND	增加	无差异
	36		S			增加	无差异
	33		A			增加	MT 和 FV 增加
	24		AS			增加	无差异

续表

研究文献	研究规模	年龄/岁	弱视类型	OCT 类型	AL 测量 cpRNFL	黄斑参数 (弱视对比对侧眼)
Dickmann 等[180]	30	11.5 (5~23)	混合 (S, A)	SD-OCT	ND 无差异	无差异
Al-Haddad 等[191]	45	20.6 ± 13.4	混合 (S, A)	SD-OCT	ND 未研究	平均 FT 增加

ND: 无数据, FT: 中央凹厚度, FV: 凹陷体积, MT: 黄斑厚度, FMT: 中央凹最小厚度; 弱视类型为 A: 屈光参差性弱视, S: 斜视性弱视, AS: 组合弱视患者斜视和屈光参差; TD-OCT (2): 第二代时域 OCT, TD-OCT (3): 第三代时域 OCT, SD-OCT: 谱域 OCT。

有早期证据表明光感受器可能会因弱视受到影响, 这能够支持 Szigeti 等[192] 的结果: 首先, Enoch[189] 采用 Stiles-Crawford 函数发现在弱视眼中感光器排列方向异常, 而其他人则没有在锥细胞水平上发现弱视眼视网膜功能障碍的迹象。随后, 三组研究人员描述了弱视患者的电眼成像异常, 其结果为弱视患者的视网膜异常提供了证据[196-198]。这些结果也表明了 RPE 参与了该过程。事实上, RPE 在维持视觉色素密度和光感受器排列方向方面发挥着重要作用。

Leone 等[199] 回顾了有关弱视患者黄斑厚度测量的文献, 并提出: 数项研究发现黄斑厚度增加可能是由于无意中测量了弱视的中央凹偏心点所致。为了解决这个问题, 在 Szigeti 等[192] 的研究中, 通过确保黄斑扫描中央凹处的位置不变, 保证了每个受试者的中央注视。他们还研究了非弱视患者眼间黄斑厚度的平均差异, 发现不对称即使在个体患者中存在, 也是很小的。此外, Szigeti 等[192] 得出结论: 采用分割方法研究弱视视网膜时应考虑患者年龄和 AL。使用此方法, 他们可以观察到弱视眼的细微变化, 影响到中央凹的 ONL, 这表明这些变化可能涉及光感受器。然而, 有必要进行进一步的研究来支持这一假设。

6.4 结   论

综上所述, 可认为黄斑 OCT 图像分割能显示视网膜组织的在体结构变化, 将有助于更好地了解黄斑病变, 因此未来会在影响视神经的神经疾病的诊断和随访中发挥重要作用。例如, 全世界 MS 患者的数量正不断增加。此外, OCT 图像中视网膜的纹理和光学特性可以为临床医师提供一个额外工具, 在评估 MS 和其他神经退行性疾病中发生的神经变性和神经元丢失相关变化方面很有用。这可能有助于更好地区分病变, 以及更精确地选择潜在的治疗干预措施, 并且还可以用于对患者的跟踪随访。在两种类型的糖尿病患者中, 视网膜的结构和光学性质都有早期的变化, 这可能揭示出在更为明显的视网膜病变发生之前的病理过程。

需要指出的是, SD-OCT 与 TD-OCT 这两种仪器测量的视网膜厚度存在差异, 因为它们分割的视网膜外边界不同, 大多数 SD-OCT 仪器的测量包括了 OS-RPE-布鲁赫膜-脉络膜毛细血管复合体。在根据厚度数据做出治疗决策时, 需要记住这一点，如针对糖尿病时。众所周知，SD-OCT 的分割错误较少，这可以归因于 SD-OCT 设备更快的采集速度和更高的分辨率。部分由于这个原因，研究中使用的定制软件允许操作员手动纠正分割错误，以减少由于伪影导致的厚度计算错误。虽然每种 OCT 装置都采用独特的计算方法，并且算法并不能互换使用，三种 OCT 设备 [Stratus TD-OCT 和两种 SD-OCT（Spectralis 和 Cirrus OCT）] 获得的黄斑厚度具有很高的一致性和组内重复性[200]。

当进行涉及成人的 OCT 图像分割研究时，建议考虑 AL 的影响；此外，也有必要在年轻受试者中进一步验证观察结果[56,192]。

自动分割软件的开发对于发挥 OCT 的诊断能力至关重要。常见病变临床分割的实际情况可能因视网膜区域和疾病而异，因此视网膜结构的分割精度对于正确评估视网膜病变和确定当前的治疗方案至关重要。然而，OCT 体积数据的最佳自动分割软件仍未出现。虽然对自动分割算法的无偏性能评估的需求是显而易见的，但是并不存在一个合适的数据集来反映在临床环境中日常观察到的视网膜特征的真实情况（例如，包含不连续表面的病例和破坏视网膜的其他异常结构）。不但 OCT 成像缺乏共同的标准，而且除了视网膜层的厚度外，来自 OCT 体数据的视网膜组织的其他信息也很少被揭示出来[96,201−203]。OCT 技术的最新进展使其具备了提取视网膜组织血流和灌注状态信息以及探测光束与视网膜组织相互作用时偏振状态变化的能力[204]。因此，通过检测更完整的视网膜组织特征，有望增强 OCT 技术的诊断能力。本章介绍和讨论了有关 OCT 技术诊断能力的几个重要问题，以及在获取和分析 OCT 图像时应考虑的不同因素。总而言之，OCT 技术在临床应用中具有重要价值，但应用于各种视网膜疾病时都需要慎重考虑，以得到可靠的数据分析和正确的诊断。毫无疑问，OCT 技术的不断进步将持续促进临床应用的判断和决策过程。

参 考 文 献

[1] Huang D, Swanson E A, Lin C P, et al. Optical coherence tomography[J]. Science, 1991, 254(5035): 1178-1881.

[2] Zysk A M, Nguyen F T, Oldenburg A L, et al. Optical coherence tomography: A review of clinical development from bench to bedside[J]. J. Biomed. Opt., 2007, 12(5): 051403.

[3] Hamdan R, Gonzalez R G, Ghostine S, et al. Optical coherence tomography: From physical principles to clinical applications[J]. Arch. Cardiovasc. Dis., 2012, 105(10): 529-534.

[4] Puliafito C A. Optical coherence tomography: 20 years after[J]. Ophthalmic Surgery, Lasers and Imaging Retina, 2010, 41(6): S5.

[5] Schuman J S, Puliafito C A, Fujimoto J G, et al. Optical Coherence Tomography of Ocular Diseases. 3rd ed[M]. Thorofare, USA: Slack Inc., 2004.

[6] Staurenghi G, Sadda S, Chakravarthy U, et al. Proposed lexicon for anatomic land-marks in normal posterior segment spectral domain optical coherence tomography: The IN·OCT consensus[J]. Ophthalmology, 2014, 121(8): 1572-1578.

[7] Browning D J. Interobserver variability in optical coherence tomography for macular edema[J]. Am. J. Ophthalmol., 2004, 137(6): 1116-1117.

[8] Browning D J, Fraser C M. Intraobserver variability in optical coherence tomography[J]. Am. J. Ophthalmol., 2004, 138(3): 477-479.

[9] Polito A, Del Borrello M, Isola M, et al. Repeatability and reproducibility of fast macular thickness mapping with stratus optical coherence tomography[J]. Arch. Oph-thalmol., 2005, 123(10): 1330-1337.

[10] Krzystolik M G, Strauber S F, Aiello L P, et al. Diabetic retinopathy clinical research network, reproducibility of macular thickness and volume using zeiss optical coherence tomography in patients with diabetic macular edema[J]. Ophthalmology, 2007, 114(8): 1520-1525.

[11] Stetson P F, Yehoshua Z, Garcia Filho C A, et al. OCT minimum intensity as a predictor of geographic atrophy enlargement[J]. Invest. Ophthalmol. Vis. Sci., 2014, 55(2): 792-800.

[12] Abdelfattah N S, Zhang H, Boyer D S, et al. Drusen volume as a predictor of disease progression in patients with late age-related macular degeneration in the fellow eye[J]. Invest. Ophthalmol. Vis. Sci, 2016, 57(4): 1839-1846.

[13] Tátrai E, Simó M, Iljicsov A, et al. In vivo evaluation of retinal neurodegeneration in patients with multiple sclerosis[J]. PLoS ONE, 2012, 7(1): e30922.

[14] Chauhan B C, Danthurebandara V M, Sharpe G P, et al. Bruch's membrane opening minimum rim width and retinal nerve fiber layer thickness in a normal white population: A multicenter study[J]. Ophthalmology, 2015, 122(9): 1786-1794.

[15] Laviers H, Zambarakji H. Enhanced depth imaging-OCT of the choroid: A review of the current literature[J]. Graefes Arch. Clin. Exp. Ophthalmol., 2014, 252(12): 1871-1883.

[16] Varga B E, Gao W, Laurik K L, et al. Investigating tissue optical properties and texture descriptors of the retina in patients with multiple sclerosis[J]. PLoS ONE, 2015, 10(11): e0143711.

[17] Somfai G M, Tátrai E, Laurik L, et al. Fractal-based analysis of optical coherence tomography data to quantify retinal tissue damage[J]. BMC Bioinformatics, 2014, 15(1): 295.

[18] Cabrera Fernández D, Salinas H M, Puliafito C A. Automated detection of retinal layer structures on optical coherence tomography images[J]. Optics Express, 2005, 13(25): 10200-10216.

[19] Kim N R, Hong S, Kim J H, et al. Comparison of macular ganglion cell complex thickness by Fourier-domain OCT in normal tension glaucoma and primary open-angle glaucoma[J]. J. Glaucoma, 2013, 22(2): 133-139.

[20] Cabrera DeBuc D, Somfai G M. Early detection of retinal thickness changes in diabetes

using optical coherence tomography[J]. Med. Sci. Monit., 2010, 16(3): MT15-MT21.

[21] van Dijk H W, Verbraak F D, Kok P H B, et al. Decreased retinal ganglion cell layer thickness in patients with type 1 diabetes[J]. Invest. Ophthalmol. Vis. Sci., 2010, 51(7): 3660-3665.

[22] van Dijk H W, Verbraak F D, Kok P H B, et al. Early neurodegeneration in the retina of type 2 diabetic patients[J]. Invest. Ophthalmol. Vis. Sci., 2012, 53(6): 2715-2719.

[23] Nagy Z Z, Ecsedy M, Kovács I, et al. Macular morphology assessed by optical coherence tomography image segmentation after femtosecond laser-assisted and standard cataract surgery[J]. J. Cataract Refract. Surg., 2012, 38(6): 941-946.

[24] Altintas Ö A, Iseri P, Özkan B, et al. Correlation between retinal morphological and functional findings and clinical severity in Parkinson's disease[J]. Doc. Ophthalmol., 2008, 116(2): 137-146.

[25] Hajee M E, March W F, Lazzaro D R, et al. Inner retinal layer thinning in Parkinson disease[J]. Arch. Ophthalmol., 2009, 127(6): 737-741.

[26] Inzelberg R, Ramirez J A, Nisipeanu P, et al. Retinal nerve fiber layer thinning in Parkinson disease[J]. Vision Kes., 2004, 44(24): 2793-2797.

[27] Almarcegui C, Dolz I, Pueyo V, et al. Correlation between functional and structural assessments of the optic nerve and retina in multiple sclerosis patients[J]. Neurophysiol. Clin., 2010, 40(3): 129-135.

[28] Bock M, Brandt A U, Dörr J, et al. Patterns of retinal nerve fiber layer loss in multiple sclerosis patients with or without optic neuritis and glaucoma patients[J]. Clin. Neurol. Neurosurg., 2010, 112(8): 647-652.

[29] Paquet C, Boissonnot M, Roger F, et al. Abnormal retinal thickness in patients with mild cognitive impairment and Alzheimer's disease[J]. Neurosci. Lett., 2007, 420(2): 97-99.

[30] Parisi V, Restuccia R, Fattapposta F, et al. Morphological and functional retinal impairment in Alzheimer's disease patients[J]. Clin. Neurophysiol., 2001, 112(10): 1860-1867.

[31] Saidha S, Sotirchos E S, Oh J, et al. Relationships between retinal axonal and neuronal measures and global central nervous system pathology in multiple sclerosis[J]. JAMA Neurol., 2013, 70(1): 34-43.

[32] Tatrai E, Szigeti A, Nemeth J, et al. The effect of axial length on the thickness of the intraretinal layers in the macula[J]. Invest. Ophthalmol. Vis. Sci., 2012, 53: 4102.

[33] Martinez-Lapiscina E H, Arnow S, Wilson J A, et al. Retinal thickness measured with optical coherence tomography and risk of disability worsening in multiple sclerosis: A cohort study[J]. Lancet Neurol., 2016, 15(6): 574-584.

[34] Bizheva K, Pflug R, Hermann B, et al. Optophysiology: Depth-resolved probing of retinal physiology with functional ultrahigh-resolution optical coherence tomography[J]. Proc. Natl. Acad. Sci. U.S.A., 2006, 103(13): 5066-5071.

[35] Hermann B, Povaay B, Unterhuber A, et al. Optophysiology of the human retina with functional ultrahigh resolution optical coherence tomography[J]. Invest. Ophthalmol.

Vis. Sci., 2006, 47: 1672.

[36] Hardin J S, Taibbi G, Nelson S C, et al. Factors affecting cirrus-HD OCT optic disc scan quality: a review with case examples[J]. J. Ophthalmol., 2015: 746150.

[37] Blumenthal E Z, Williams J M, Weinreb R N, et al. Reproducibility of nerve fiber layer thickness measurements by use of optical coherence tomography[J]. Ophthalmology, 2002, 107(12): 2278-2282.

[38] Carpineto P, Ciancaglini M, Zuppardi E, et al. Reliability of nerve fiber layer thickness measurements using optical coherence tomography in normal and glaucomatous eyes[J]. Ophthalmology, 2003, 110(1): 190-195.

[39] Massin P, Vicaut E, Haouchine B, et al. Reproducibility of retinal mapping using optical coherence tomography[J]. Arch. Ophthalmol., 2001, 119(8): 1135-1142.

[40] Hoffmeyer G C. MacPac: A systematic protocol for OCT scanning of macular pathology[J]. J. Ophthal. Photograph., 2003, 25: 64-70.

[41] Paunescu L A, Schuman J S, Price L L, et al. Reproducibility of nerve fiber thickness, macular thickness, and optic nerve head measurements using Stratus OCT[J]. Invest. Ophthalmol. Vis. Sci, 2004, 45(6): 1716-1724.

[42] Schuman J S, Pedut-Kloizman T, Hertzmark E. Reproducibility of nerve fiber layer thickness measurements using optical coherence tomography[J]. Ophthalmology, 1996, 103(11): 1889-1898.

[43] Stein D M, Ishikawa H, Hariprasad R, et al. A new quality assessment parameter for optical coherence tomography[J]. Br. J. Ophthalmol., 2006, 90(2): 186-190.

[44] Jaffe G J, Caprioli J. Optical coherence tomography to detect and manage retinal disease and glaucoma[J]. Am. J. Ophthalmol., 2004, 137(1): 156-169.

[45] Ray R, Stinnett S S, Jaffe G J. Evaluation of image artifact produced by optical coherence tomography of retinal pathology[J]. Am. J. Ophthalmol., 2005, 139(1): 18-29.

[46] Silverman R H. High-resolution ultrasound imaging of the eye — A review[J]. Clin. Exp. Ophthalmol., 2009, 37(1): 54-67.

[47] Guthoff R, Berger R W, Draeger J. Measurements of ocular coat dimensions by means of combined A- and B-scan ultrasonography[J]. Ophthalmic. Res., 1984, 16(6): 289-291.

[48] Németh J, Horóczi Z. Changes in the ocular dimensions after trabeculectomy[J]. Int. Ophthalmol., 1992, 16(4-5): 355-357.

[49] Demirkaya N, van Dijk H W, van Schuppen S M, et al. Effect of age on individual retinal layer thickness in normal eyes as measured with spectral-domain optical coherence tomography[J]. Invest. Ophthalmol. Vis. Sci., 2013, 54(7): 4934-4940.

[50] Huang J, Liu X, Wu Z, et al. Image quality affects macular and retinal nerve fiber layer thickness measurements on Fourier-domain optical coherence tomography[J]. Ophthalmic Surgery, Lasers and Imaging Retina, 2011, 42(3): 216-221.

[51] Kelty P J, Payne J F, Trivedi R H, et al. Macular thickness assessment in healthy eyes based on ethnicity using Stratus OCT optical coherence tomography[J]. Invest. Ophthalmol. Vis. Sci., 2008, 49(6): 2668-2672.

[52] Huang X R, Zhou Y, Knighton R W, et al. Wavelength-dependent change of retinal nerve fiber layer reflectance in glaucomatous retinas[J]. Invest. Ophthalmol. Vis. Sci., 2012, 53(9): 5869-5876.

[53] Ooto S, Hangai M, Tomidokoro A, et al. Effects of age, sex, and axial length on the three-dimensional profile of normal macular layer structures[J]. Invest. Ophthalmol. Vis. Sci., 2011, 52(12): 8769-8779.

[54] Rao H L, Kumar A U, Babu J G, et al. Predictors of normal optic nerve head, retinal nerve fiber layer, and macular parameters measured by spectral domain optical coherence tomography[J]. Invest. Ophthalmol. Vis. Sci., 2011, 52(2): 1103-1110.

[55] Samarawickrama C, Pai A, Huynh S C, et al. Influence of OCT signal strength on macular, optic nerve head, and retinal nerve fiber layer parameters[J]. Invest. Ophthalmol. Vis. Sci., 2010, 51(9): 4471-4475.

[56] Szigeti A, Tátrai E, Varga B E, et al. The effect of axial length on the thickness of intraretinal layers of the macula[J]. PLoS ONE, 2015, 10(11): e0142383.

[57] Cheung C Y, Chen D, Wong T Y, et al. Determinants of quantitative optic nerve measurements using spectral domain optical coherence tomography in a population-based sample of non-glaucomatous subjects[J]. Invest. Ophthalmol. Vis. Sci., 2011, 52(13): 9629-9635.

[58] Mwanza J C, Durbin M K, Budenz D L, et al. Profile and predictors of normal ganglion cell-inner plexiform layer thickness measured with frequency-domain optical coherence tomography[J]. Invest. Ophthalmol. Vis. Sci., 2011, 52(11): 7872-7879.

[59] Song W K, Lee S C, Lee E S, et al. Macular thickness variations with sex, age, and axial length in healthy subjects: A spectral domain optical coherence tomography study[J]. Invest. Ophthalmol. Vis. Sci., 2010, 51(8): 3913-3918.

[60] Wong A C M, Chan C W, Hui S P. Relationship of gender, body mass index, and axial length with central retinal thickness using optical coherence tomography[J]. Eye(Lond.), 2005, 19(3): 292-297.

[61] Abbott C J, Grünert U, Pianta M J, et al. Retinal thinning in tree shrews with induced high myopia: Optical coherence tomography and histological assessment[J]. Vis. Res., 2011, 51(3): 376-385.

[62] Franze K, Francke M, Günter K, et al. Spatial mapping of the mechanical properties of the living retina using scanning force microscopy[J]. Soft Matter, 2011, 7(7): 3147-3154.

[63] Chou T, Siegel M. A mechanical model of retinal detachment[J]. Phys. Biol., 2012, 9(4): 046001.

[64] Wolsley C J, Saunders K J, Silvestri G, et al. Investigation of changes in the myopic retina using multifocal electroretinograms, optical coherence tomography and peripheral resolution acuity[J]. Vis. Res., 2008, 48(14): 1554-1561.

[65] Abdalla M I, Hamdi M. Applanation ocular tension in myopia and emmetropia[J]. Br. J. Opthalmol., 1970, 54(2): 122-125.

[66] Andreassen T T, Simonsen A H, Oxlund H. Biomechanical properties of keratoconus

and normal corneas[J]. Exp. Eye Res., 1980, 31(4): 435-441.

[67] Li X Q, Larsen M, Munch I C. Subfoveal choroidal thickness in relation to sex and axial length in 93 Danish university students[J]. Invest. Ophthalmol. Vis. Sci., 2011, 52(11): 8438-8441.

[68] Sogawa K, Nagaoka T, Takahashi A, et al. Relationship between choroidal thickness and choroidal circulation in healthy young subjects[J]. American Journal of Opthalmology, 2012, 153(6): 1129-1132.

[69] Fledelius H C, Christensen A S, Fledelius C. Juvenile eye growth, when completed? An evaluation based on IOL-Master axial length data, cross-sectional and longitudinal[J]. Acta Ophthalmol., 2014, 92(3): 259-264.

[70] Koozekanani D, Boyer K, Roberts C. Retinal thickness measurements from optical coherence tomography using a Markov boundary model[J]. IEEE Trans. Med. Imaging, 2001, 20(9): 900-916.

[71] Fabritius T, Makita S, Miura M, et al. Automated segmentation of the macula by optical coherence tomography[J]. Optics Express, 2009, 17(18): 15659-15669.

[72] Shahidi M, Wang Z, Zelkha R. Quantitative thickness measurement of retinal layers imaged by optical coherence tomography[J]. Am. J. Ophthalmol., 2005, 139(6): 1056-1061.

[73] Ishikawa H, Stein D M, Wollstein G, et al. Macular segmentation with optical coherence tomography[J]. Invest. Ophthalmol. Vis. Sci., 2005, 46(6): 2012-2017.

[74] Gregori G, Knighton R W. A robust algorithm for retinal thickness measurements using optical coherence tomography (Stratus OCT)[J]. Invest. Ophthalmol. Vis. Sci., 2004, 45(13): 3007.

[75] Abràmoff M D, Garvin M K, Sonka M. Retinal imaging and image analysis[J]. IEEE Rev. Biomed. Eng., 2010, 3: 169-208.

[76] Chiu S J, Li X T, Nicholas P, et al. Automatic segmentation of seven retinal layers in SDOCT images congruent with expert manual segmentation[J]. Optics Express, 2010, 18(18): 19413-19428.

[77] Garvin M K, Abràmoff M D, Wu X, et al. Automated 3-D intraretinal layer segmentation of macular spectral-domain optical coherence tomography images[J]. IEEE Trans. Med. Imaging, 2009, 28(9): 1436-1447.

[78] Lang A, Carass A, Hauser M, et al. Retinal layer segmentation of macular OCT images using boundary classification[J]. Biomed. Opt. Express, 2013, 4(7): 1133-1152.

[79] Dufour P A, Ceklic L, Abdillahi H, et al. Graph-based multi-surface segmentation of OCT data using trained hard and soft constraints[J]. IEEE Trans. Med. Imaging, 2013, 32(3): 531-543.

[80] Yazdanpanah A, Hamarneh G, Smith B R, et al. Segmentation of intra-retinal layers from optical coherence tomography images using an active contour approach[J]. IEEE Trans. Med. Imaging, 2011, 30(2): 484-496.

[81] Kajić V, Považay B, Hermann B, et al. Robust segmentation of intraretinal layers in

the normal human fovea using a novel statistical model based on texture and shape analysis[J]. Optics Express, 2010, 18(14): 14730-14744.

[82] Chen Q, Leng T, Zheng L, et al. Automated drusen segmentation and quantification in SD-OCT images[J]. Med. Image Anal., 2013, 17(8): 1058-1072.

[83] Mayer M A, Hornegger J, Mardin C Y, et al. Retinal nerve fiber layer segmentation on FD-OCT scans of normal subjects and glaucoma patients[J]. Biomed. Opt. Express, 2010, 1(5): 1358-1383.

[84] DeBuc D C. A Review of Algorithms for Segmentation of Retinal Image Data Using Optical Coherence Tomography[M]//Ho P G. Image Segmentation. InTech, 2011.

[85] American Diabetes Association. Diabetic retinopathy[J]. Diabetes Care, 2002, 25: s90-s93.

[86] Clearinghouse D I. Diabetes heart disease, and stroke[J]. NIH Publication, 2005: No.06-5094.

[87] Cunha-Vaz J, de Abreu J R F, Campos A J. Early breakdown of the blood-retinal barrier in diabetes[J]. Br. J. Ophthalmol., 1975, 59(11): 649-656.

[88] Stanga P E, Bird A C. Optical coherence tomography (OCT): Principles of operation, technology, indications in vitreoretinal imaging and interpretation of results[J]. Int. Ophthalmol., 2001, 23(4-6): 191-197.

[89] Schaudig U H, Glaefke C, Scholz F, et al. Optical coherence tomography for retinal thickness measurement in diabetic patients without clinically significant macular edema[J]. Ophthalmic Surg. Lasers, 2000, 31(3): 182-186.

[90] Oshitari T, Hanawa K, Adachi-Usami E. Changes of macular and RNFL thicknesses measured by Stratus OCT in patients with early stage diabetes[J]. Eye (Lond.), 2009, 23(4): 884-889.

[91] Asefzadeh B, Fisch B M, Parenteau C E, et al. Macular thickness and systemic markers for diabetes in individuals with no or mild diabetic retinopathy[J]. Clin. Exp. Ophthalmol., 2008, 36(5): 455-463.

[92] Goebel W, Kretzchmar-Gross T. Retinal thickness in diabetic retinopathy: A study using optical coherence tomography (OCT)[J]. Retina, 2002, 22(6): 759-767.

[93] Bressler N M, Edwards A R, Antoszyk A N, et al. Retinal thickness on stratus optical coherence tomography in people with diabetes and minimal or no diabetic retinopathy[J]. Am. J. Ophthalmol., 2008, 145(5): 894-901.

[94] van Dijk H W, Verbraak F D, Stehouwer M, et al. Association of visual function and ganglion cell layer thickness in patients with diabetes mellitus type 1 and no or minimal diabetic retinopathy[J]. Vis. Res., 2011, 51(2): 224-228.

[95] DeBuc D C, Salinas H M, Ranganathan S, et al. Improving image segmentation performance and quantitative analysis via a computer-aided grading methodology for optical coherence tomography retinal image analysis[J]. J. Biomed. Opt., 2010, 15(4): 046015.

[96] DeBuc D C, Tatrai E, Laurik L, et al. Identifying local structural and optical derangement in the neural retina of individuals with type 1 diabetes[J]. J. Clin. Exp.

Ophthalmol., 2013, 4(4): 1000289.

[97] Vujosevic S, Midena E. Retinal layers changes in human preclinical and early clinical diabetic retinopathy support early retinal neuronal and Müller cells alterations[J]. J. Diabetes Res., 2013: 905058.

[98] Akshikar R, Richardson M, Crosby-Nwaobi R, et al. Retinal neuronal changes in people with diabetes[J]. Invest. Ophthalmol. Vis. Sci., 2012, 53(14): 2852.

[99] Biallosterski C, van Velthoven M E, Michels R P, et al. Decreased optical coherence tomography measured pericentral retinal thickness in patients with diabetes mellitus type 1 with minimal diabetic retinopathy[J]. Br. J. Ophthalmol., 2007, 91(9): 1135-1138.

[100] Browning D J, Fraser C M, Clark S. The relationship of macular thickness to clinically graded diabetic retinopathy severity in eyes without clinically detected diabetic macular edema[J]. Ophthalmology, 2008, 115(3): 533-539.

[101] Pires I, Bernardes R C, Lobo C L, et al. Retinal thickness in eyes with mild nonproliferative retinopathy in patients with type 2 diabetes mellitus: comparison of measurements obtained by retinal thickness analysis and optical coherence tomography[J]. Arch. Ophthalmol., 2002, 120(10): 1301-1306.

[102] de Faria J M L, Russ H, Costa V P. Retinal nerve fibre layer loss in patients with type 1 diabetes mellitus without retinopathy[J]. Br. J. Ophthalmol., 2002, 86(7): 725-728.

[103] Verma A, Rani P K, Raman R, et al. Is neuronal dysfunction an early sign of diabetic retinopathy? Microperimetry and spectral domain optical coherence tomography (SDOCT) study in individuals with diabetes, but no diabetic retinopathy[J]. Eye (Lond.), 2009, 23(9): 1824-1830.

[104] Wang Y, Fawzi A, Tan O, et al. Retinal blood flow detection in diabetic patients by Doppler Fourier domain optical coherence tomography[J]. Optics Express, 2009, 17(5): 4061-4073.

[105] van Dijk H W, Kok P H, Garvin M, et al. Selective loss of inner retinal layer thickness in type 1 diabetic patients with minimal diabetic retinopathy[J]. Invest. Ophthalmol. Vis. Sci., 2009, 50(7): 3404-3409.

[106] Makita S, Hong Y, Yamanari M, et al. Optical coherence angiography[J]. Optics Express, 2006, 14(17): 7821-7840.

[107] Wang R K, Jacques S, Ma Z, et al. Three dimensional optical angiography[J]. Optics Express, 2007, 15(7): 4083-4097.

[108] Yasuno Y, Hong Y, Makita S, et al. In vivo high-contrast imaging of deep posterior eye by 1-mm swept source optical coherence tomography and scattering optical coherence angiography[J]. Optics Express, 2007, 15(10): 6121-6139.

[109] Jia Y, Tan O, Tokayer J, et al. Split-spectrum amplitude-decorrelation angiography with optical coherence tomography[J]. Optics Express, 2012, 20(4): 4710-4725.

[110] Moult E, Choi W, Waheed N K, et al. Ultrahigh-speed swept-source OCT angiography in exudative AMD[J]. Ophthalmic Surgery, Lasers and Imaging Retina, 2014, 45(6):

　　　　　496-505.

[111]　Thorell M R, Zhang Q, Huang Y, et al. Swept-source OCT angiography of macular telangiectasia type 2[J]. Ophthalmic Surgery, Lasers and Imaging Retina, 2014, 45(5): 369-380.

[112]　Huang Y, Zhang Q, Thorell M R, et al. Swept-source OCT angiography of the retinal vasculature using intensity differentiation-based optical microangiography algorithms[J]. Ophthalmic Surgery, Lasers and Imaging Retina, 2014, 45(5): 382-389.

[113]　Hwang T S, Jia Y, Gao S S, et al. Optical coherence tomography angiography features of diabetic retinopathy[J]. Retina, 2015, 35(11): 2371-2376.

[114]　Silber E, Sharief M K. Axonal degeneration in the pathogenesis of multiple sclerosis[J]. J. Neurol. Sci, 1999, 170(1): 11-18.

[115]　Fjeldstad C, Bemben M, Pardo G. Reduced retinal nerve fiber layer and macular thickness in patients with multiple sclerosis with no history of optic neuritis identified by the use of spectral domain high-definition optical coherence tomography[J]. J. Clin. Neurosci., 2011, 18(11): 1469-1472.

[116]　Parisi V, Manni G, Spadaro M, et al. Correlation between morphological and functional retinal impairment in multiple sclerosis patients[J]. Invest. Ophthalmol. Vis. Sci., 1999, 40(11): 2520-2527.

[117]　Pueyo V, Martin J, Fernandez J, et al. Axonal loss in the retinal nerve fiber layer in patients with multiple sclerosis[J]. Mult. Scler., 2008, 14(5): 609-614.

[118]　Sepulcre J, Murie-Fernandez M, Salinas-Alaman A, et al. Diagnostic accuracy of retinal abnormalities in predicting disease activity in MS[J]. Neurology, 2007, 68(18): 1488-1494.

[119]　Tegetmeyer H, Kühn E. Quantitative analysis of changes in macular layers following optic neuritis[J]. Neuro-Ophthalmology, 2011, 35(3): 101-107.

[120]　Burkholder B M, Osborne B, Loguidice M J, et al. Macular volume determined by optical coherence tomography as a measure of neuronal loss in multiple sclerosis[J]. Arch. Neurol., 2009, 66(11): 1366-1372.

[121]　Saidha S, Syc S B, Durbin M K, et al. Visual dysfunction in multiple sclerosis correlates better with optical coherence tomography derived estimates of macular ganglion cell layer thickness than peripapillary retinal nerve fiber layer thickness[J]. Multiple Sclerosis Journal, 2011, 17(12): 1449-1463.

[122]　Davies E C, Galetta K M, Sackel D J, et al. Retinal ganglion cell layer volumetric assessment by spectral-domain optical coherence tomography in multiple sclerosis: Application of a high-precision manual estimation technique[J]. J. Neuro-ophthalmol., 2011, 31(3): 260-264.

[123]　Syc S B, Saidha S, Newsome S D, et al. Optical coherence tomography segmentation reveals ganglion cell layer pathology after optic neuritis[J]. Brain, 2012, 135(2): 521-533.

[124]　Klistorner A, Arvind H, Nguyen T, et al. Multifocal VEP and OCT in optic neuritis: A topographical study of the structure-function relationship[J]. Doc. Ophthalmol., 2009,

118(2): 129-137.

[125] Green A J, McQuaid S, Hauser S L, et al. Ocular pathology in multiple sclerosis: retinal atrophy and inflammation irrespective of disease duration[J]. Brain, 2010, 133(6): 1591-1601.

[126] Kerrison J B, Flynn T, Green W R. Retinal pathologic changes in multiple sclerosis[J]. Retina, 1994, 14(5): 445-451.

[127] Costello F, Hodge W, Pan Y I, et al. Using retinal architecture to help characterize multiple sclerosis patients[J]. Can. J. Ophthalmol., 2010, 45(5): 520-526.

[128] Fisher J B, Jacobs D A, Markowitz C E, et al. Relation of visual function to retinal nerve fiber layer thickness in multiple sclerosis[J]. Ophthalmology, 2006, 113(2): 324-332.

[129] Henderson A P, Trip S A, Schlottmann P G, et al. An investigation of the retinal nerve fibre layer in progressive multiple sclerosis using optical coherence tomography[J]. Brain, 2008, 131(1): 277-287.

[130] Saidha S, Syc S B, Ibrahim M A, et al. Primary retinal pathology in multiple sclerosis as detected by optical coherence tomography[J]. Brain, 2011, 134(2): 518-533.

[131] Garas A, Vargha P, Holló G. Diagnostic accuracy of nerve fibre layer, macular thickness and optic disc measurements made with the RTVue-100 optical coherence tomograph to detect glaucoma[J]. Eye (Lond.), 2011, 25(1): 57-65.

[132] Kim N R, Lee E S, Seong G J, et al. Structure-function relationship and diagnostic value of macular ganglion cell complex measurement using Fourier-domain OCT in glaucoma[J]. Invest. Ophthalmol. Vis. Sci., 2010, 51(9): 4646-4651.

[133] Schulze A, Lamparter J, Pfeiffer N, et al. Diagnostic ability of retinal ganglion cell complex, retinal nerve fiber layer, and optic nerve head measurements by Fourier-domain optical coherence tomography[J]. Graefes Arch. Clin. Exp. Ophthalmol., 2011, 249(7): 1039-1045.

[134] Tan O, Chopra V, Lu A T, et al. Detection of macular ganglion cell loss in glaucoma by Fourier-domain optical coherence tomography[J]. Ophthalmology, 2009, 116(12): 2305-2314.

[135] Gossage K W, Tkaczyk T S, Rodriguez J J, et al. Texture analysis of optical coherence tomography images: feasibility for tissue classification[J]. J. Biomed. Opt., 2003, 8(3): 570-575.

[136] Gneiting T, Schlather M. Stochastic models that separate fractal dimension and the Hurst effect[J]. SIAM Rev., 2004, 46(2): 269-282.

[137] Sarkar N, Chaudhuri B B. An efficient approach to estimate fractal dimension of textural images[J]. Pattern Recognit., 1992, 25(9): 1035-1041.

[138] Hasegawa M, Liu J, Okuda K, et al. Calculation of the fractal dimensions of machined surface profiles[J]. Wear, 1996, 192(1-2): 40-45.

[139] Huang Y. Optical coherence tomography (OCT) in hereditary retinal degeneration: layer-by-layer analysis in normal and diseased retinas[D]. Philadelphia: University of Pennsylvania, 1999.

[140] Svet V D. About holographic (interferometric) approach to the primary visual perception[J]. Open J. Biophys., 2013, 3(3): 165-177.

[141] Hammer M, Schweitzer D, Thamm E, et al. Optical properties of ocular fundus tissues determined by optical coherence tomography[J]. Opt. Commun., 2000, 186(1-3): 149-153.

[142] Gao W, Tátrai E, Somfai G M, et al. Assessing the performance of optical properties determination of intraretinal layers in healthy normal and type 1 diabetic eyes using optical coherence tomography[J]. Invest. Ophthalmol. Vis. Sci., 2011, 52(6): 3689.

[143] Balcer L J, Miller D H, Reingold S C, et al. Vision and vision-related outcome measures in multiple sclerosis[J]. Brain J. Neurol., 2015, 138(1): 11-27.

[144] Gordon-Lipkin E, Chodkowski B, Reich D S, et al. Retinal nerve fiber layer is associated with brain atrophy in multiple sclerosis[J]. Neurology, 2007, 69(16): 1603-1609.

[145] Grazioli E, Zivadinov R, Weinstock-Guttman B, et al. Retinal nerve fiber layer thickness is associated with brain MRI outcomes in multiple sclerosis[J]. J. Neurol. Sci., 2008, 268(1-2): 12-17.

[146] Wang X, Jia Y, Spain R, et al. Optical coherence tomography angiography of optic nerve head and parafovea in multiple sclerosis[J]. Br. J. Ophthalmol., 2014, 98(10): 1368-1373.

[147] Zipp F, Aktas O. The brain as a target of inflammation: common pathways link inflammatory and neurodegenerative diseases[J]. Trends Neurosci., 2006, 29(9): 518-527.

[148] Jiang H, DeBuc D C, Delgado S, et al. Quantification of macular blood flow volume and microvascular network in multiple sclerosis (MS)[J]. Neurology, 2014, 82(10 Supplement): P2.264.

[149] Jiang H, Delgado S, Yuan J, et al. Impairment of the retinal nerve fiber integrity and blood flow velocity in multiple sclerosis[J]. Neurology, 2015, 84(14 Supplement): P5.224.

[150] Jiang H, Ye Y, DeBuc D C, et al. Spectral oximetry measured with ultra-high resolution optical coherence tomography in multiple sclerosis[C]//Proceedings of 38th Annual North American Neuro-Ophthalmology Society (NANOS) Meeting. 2012.

[151] White B R, Pierce M C, Nassif N, et al. In vivo dynamic human retinal blood flow imaging using ultra-high-speed spectral domain optical Doppler tomography[J]. Optics Express, 2003, 11(25): 3490-3497.

[152] Stys P K, Zamponi G W, van Minnen J, et al. Will the real multiple sclerosis please stand up?[J]. Nat. Rev. Neurosci., 2012, 13(7): 507-514.

[153] Braaf B, Vermeer K A, Vienola K V, et al. Angiography of the retina and the choroid with phase-resolved OCT using interval-optimized backstitched B-scans[J]. Optics Express, 2012, 20(18): 20516-20534.

[154] France L W. Evidence-based guidelines for amblyogenic risk factors[J]. Am. Orthopt. J., 2006, 56: 7-14.

[155] Graham P A. Epidemiology of strabismus[J]. Br. J. Ophthalmol., 1974, 58(3): 224-231.

[156] Kiorpes L, McKee S P. Neural mechanisms underlying amblyopia[J]. Curr. Opin. Neurobiol., 1999, 9(4): 480-486.

[157] Roper-Hall G. Current concepts of amblyopia: A neuro-ophthalmology perspective[J]. Am. Orthopt. J., 2007, 57: 2-11.

[158] Noorden G K. Mechanisms of amblyopia[J]. Adv. Ophthalmol., 1977, 34: 93-115.

[159] von Noorden G K, Crawford M L. The lateral geniculate nucleus in human strabismic amblyopia[J]. Invest. Ophthalmol. Vis. Sci., 1992, 33(9): 2729-2732.

[160] von Noorden G K, Crawford M L, Levacy R A. The lateral geniculate nucleus in human anisometropic amblyopia[J]. Invest. Ophthalmol. Vis. Sci., 1983, 24(6): 788-790.

[161] Headon M P, Powell T P. Cellular changes in the lateral geniculate nucleus of infant monkeys after suture of the eyelids[J]. J. Anat., 1973, 116(1): 135-145.

[162] Sherman S M, Wilson J R. Behavioral and morphological evidence for binocular competition in the postnatal development of the dog's visual system[J]. J. Comp. Neurol., 1975, 161(2): 183-195.

[163] Noorden G K. Histological studies of the visual system in monkeys with experimental amblyopia[J]. Invest. Ophthalmol., 1973, 12(10): 727-738.

[164] Wiesel T N, Hubel D H. Effects of visual deprivation on morphology and physiology of cells in the cats lateral geniculate body[J]. J. Neurophysiol., 1963, 26(6): 978-993.

[165] Campos E C, Schiavi C, Benedetti P, et al. Effect of citicoline on visual acuity in amblyopia: Preliminary results[J]. Graefes Arch. Clin. Exp. Ophthalmol., 1995, 233(5): 307-312.

[166] Bankó É M, Körtvélyes J, Németh J, et al. Amblyopic deficits in the timing and strength of visual cortical responses to faces[J]. Cortex, 2013, 49(4): 1013-1024.

[167] Chow K L. Failure to demonstrate changes in the visual system of monkeys kept in darkness or in colored lights[J]. J. Comp. Neurol., 1955, 102(3): 597-606.

[168] Rasch E, Swift H, Riesen A H, et al. Altered structure and composition of retinal cells in dark-reared mammals[J]. Exp. Cell Res., 1961, 25(2): 348-363.

[169] Wendell-Smith C P. Effect of light deprivation on the postnatal development of the optic nerve[J]. Nature, 1964, 204(4959): 707.

[170] Arden G B, Wooding S L. Pattern ERG in amblyopia[J]. Invest. Ophthalmol. Vis. Sci., 1985, 26(1): 88-96.

[171] Tugcu B, Araz-Ersan B, Kilic M, et al. The morpho-functional evaluation of retina in amblyopia[J]. Curr. Eye Res., 2013, 38(7): 802-809.

[172] Alotaibi A G, Enazi B A. Unilateral amblyopia: optical coherence tomography findings[J]. Saudi J. Ophthalmol., 2011, 25(4): 405-409.

[173] Yen M Y, Cheng C Y, Wang A G. Retinal nerve fiber layer thickness in unilateral amblyopia[J]. Invest. Ophthalmol. Vis. Sci., 2004, 45(7): 2224-2230.

[174] Yoon S W, Park W H, Baek S H, et al. Thicknesses of macular retinal layer and peripapillary retinal nerve fiber layer in patients with hyperopic anisometropic amblyopia[J]. Korean J. Ophthalmol., 2005, 19(1): 62-67.

[175] Dickmann A, Petroni S, Perrotta V, et al. A morpho-functional study of amblyopic eyes with the use of optical coherence tomography and microperimetry[J]. J. Am. Assoc. Pediatr. Ophthalmol. Strabismus, 2011, 15(4): 338-341.

[176] Dickmann A, Petroni S, Salerni A, et al. Unilateral amblyopia: An optical coherence tomography study[J]. J. Am. Assoc. Pediatr. Ophthalmol. Strabismus, 2009, 13(2): 148-150.

[177] Huynh S C, Samarawickrama C, Wang X Y, et al. Macular and nerve fiber layer thickness in amblyopia: The sydney childhood eye study[J]. Ophthalmology, 2009, 116(9): 1604-1609.

[178] Pang Y, Goodfellow G W, Allison C, et al. A prospective study of macular thickness in amblyopic children with unilateral high myopia[J]. Invest. Ophthalmol. Vis. Sci., 2011, 52(5): 2444-2449.

[179] Altintas O, Yüksel N, Ozkan B, et al. Thickness of the retinal nerve fiber layer, macular thickness, and macular volume in patients with strabismic amblyopia[J]. J. Pediatr. Ophthalmol. Strabismus, 2005, 42(4): 216-221.

[180] Dickmann A, Petroni S, Perrotta V, et al. Measurement of retinal nerve fiber layer thickness, macular thickness, and foveal volume in amblyopic eyes using spectral-domain optical coherence tomography[J]. J. Am. Assoc. Pediatr. Ophthalmol. Strabismus, 2012, 16(1): 86-88.

[181] Kee S Y, Lee S Y, Lee Y C. Thicknesses of the fovea and retinal nerve fiber layer in amblyopic and normal eyes in children[J]. Korean J. Ophthalmol., 2006, 20(3): 177-181.

[182] Repka M X, Goldenberg-Cohen N, Edwards A R. Retinal nerve fiber layer thickness in amblyopic eyes[J]. Am. J. Ophthalmol., 2006, 142 (2): 247-251.

[183] Repka M X, Kraker R T, Tamkins S M, et al. Retinal nerve fiber layer thickness in amblyopic eyes[J]. Am. J. Ophthalmol., 2009, 148 (1): 143-147.

[184] Walker R A, Rubab S, Voll A R, et al. Macular and peripapillary retinal nerve fibre layer thickness in adults with amblyopia[J]. Can. J. Ophthalmol., 2011, 46(5): 425-427.

[185] Chow K L, Riesen A H, Newell F W. Degeneration of retinal ganglion cells in infant chimpanzees reared in darkness[J]. J. Comp. Neurol., 1957, 107(1): 27-42.

[186] Fifková E. Effect of visual deprivation and light on synapses of the inner plexiform layer[J]. Exp. Neurol., 1972, 35(3): 458-469.

[187] Sosula L, Glow P H. Increase in number of synapses in the inner plexiform layer of light deprived rat retinae: Quantitative electron microscopy[J]. J. Comp. Neurol., 1971, 141(4): 427-451.

[188] Weiskrantz L. Sensory deprivation and the cat's optic nervous system[J]. Nature, 1958, 181(4615): 1047-1050.

[189] Enoch J M. Receptor amblyopia[J]. Am. J. Ophthalmol., 1959, 48(3): 262-273.

[190] Colen T P, de Faber J T, Lemij H G. Retinal nerve fiber layer thickness in human strabismic amblyopia[J]. Binocul Vis. Strabismus Q, 2000, 15(2): 141-146.

[191] Al-Haddad C E, El Mollayess G M, Mahfoud Z R, et al. Macular ultrastructural features

in amblyopia using high-definition optical coherence tomography[J]. British Journal of Ophthalmology, 2013, 97(3): 318-322.

[192] Szigeti A, Tátrai E, Szamosi A, et al. A morphological study of retinal changes in unilateral amblyopia using optical coherence tomography image segmentation[J]. PLoS One, 2014, 9(2): e88363.

[193] Alamouti B, Funk J. Retinal thickness decreases with age: An OCT study[J]. British Journal of Ophthalmology, 2003, 87(7): 899-901.

[194] Kashani A H, Zimmer-Galler I E, Shah S M, et al. Retinal thickness analysis by race, gender, and age using Stratus OCT[J]. Am. J. Ophthalmol., 2010, 149(3): 496-502.

[195] Al-Haddad C E, Mollayess G M L, Cherfan C G, et al. Retinal nerve fibre layer and macular thickness in amblyopia as measured by spectral-domain optical coherence tomography[J]. Br. J. Ophthalmol., 2011, 95(12): 1696-1699.

[196] Bedell H E. Central and peripheral retinal photoreceptor orientation in amblyopic eyes as assessed by the psychophysical Stiles-Crawford function[J]. Invest. Ophthalmol. Vis. Sci., 1980, 19(1): 49-59.

[197] Delint P J, Weissenbruch C, Berendschot T T J M. Photoreceptor function in unilateral amblyopia[J]. Vis. Res., 1998, 38(4): 613-617.

[198] Williams C, Papakostopoulos D. Electro-oculographic abnormalities in amblyopia[J]. Br. J. Ophthalmol., 1995, 79(3): 218-224.

[199] Leone J, Koklanis K, Georgievski Z, et al. Macular and retinal nerve fibre layer thickness in strabismus and anisometropic amblyopia[J]. Binocul. Vis. Strabismus Q, 2008, 23(4): 227-234.

[200] Hatef E, Khwaja A, Rentiya Z, et al. Comparison of time domain and spectral domain optical coherence tomography in measurement of macular thickness in macular edema secondary to diabetic retinopathy and retinal vein occlusion[J]. J. Ophthalmol., 2012, 2012: 354783.

[201] Hu Z, Nittala M, Sadda S. Comparison and normalization of retinal reflectivity profiles between spectral-domain optical coherence tomography devices[J]. Invest. Ophthalmol. Vis. Sci., 2013, 54(15): 5492.

[202] Chen H, Chen X, Qiu Z, et al. Quantitative analysis of retinal layers' optical intensities on 3D optical coherence tomography for central retinal artery occlusion[J]. Scientific Reports, 2015, 5: 9269.

[203] Vermeer K A, van der Schoot J, Lemij H G, et al. RPE-normalized RNFL attenuation coefficient maps derived from volumetric OCT imaging for glaucoma assessment[J]. Invest. Ophthalmol. Vis. Sci., 2012, 53(10): 6102-6108.

[204] de Carlo T E, Romano A, Waheed N K, et al. A review of optical coherence tomography angiography (OCTA)[J]. Int. J. Retin. Vitr., 2015, 1(1): 5.

第 7 章　基于 OCT 的视网膜层光密度定量分析

从 OCT 图像中除了能够获得视网膜结构的形态学特征，还可以得到信号反射的强度信息，然而这一部分的相关研究却很少。本章将介绍几个关于视网膜层光密度的定量分析研究，研究对象包括正常人和视网膜中央动脉阻塞患者。

7.1　引　　言

OCT 是一种在体且无创的成像技术，能够获得视网膜结构的断层扫描图像[1]。它大大提高了我们对眼部生理结构和眼科疾病发病机制的理解，同时也帮助临床医生诊断和处置视网膜疾病[2]。OCT 技术不仅使我们可以观察正常或病变视网膜组织的形态，还提供了对视网膜进行定量分析的可能。目前，大多数商用 OCT 设备都能自动测量视神经乳头区域的 RNFL 厚度和黄斑区视网膜总厚度。还有更高级的影像分析技术能进一步实现 ONH[3]、GCL[4]、脉络膜厚度[5]等数据的测量。

根据 OCT 图像不仅可以测量视网膜形态参数，而且可以测量正常及病变视网膜的局部光反射强度（也称为光密度或者反射率）。研究发现，OCT 图像的光密度可以为疾病的定性诊断提供一定的依据，例如，视网膜动脉阻塞会导致内视网膜光密度升高[6]。年龄相关性黄斑变性会导致脉络膜新生血管的形成和萎缩，视网膜光密度也随之升高[7]。对于青光眼患者而言，其视网膜神经纤维层的光密度比正常人低，并会随着疾病严重程度的增加而降低[8,9]。对于渗出性病变患者，其玻璃体与正常玻璃体相比具有更强的反射性，而退行性变化会导致更低的光密度[10]。同样，光密度可用于区分浆液性、纤维血管性和玻璃膜疣性的色素上皮脱离[11]。此外，囊样间隙的反射率随荧光素聚集密度的变化而变化，这表明血视网膜屏障的破坏可导致糖尿病性黄斑水肿内容的变化[12]。此外，有报道称，光感受器椭球区的反射性丧失发生得很早，从特发性毛细血管扩张患者的首次临床检查中就能发现这种情况[13]。这些结果表明，视网膜内或视网膜下间隙的光密度可作为生物标志物，为研究视网膜疾病的发病机制提供依据。

然而，与尺寸分析相比，OCT 光密度的定量分析研究要少得多。2000 年，Pons 等[8]报道，青光眼患者的 RNFL 内的反射强度比对照组低。这一结论也被 SD-OCT 所证实[9,14]。Giani 等[15]使用 OCT 对 CNV 的反射率进行了定量研究，发现可以区分有渗漏的 CNV 和无渗漏的 CNV,并提供有关荧光素血管造影渗漏状态的额外信息。

但是,目前仍然缺乏视网膜光密度的正常范围和生理学变化方面的信息。新开发的参数的应用需基于对正常条件的理解,因此建立一个特定标准的规范数据库是至关重要的。据我们所知,目前对于正常人视网膜光密度分布的研究很少。性别、年龄、人种、视盘面积、轴向长度和屈光误差等[16-18]对视网膜厚度测量会产生影响的因素在光密度测量中有何影响尚不清楚。

本章介绍一些基于已验证的自动算法[19-22]实现的视网膜 OCT 图像各层光密度的研究。在第一个研究[23]中,测量了频域 OCT 图像上所有视网膜层的光密度,并研究了正常人各视网膜层之间的光密度变化和关系。在第二个研究[24]中,根据 ETDRS[25]中定义的区域,研究了正常受试者在每个视网膜层和九个黄斑分区的视网膜光密度分布特点。为了收集决定因素的参考数据,还统计了年龄、性别、身高、体重、屈光状态、轴向长度、图像质量、视盘面积及盘沿/视盘面积比对光密度的影响。在第三个研究[26]中,定量研究了视网膜中央动脉阻塞(central retinal artery occlusion,CRAO)患者各视网膜层的光密度特点,并与对照组进行了比较。

7.2 基于 OCT 图像的视网膜层自动分割

为了建立视网膜各层光密度的分布和变化模型,基于 OCT 图像实现视网膜层的分割就尤为重要。基于三维图搜索方法实现了 11 个曲面的视网膜自动分割算法[19-22]。其流程包括预处理和层分割两个部分。预处理部分主要是对图像去噪。首先,用曲率各向异性扩散滤波器减少 OCT 图像的散斑噪声。随后,通过在一个顶点加权图中找到一个最优的闭集,从而自动检测出视网膜的边界。共检测出 RNFL、GCL、IPL、INL、OPL、ONL、PR(IS/OS) 和 RPE 等视网膜层(图 7-1)。实验中的每一张 B-扫描图像都由眼科医生进行检查,如果视网膜层之间的边界出现任何检测错误,则将其排除在外。脉络膜的定义为 RPE 下方 25 个像素范围内的区域(图 7-1)。

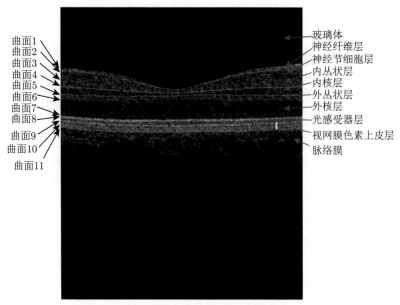

图 7-1　黄斑区 OCT 图像及视网膜层分割结果

7.3　正常人的视网膜光密度分布特点

7.3.1　数据获取

第一项研究包括 40 个正常受试者。实验使用 Topcon 3D OCT-1000 (日本拓普康公司) 获取了以黄斑为中心的频域 OCT 图像，图像大小为 6mm×6mm，每幅图像包含 64 个 B-扫描。纵向分辨率和横向分辨率分别为 6μm 和 20μm。同时还拍摄了眼底彩照，OCT 图像的大小为 512×64×480 体素，每个体素的大小为 11.72μm×93.75μm×3.50μm。图像质量指数是由 OCT 软件给出的，取值范围为 0~100。图像数据的灰度值范围为 0~65535。光密度表示为无量纲单位（arbitrary units，AU）。

7.3.2　统计分析

研究计算了每个受试者视网膜各层光密度的均值和标准差。基于独立样本 t 检验的方法对比分析了男性和女性视网膜各层的光密度。使用皮尔逊 (Pearson) 相关系数分析了视网膜各层光密度与年龄、图像质量的相关性，用相关系数 r 表示。并且使用图像质量指数作为归一化参数进行调整，即 variance × $(1 - r^2_{\text{with\_image\_quality}})$，这里的 $r_{\text{with\_image\_quality}}$ 是指光密度与图像质量的相关系数，调整后的变异系数就是调整后的标准差与均值之比。

7.3.3 正常人视网膜各层的光密度定量分析

各层光密度的均值、标准差和调整后的标准差如表 7-1 和图 7-2 所示。如图 7-3 所示,视网膜内各层的光密度相关程度为中等至较强,相关系数 r 在 0.524~0.988 之间,均为 $p<0.001$。其中,GCL、IPL、INL、OPL 的光密度相关性很强,其相关系数 $r>0.934$,均为 $p<10^{-18}$。相反,玻璃体与 PR 的相关性较低($r=0.251$,$p=0.119$),与视网膜内其他各层光密度的相关性为较弱到中等,其相关系数 r 的在 0.384~0.541 之间(均为 $p<0.03$)。脉络膜的光密度与视网膜内各层有中度相关性,其范围为 0.418~0.725(均为 $p<0.01$)。

表 7-1 视网膜各层光密度的平均值和标准差

视网膜层	均值/μm	标准差/μm	方差/μm²	r^2/%	调整后方差/μm²	调整后标准差/μm	调整后变异系数
玻璃体	13963.50	105	11032	27.90	7955	89.2	0.0064
神经纤维层	28516.50	1491.2	2223605	55.90	980035	990	0.0347
神经节细胞层	22821.30	1301.4	1693558	75.50	415076	644.3	0.0282
内丛状层	22351.70	1329.1	1766570	81.80	322371	567.8	0.0254
内核层	19092.10	1047.9	1098045	89.90	110480	332.4	0.0174
外丛状层	20095.20	1225.2	1501154	89.20	162590	403.2	0.0201
外核层	17005.00	782.7	612695	94.70	32542	180.4	0.0106
光感受器层	28615.40	1669.9	2788601	62.70	1041087	1020.3	0.0357
视网膜色素上皮层	30780.20	1489.6	2218907	64.30	791861	889.9	0.0289
脉络膜	19791.60	964.5	930165	58.40	386699	621.9	0.0314
总体	15863.30	292.3	85435	87.60	10630	103.1	0.0065

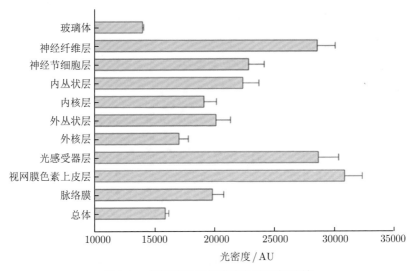

图 7-2 视网膜各层光密度均值和标准差

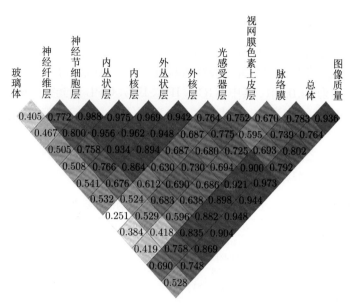

图 7-3　视网膜各层光密度及图像质量间的相关系数矩阵

本研究共纳入研究对象 40 人，其中，男性 23 人，女性 17 人，平均年龄为 (37.9±14.9) 岁。男性和女性视网膜各层的光密度无统计学差异（均为 $p>0.05$）。平均图像质量指数为 51.8±8.3。图像质量指数与视网膜各层的光密度有很强的相关性（r 在 0.748~0.973 之间，$p<10^{-8}$），与玻璃体的光密度有中度相关性（$r=0.528$，$p=0.0005$）。年龄与 RNFL 以外的任何层的光密度均无相关性，与 RNFL 的相关系数 $r=-0.365$，$p=0.021$（图 7-4）。调整图像质量后，相关系数仍然显著（$b=-24.2$，$p=0.025$）。

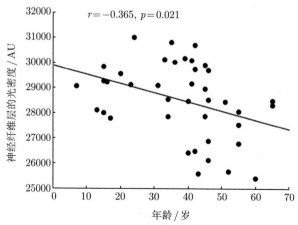

图 7-4　视网膜神经纤维层 (RNFL) 光密度与年龄的相关性

7.3.4　讨论

该分析是基于三维数据展开的,针对整个扫描区域研究分析了所有视网膜层。此外,本研究是全自动的,避免了观察者间的差异。虽然该研究使用了 Topcon 3D OCT-1000 的数据,但其算法可以应用于任何 OCT 厂商的 SD-OCT 图像。

研究发现,视网膜各层之间的光密度具有相关性。它们也与图像质量强相关,在 Topcon 3D OCT-1000 中,图像质量表明了信号强度。因此,本研究证实了光密度受信号强度的影响。

从以上结论来看,有必要用信号强度对光密度进行归一化。文献 [10,12,15] 中采用了不同的归一化方法,且使用了不同层的光密度作为参考值。本研究发现,在正常人中,GCL、IPL、INL、OPL 和 ONL 的光密度相互间高度相关,且与图像质量高度相关,其 r^2 与图像质量的关系大于 80%。基于这些结果,建议将 GCL、IPL、INL、OPL 或 ONL 作为归一化的参考。另外,由于图像质量指数和各区域的光密度都与视网膜内各层的光密度具有很好的相关性,也可以作为归一化的参考值。

研究还有一个新的发现,即 RNFL 光密度与年龄具有弱相关关系($r=-0.365$,$p=0.021$),即使调整了图像质量,这一关系也不适用于其他层。众所周知,青光眼患者[27] 和老年受试者[28] 的 RNFL 厚度会减小。与对照组或高血压患者相比,青光眼患者 RNFL 的光密度也较低[8,9]。因此,需要进一步研究以阐明 RNFL 光密度在青光眼诊断中的作用。

7.4　正常人视网膜各层的光密度分布与决定因素

对年龄从 18 岁到 80 岁的 231 名受试者的 231 只眼睛,同样使用视网膜自动分层的方法并基于 ETDRS 分区来测定视网膜每一层及每一个区域的光密度分布[25]。本实验中还随机选择 44 只眼睛,由两名操作员分别进行扫描,以进行重复性实验。分别对视网膜光密度与性别、年龄、身高、体重、SE、AL、图像质量、视盘面积及盘沿/视盘面积比等参数进行单变量和多变量分析。

7.4.1　数据获取及图像处理

所有受试者均由经验丰富的操作人员使用 Topcon 3D OCT-2000(日本拓普康公司,软件版本:8.11.003.04)进行无扩瞳扫描。采用以黄斑中央凹为中心,覆盖 6mm×6mm 区域的三维扫描模式,获取了 885 像素 ×512 像素 ×128 像素大小的三维图像数据。扫描时,测量光束垂直于视网膜(光线穿过瞳孔的中心位置进入眼睛)。随机选择 44 只眼睛进行重复性实验,由两名操作员在同一天对受试者进行扫描。图像的轴向分辨率为 $5 \sim 6\mu m$,横向分辨率为 $20\mu m$,图像质量指数为 45 或更高。还通过三维视盘（512 像素 ×128 像素）扫描，获得了视盘面积和盘沿/视盘面积比等参数。根据扫描设备的默认设置，将视盘参数分析的参考平面设置为 RPE 上方 120μm 处。

如 7.2 节所述，采用自动分割方法对 OCT 图像进行处理，从而获得视网膜各层。此外，确定了曲面 1 的最低点位置，构建以该点为中心的 ETDRS 图（图 7-5），并测量每一层的每一个 ETDRS 分区中每个体素的光密度。

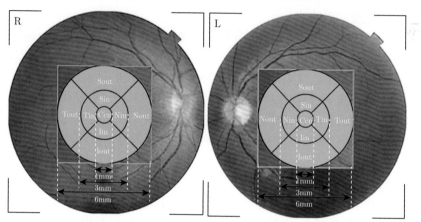

图 7-5　ETDRS 图的右眼（R）和左眼（L）图

ETDRS 图以中央凹为中心，它包括三个直径分别为 1mm、3 mm 和 6 mm 的圆，再将其进一步分为四个象限：上方象限、下方象限、鼻侧象限和颞侧象限。Cen 是中心区域；Sin 是上方内环区域；Nin 是鼻侧内环区域；Iin 是下方内环区域；Tin 是颞侧内环区域；Sout 是上侧外环区域；Nout 是鼻侧外环区域；Iout 是下侧外环区域；Tout 是颞侧外环区域

7.4.2　统计分析

本研究工作使用商业统计分析软件 IBM SPSS Statistics（v. 17 Windows 版；SPSS 公司，芝加哥，伊利诺伊州，美国）完成统计分析工作，使用 Sigmaplot（version 12.5，Systat 公司）完成绘图工作。为了评估操作者间的差异，使用组内相关系数（intraclass correlation coefficient，ICC）这个评价指标。实验还计算了六个年龄组的各层视网膜光密度的均值和标准差。独立样本 t 检验和皮尔逊相关系数用来评价视网膜各层光密度值的影响因素（性别、年龄、身高、体重、等效球镜度、眼轴、图像质量、视盘面积及盘沿/视盘面积比）。将单变量相关分析中具有统计学意义的因素纳入逐步多元回归分析，从而可以校正各因素之间的相互影响。分析的显著性水平定义为：当 $p < 0.05$ 时，差异被认为具有统计学意义。

7.4.3　视网膜光密度测定

光密度测量的可重复性实验结果良好。对于整个扫描区域和每个视网膜层的光密度测量，ICC 的范围为 0.815 ～ 0.941。

表 7-2 统计了不同年龄组的视网膜黄斑区光密度的均值和方差。可见 RPE 层、PR 层和 RNFL 的平均光密度值较高,IPL 和 GCL 次之,ONL 的光密度最低(图 7-6)。RNFL 至 PR 层的光密度在 20~49 岁期间的变化相对平稳,而 50 岁以后会随着年龄的增长呈现出明显的下降趋势(r 的范围是 $-0.440 \sim -0.158$,所有的 $p<0.01$)。但是 RPE 层的光密度却随年龄增长而升高($r = 0.318$,$p<0.01$)。

表 7-2　不同年龄组的视网膜黄斑区光密度统计　　（单位：AU）

视网膜层	20 ～ 29 岁	30 ～ 39 岁	40 ～ 49 岁	50 ～ 59 岁	60 ～ 69 岁	70 岁以上	总平均
神经纤维层	31716.53± 1002.41	32130.35± 536.43	32112.86± 771.76	31945.08± 806.99	30949.73± 787.94	29987.39± 1033.03	31558.68± 1097.91
神经节细胞层	26745.71± 671.09	26904.80± 569.90	27065.58± 778.21	27009.75± 805.48	26323.79± 929.56	25561.10± 838.19	26653.71± 896.17
内丛状层	26822.60± 670.00	26949.93± 569.32	27087.39± 767.53	27040.68± 754.32	26327.70± 918.01	25492.97± 823.89	26677.85± 903.37
内核层	23667.89± 644.00	23734.76± 561.02	23969.33± 752.29	23898.58± 733.82	23215.58± 939.54	22439.48± 810.12	23538.66± 875.85
外丛状层	24961.40± 678.86	25052.67± 600.28	25284.47± 768.46	25247.65± 721.44	24506.97± 979.62	23542.35± 814.52	24824.14± 933.38
外核层	21340.80± 572.63	21464.02± 536.60	21784.25± 691.05	21781.30± 656.26	21155.73± 835.27	20576.29± 955.45	21381.69± 794.03
光感受器层	31660.07± 1404.50	31955.85± 1359.32	32386.75± 1617.76	32353.75± 1055.47	31614.73± 1009.89	30272.35± 1194.85	31759.63± 1444.96

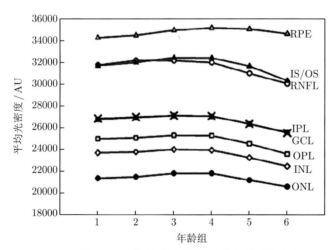

图 7-6　不同年龄组的视网膜各层平均光密度

1~6 表示年龄分组 (分别为年龄 20 ～ 29 岁、30 ～ 39 岁、40 ～ 49 岁、50 ～ 59 岁、60 ～ 69 岁、70 岁以上);视网膜各层的平均光密度用不同的图例表示;RPE 层的平均光密度最高,其次是 IS/OS（PR）层、RNFL、IPL、GCL、OPL、INL 和 ONL。视网膜的光密度在 50 岁之前变化相对平稳,而 50 岁以后会随着年龄的增长呈现出明显的下降趋势（RNFL 至 IS/OS 层）

表 7-3 统计了所有受试者黄斑区 ETDRS 各层各区域的光密度分布情况。在
ETDRS 的中心区域，RNFL、GCL、IPL、INL 及 OPL 的光密度值较低，RPE
层的光密度值在中心区域是高的。图 7-7 为视网膜各层的平均光密度分布图，更
加直观地展示了表 7-2 的统计结果。如图 7-7 中所示，RNFL、GCL、IPL、INL、
OPL 及 PR 层在中心区域光密度低，向周边逐渐升高，ONL 及 RPE 层则相反，
其光密度由中心至周边大致呈下降趋势。ONL 内环区域的光密度值较高。RNFL
及 GCL 在鼻侧的平均光密度明显比颞侧高，然而，ONL、PR 及 RPE 层的情况
则相反，即颞侧的平均光密度比鼻侧高（配对 t 检验得 $p<0.05$）。

表 7-3　视网膜黄斑区 ETDRS 分区的光密度统计

视网膜层	中心	内环			
		上方	鼻侧	下方	颞侧
神经纤维层	24102.52±1251	30843.87±1384	29839.42±1422	30687.22±1322	29005.43±1545
神经节细胞层	25053.23±1124	26148.73±1131	25942.91±1061	25876.91±1091	25798.12±1064
内丛状层	25903.58±1137	26641.79±1126	26615.80±1064	26336.48±1096	26583.51±1055
内核层	24052.05±1133	23625.45±1076	23624.06±1012	23300.45±1047	23619.90±1006
外丛状层	24023.62±1217	25261.45±1120	25256.25±1038	24893.74±1094	25194.93±1093
外核层	21486.65±975	21807.71±1015	21652.77±961	21569.35±1013	21617.72±971
光感受器层	31574.06±1734	32899.26±1859	32778.81±2176	32590.06±2165	33227.47±1839
视网膜色素上皮层	36030.78±1070	35443.49±1003	35489.23±1103	35060.54±1218	35672.81±983

视网膜层	外环				整个 ETDRS 区
	上方	鼻侧	下方	颞侧	
神经纤维层	32285.48±1480	32742.87±1521	31618.63±1231	29972.42±1564	31558.68±1098
神经节细胞层	27122.16±1257	26911.89±1121	26825.53±1040	26494.2±1156	26653.71±896
内丛状层	26852.89±1275	26799.34±1111	26397.12±1032	26788.47±1141	26677.85±903
内核层	23603.41±1178	23563.84±1039	23141.81±963	23692.28±1064	23538.66±876
外丛状层	24926.75±1242	25050.16±1084	24343.63±1057	25121.60±1125	24824.14±933
外核层	21377.63±1029	21406.76±944	20987.83±882	21605.05±943	21381.69±794
光感受器层	31920.69±1905	31902.14±2123	31221.00±1843	32614.52±1723	31759.63±1445
视网膜色素上皮层	34686.48±1048	34707.6±1102	33936.19±1058	35206.9±900	34677.20±696

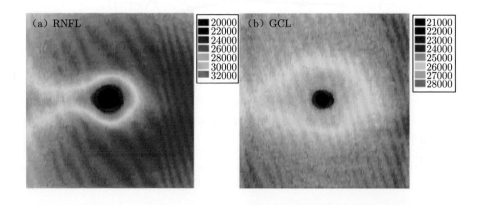

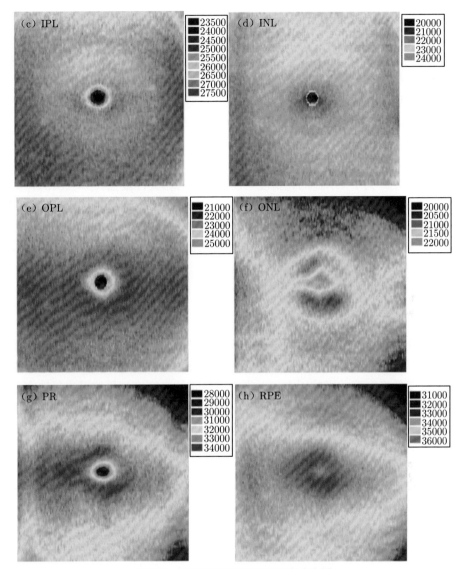

图 7-7 视网膜各层平均光密度分布图

图片右上方的色谱显示了每一层光密度值的对应范围；图中每一幅图右边为鼻侧，左边为颞侧

7.4.4 视网膜光密度的相关因素

视网膜平均光密度在男性和女性之间的差异并不显著（均为 $p < 0.05$，独立样本 t 检验）。对年龄、身高、体重、等效球镜度、眼轴长度、图像质量、视盘大小、盘沿/视盘面积比之间做单变量皮尔逊相关分析，结果表明，视网膜各层的光密度与图像的质量明显相关，其 r 的范围为 $0.503 \sim 0.851$（均为 $p<0.001$）。除

RPE 层光密度与年龄成正相关外（$r=0.287$，$p<0.001$），其他各层（从 RNFL 到 PR 层）的光密度均随着年龄的增长而降低（$-0.517 < r < -0.242$，$p<0.001$）。另外还发现，OPL 至 RPE 层光密度还与眼轴长度成负相关，ONL 及 RPE 层光密度则与等效球镜度成正相关，除了 RPE 层光密度与视盘面积显著相关外，其余各层光密度与视盘面积的相关性较弱。视网膜各层光密度值与身高、体重及盘沿/视盘面积比等因素无明显的相关性。

接下来，将单变量相关分析中具有统计学意义（$p<0.05$）的因素再纳入逐步多元线性回归分析中。分析发现，大部分视网膜层的光密度与年龄和图像质量有较强的相关性。其中 ONL 的光密度与图像质量的相关性最强（$\beta=0.819$），其次是 INL、OPL 和 IPL，而 PR 层的相关性最弱。在去除图像质量等因素的影响后，RNFL 至 OPL 层光密度仍然与年龄呈负相关关系，ONL 和 PR 层光密度与年龄不相关，RPE 层光密度与年龄呈正相关关系，其中光密度与年龄相关性最强的层面为 RPE 层（$\beta=0.456$）。进行多因素校正后，视网膜光密度与性别、身高、体重、等效球镜度、眼轴长度、视盘面积及盘沿/视盘面积比无明显相关性。

7.4.5　讨论

本节使用了自动分析软件对三维的视网膜 OCT 图像做了分析处理，在此基础上分析了不同年龄段成年人的视网膜光密度特点，并探索和总结了成年人视网膜 OCT 图像光密度的影响因素。对于健康眼睛的光密度测量的可重复性实验结果良好。视网膜 RPE 层、PR 层、RNFL 的平均光密度较高，ONL 的平均光密度最低。在黄斑区域 ETDRS 分区中，RNFL、GCL、IPL、INL、OPL 及 PR 层中心区域的光密度值较低，RPE 层的中心区域光密度值最高。对 RNFL 和 GCL 来说，鼻侧的平均光密度比颞侧高，然而，在 ONL、PR 层和 RPE 层是相反的，即颞侧的平均光密度比鼻侧高。实验结果还证明了大多数视网膜层的光密度会随图像质量的提高而升高，却随着年龄的增加而下降。但是，视网膜的光密度与性别、身高、体重、等效球镜度、眼轴长度、视盘面积、盘沿/视盘面积比无明显关系。

7.5　视网膜中央动脉阻塞患者的光密度分布

7.5.1　视网膜中央动脉阻塞

视网膜中央动脉阻塞（CRAO）是一种眼部急症，可导致视网膜严重缺血及视力突然丧失[29]。在急性期，视网膜的后极部除了中央凹之外会出现乳白色混浊水肿，这是因为中央凹处无内视网膜层。混浊水肿通常会在一个月内自动消退[30]。在荧光素眼底血管造影中，经常能发现动脉-静脉传输时间和动脉充盈时间的延迟[31]。然而，荧光素眼底血管造影术是有创伤的检查，容易发生严重并发症，包括过敏性休克等。此外，荧光素眼底血管造影仅能够提供有限的关于视网膜损伤严重程度的信息[32]。

2006 年，首次报道了视网膜厚度在 CRAO 的急性期会增加，而在随后的几个月又逐渐减小的结论。然而也发现视网膜水肿程度与视力的预后效果无关[33]。随着更高分辨率的 SD-OCT 的应用，研究发现在 CRAO 慢性期，内视网膜厚度会减小，但外视网膜无类似变化[34]。近年来有报道称，在视网膜动脉分枝阻塞（branch retinal artery occlusion，BRAO）的急性期，内视网膜的 RNFL/GCL、IPL 和 INL/OPL 的厚度明显增加，而 ONL 的厚度稍有增加。而在 BRAO 的慢性期，IPL 和 INL/OPL 的厚度都会减小，并没有发现它们之间有何区别。相反，无论是在急性期还是慢性期，都没有发现 PR 层及 RPE 层的厚度有何变化[35]。

除了视网膜厚度的变化外，在 CRAO 急性期内视网膜反射率会增加，而外视网膜反射率则降低。在慢性期，先前增加的视网膜内层的反射率会减小，而视网膜外层降低的反射率又逐渐恢复[36,37]。然而，在以前的研究中，并没有对反射率变化做定量分析。

7.5.2　受试者及数据获取

在本节介绍的研究[26]中，40 例确诊为 CRAO 的患者的 40 只患眼在发病后一周内接受了三维 OCT 检查。由于大多数 CRAO 患者都是老年人，将 33 例年龄大于 65 岁且没有视网膜疾病或高度近视的受试者的 33 只眼作为对照。所有受试者都接受了全面的眼科检查，包括眼底彩照和三维 SD-OCT 检查。

实验使用 Topcon 3D OCT-1000（日本拓普康公司）进行 SD-OCT 检查。对黄斑区 6mm×6mm 的范围采用标准模式进行扫描，采集到的三维数据包括 64 个 B-扫描切片，与此同时，还采集了每个受试者的眼底照片。OCT 图像大小为 512 像素 ×64 像素 ×480 像素，图像质量指数由 OCT 自带的软件提供。从 OCT 设备导出原始图像进行分析。

7.5.3　图像分析

采用 7.2 节所述的自动分割方法从三维 OCT 图像中获得视网膜分层结果，分别是玻璃体、RNFL、GCL、IPL、INL、OPL、ONL、PR 层和 RPE 层。因为在 Topcon 3D OCT-1000 图像中，脉络膜和巩膜之间的分界面很难识别，使用 RPE 正下方宽度为 25 像素的区域（约 125mm）来表示脉络膜。

该分割方法最初就是设计用来分割正常视网膜的，因此在 33 名对照受试者中没有发现任何分割错误，40 名 CRAO 患者中有 29 人的图像分层正确，所以 29 幅图像被纳入进一步的分析。其余 11 例 CRAO 患者的 OCT 图像分层效果不佳，是因为图像质量欠佳，所以这些数据没有用来做进一步的分析。在这些数据中，内视网膜层的光密度非常高，图像的整体亮度（饱和度）高使得很难检测到各视网膜层的分界面。图 7-8 为 OCT 图像分割结果示例。

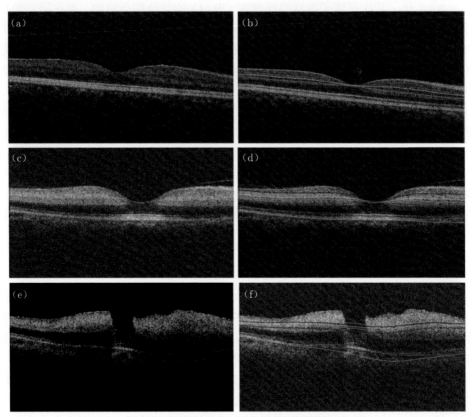

图 7-8　黄斑区 SD-OCT 图像及分割结果

（a）、（b）对照组受试者；（c）、（d）视网膜中央动脉阻塞患者，视网膜分层正确；（e）、（f）视网膜中央动脉阻塞患者，内视网膜亮度显著增加，这个例子展示了一幅 OCT 图像因为内视网膜各层分界不明显而导致的分层错误；（a）、（c）、（e）原始 OCT 图像；（b）、（d）、（f）分割结果

7.5.4　结果

因为难以招募到年龄完全匹配的正常人作为对照组，所以 CRAO 受试者的年龄略高于对照组 [分别为（77.0±5.7）岁及（71.9±4.5）岁，$p<0.001$]。CRAO 组与对照组在性别分布和图像质量上无统计学差异。视网膜各层的光密度与发病至图像采集的时间无统计学意义的相关性（均为 $p>0.05$）。

视网膜各层光密度和光密度比的平均值和标准差见表 7-4。表 7-4 和图 7-9 给出了经过整个区域光密度和年龄调整后的多线性回归结果。CRAO 组与对照组的玻璃体和 RNFL 的光密度无统计学差异（标准化后的 β 为 0.160 和 0.050，均为 $p>0.5$）。与对照组相比，CRAO 组的 GCL、IPL、INL 和 OPL 的光密度更高

（标准化后的 β 分别为 0.657、0.702、0.777 和 0.694，均为 $p<0.001$）。CRAO 组和对照组在 ONL 的光密度无明显差异（标准化后的 $\beta=0.047$，$p>0.5$）。与对照组相比，CRAO 组的 PR 层、RPE 层和脉络膜的光密度较低（标准化后的 β 为 -0.412、-0.611 和 -0.559，均为 $p<0.001$）。经过判别分析发现，INL 的光密度与 CRAO 疾病状态（Wilks' $\lambda=0.641$）密切相关。

表 7-4   CRAO 组与对照组的视网膜各层光密度比较（经年龄与光密度校准）

视网膜层	光密度		光密度比		未标准化的 β	标准化后的 β	p
	对照组	CRAO	对照组	CRAO			
玻璃体	13893.9±96.5	13953.9±164.6	0.89±0.01	0.88±0.02	4.2	0.160	0.901
神经纤维层	26598.5±1598.1	28232.6±2120	1.69±0.09	1.77±0.11	202.6	0.050	0.584
神经节细胞层	21567.8±1301.4	26219.3±1980.1	1.37±0.06	1.64±0.11	3709.4	0.657	<0.001
内丛状层	21052.8±1211.5	26559.5±1915.7	1.34±0.06	1.66±0.1	4441	0.702	<0.001
内核层	18235.6±857.9	23899.1±1758.6	1.16±0.04	1.5±0.09	4863.3	0.777	<0.001
外丛状层	18791.6±1084.7	23389.7±1660.4	1.15±0.03	1.4±0.1	3708.8	0.694	<0.001
外核层	16380.9±657.5	16757.9±1002.9	1.04±0.03	1.05±0.05	80.3	0.047	0.664
光感受器层	25458.3±1893.3	22885.4±3406.9	1.62±0.11	1.44±0.21	−2440.8	−0.412	<0.001
视网膜色素上皮层	30454.5±1375.2	26160.6±3998	1.94±0.07	1.64±0.25	−4376.7	−0.611	<0.001
脉络膜	20638.7±1130.9	19224.1±1753.5	1.32±0.06	1.21±0.1	−1787.7	−0.559	<0.001
总体	15688.0±252.7	15943.2±333.4	—	—	—	—	—

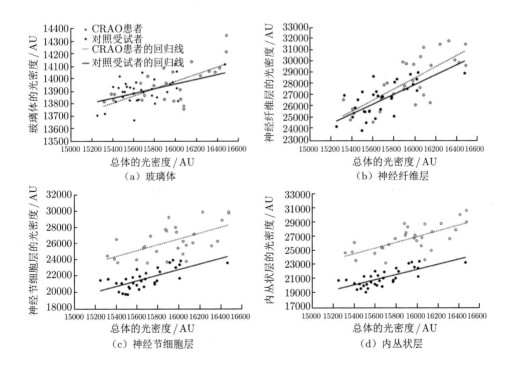

（a）玻璃体

（b）神经纤维层

（c）神经节细胞层

（d）内丛状层

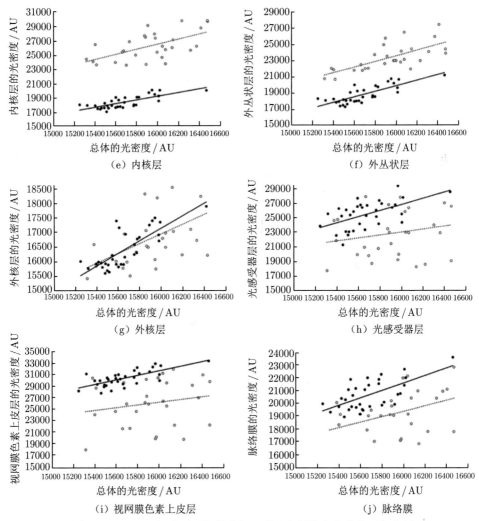

图 7-9　CRAO 组和对照组整个视网膜及各层的光密度的回归分析

7.5.5　讨论

本研究对 CRAO 患者和对照组的三维视网膜 OCT 图像做了分层处理,并对各层的光密度进行了定量研究。结果显示,CRAO 组和对照组的玻璃体、RNFL 和 ONL 的光密度无明显差异。比较内视网膜从 GCL 到 OPL 的光密度发现,CRAO 组要高于对照组,且 INL 的这一特点最为显著。而比较 PR 层到脉络膜层的光密度发现,CRAO 组要低于对照组,且 PR 层的这一对比最为显著。

众所周知,视网膜神经感觉层有两种供血来源:视网膜中央动脉和脉络膜血管,分别给内外视网膜供血。视网膜中央动脉分枝有两层毛细血管网。浅层毛细血管网位于 GCL 内。深层毛细血管网从 IPL 经过 INL 直到 OPL[38]。结果表明，CRAO 患者 GCL 到 OPL 各层的光密度增加。这一发现表明，图像光密度与视网膜中央动脉的血流供应相关。在小鼠 CRAO 模型的组织学研究中发现，GCL 和 INL 的核结节、空泡间隙和退行性变化均十分显著[39]。上述研究发现，INL 的光密度或光密度比的增加最明显。此外，判别分析还发现，INL 的光密度是 CRAO 诊断的最佳指标。近年来，有报道称，深层毛细血管缺血常表现为视网膜中层的光密度增加，尤其是 INL[40]。因为 INL 中有大量代谢活性细胞，且 INL 被视网膜中央动脉系统分枝的深层毛细血管网包围，所以易发生缺血。

最令人印象深刻的是，RNFL 的光密度在 CRAO 组和对照组之间没有差异。RNFL 的血供也是来自视网膜中央动脉系统。在 CRAO 患者眼部病理解剖研究中发现，RNFL 的严重水肿非常显著[41]。可以想象，RNFL 水肿不会影响其 OCT 的光密度。CRAO 患者光密度变化的细胞和分子确切机制目前尚不清楚，值得进一步研究。视网膜动脉及其分枝不向 ONL、PR 层、RPE 层和脉络膜层供血。动物和人类的尸体解剖研究表明，在 CRAO 患者中，外视网膜没有发生变化[39,41]。上述研究发现，在 CRAO 急性期，外视网膜层的 PR 层到脉络膜层的光密度降低，尤其是在 PR 层和 RPE 层。然而，因为视网膜黄斑区没有内视网膜的分层结构，从而 PR 层和 RPE 层的光密度仍然很高。通过检眼镜检查可知，CRAO 患者的视网膜白色混浊是内部透明度降低造成的。黄斑区处的"樱桃红斑"也是由于黄斑区相对更加透明且没有内视网膜层组织[42]。这一证据表明，外视网膜层的光密度降低可能与 CRAO 患者内视网膜层光密度增加引起的阴影效应有关。

综上所述，与对照组相比，CRAO 患者的内视网膜层 OCT 图像光密度会增加，可能是由特定层的缺血所致，而外视网膜和脉络膜的光密度降低，可能是由内视网膜光密度增加带来的阴影所致。

7.6　结　　论

本章主要介绍了对视网膜光密度的研究，视网膜光密度是一个基于 OCT 图像评价视网膜状况的新指标。这些研究使用了一种有效的自动分割方法和三维 OCT 图像来定量研究正常组和 CRAO 组各视网膜层的光密度。利用这种方法，可以定量并客观地分析各层的光密度变化，也可以研究光密度的统计分布和位置分布，以及它与人口结构和其他眼部特征的关系。CRAO 患者的光密度可与正常对照组进行比较。这些研究得到了引人关注的结果，未来还将针对其他类型的眼部疾病研究视网膜各层的光密度变化，该指标有望用于基于 OCT 图像的疾病严重性分期研究。

参 考 文 献

[1] Srinivasan V J, Adler D C, Chen Y, et al. Ultrahigh-speed optical coherence tomography for three-dimensional and en face imaging of the retina and optic nerve head[J]. Invest. Ophthalmol. Vis. Sci., 2008, 49(11): 5103-5110.

[2] Geitzenauer W, Hitzenberger C K, Schmidt-Erfurth U M. Retinal optical coherence tomography: Past, present and future perspectives[J]. Br. J. Ophthalmol., 2011, 95(2): 171-177.

[3] Yang B, Ye C, Yu M, et al. Optic disc imaging with spectral-domain optical coherence tomography: variability and agreement study with Heidelberg retinal tomograph[J]. Ophthalmology, 2012, 119(9): 1852-1857.

[4] Sung M S, Kang B W, Kim H G, et al. Clinical validity of macular ganglion cell complex by spectral domain-optical coherence tomography in advanced glaucoma[J]. J. Glaucoma, 2014, 23(6): 341-346.

[5] Zhang L, Lee K, Niemeijer M, et al. Automated segmentation of the choroid from clinical SD-OCT[J]. Invest. Ophthalmol. Vis. Sci., 2012, 53(12): 7510-7519.

[6] Ozdemir H, Karacorlu S, Karacorlu M. Optical coherence tomography findings in central retinal artery occlusion[J]. Retina, 2006, 26(1): 110-112.

[7] Fukuchi T, Takahashi K, Ida H, et al. Staging of idiopathic choroidal neovascularization by optical coherence tomography[J]. Graefes Arch. Clin. Exp. Ophthalmol., 2001, 239(6): 424-429.

[8] Pons M E, Ishikawa H, Gürses-özden R, et al. Assessment of retinal nerve fiber layer internal reflectivity in eyes with and without glaucoma using optical coherence tomography[J]. Arch. Ophthalmol., 2000, 118(8): 1044-1047.

[9] van der Schoot J, Vermeer K A, de Boer J F, et al. The effect of glaucoma on the optical attenuation coefficient of the retinal nerve fiber layer in spectral domain optical coherence tomography images[J]. Invest. Ophthalmol. Vis. Sci., 2012, 53(4): 2424-2430.

[10] Barthelmes D, Sutter F K, Gillies M C. Differential optical densities of intraretinal spaces[J]. Invest. Ophthalmol. Vis. Sci., 2008, 49(8): 3529-3534.

[11] Lee S Y, Stetson P F, Ruiz-Garcia H, et al. Automated characterization of pigment epithelial detachment by optical coherence tomography[J]. Invest. Ophthalmol. Vis. Sci., 2012, 53(1): 164-170.

[12] Horii T, Murakami T, Nishijima K, et al. Relationship between fluorescein pooling and optical coherence tomographic reflectivity of cystoid spaces in diabetic macular edema[J]. Ophthalmology, 2012, 119(5): 1047-1055.

[13] Barthelmes D, Gillies M C, Sutter F K. Quantitative OCT analysis of idiopathic perifoveal telangiectasia[J]. Invest. Ophthalmol. Vis. Sci., 2008, 49(5): 2156-2162.

[14] Vermeer K A, van der Schoot J, Lemij H G, et al. RPE-normalized RNFL attenuation coefficient maps derived from volumetric OCT imaging for glaucoma assessment[J]. Invest. Ophthalmol. Vis. Sci., 2012, 53(10): 6102-6108.

[15] Giani A, Esmaili D D, Luiselli C, et al. Displayed reflectivity of choroidal neovascular membranes by optical coherence tomography correlates with presence of leakage by fluorescein angiography[J]. Retina, 2011, 31(5): 942-948.

[16] Ooto S, Hangai M, Tomidokoro A, et al. Effects of age, sex, and axial length on the three-dimensional profile of normal macular layer structures[J]. Invest. Ophthalmol. Vis. Sci., 2011, 52(12): 8769-8779.

[17] Cheung C Y, Chen D, Wong T Y, et al. Determinants of quantitative optic nerve measurements using spectral domain optical coherence tomography in a population-based sample of non-glaucomatous subjects[J]. Invest. Ophthalmol. Vis. Sci., 2011, 52(13): 9629-9635.

[18] Alasil T, Wang K, Keane P A, et al. Analysis of normal retinal nerve fiber layer thickness by age, sex, and race using spectral domain optical coherence tomography[J]. J. Glaucoma, 2013, 22(7): 532-541.

[19] Abràmoff M D, Garvin M K, Sonka M. Retinal imaging and image analysis[J]. IEEE Rev. Biomed. Eng., 2010, 3: 169-208.

[20] Garvin M K, Abràmoff M D, Wu X, et al. Automated 3-D intraretinal layer segmentation of macular spectral-domain optical coherence tomography images[J]. IEEE Trans. Med. Imaging, 2009, 28(9): 1436-1447.

[21] Chen X, Niemeijer M, Zhang L, et al. Three-dimensional segmentation of fluid-associated abnormalities in retinal OCT: Probability constrained graph-search-graph-cut[J]. IEEE Trans. Med. Imaging, 2012, 31(8): 1521-1531.

[22] Shi F, Chen X, Zhao H, et al. Automated 3-D retinal layer segmentation of macular optical coherence tomography images with serous pigment epithelial detachments[J]. IEEE Trans. Med. Imaging, 2015, 34(2): 441-452.

[23] Chen X, Hou P, Jin C, et al. Quantitative analysis of retinal layer optical intensities on three-dimensional optical coherence tomography[J]. Invest. Ophthalmol. Vis. Sci., 2013, 54(10): 6846-6851.

[24] Chen B, Gao E, Chen H, et al. Profile and determinants of retinal optical intensity in normal eyes with spectral domain optical coherence tomography[J]. PloS ONE, 2016, 11(2): e0148183.

[25] Early Treatment Diabetic Retinopathy Study Research Group. Photocoagulation for diabetic macular edema: Early treatment diabetic retinopathy study report number 1[J]. Arch. Ophthalmol., 1985, 103(12): 1796-1806.

[26] Chen H, Chen X, Qiu Z, et al. Quantitative analysis of retinal layers' optical intensities on 3D optical coherence tomography for central retinal artery occlusion[J]. Scientific Reports, 2015, 5(10): 6846-6851.

[27] Leung C K, Cheung C Y, Weinreb R N, et al. Retinal nerve fiber layer imaging with spectral-domain optical coherence tomography: A variability and diagnostic performance study[J]. Ophthalmology, 2009, 116(7): 1257-1263.

[28] Leung C K, Yu M, Weinreb R N, et al. Retinal nerve fiber layer imaging with spectral-

domain optical coherence tomography: A prospective analysis of age-related loss[J]. Ophthalmology, 2012, 119(4): 731-737.

[29] Cugati S, Varma D D, Chen C S, et al. Treatment options for central retinal artery occlusion[J]. Current Treat. Options in Neurol., 2013, 15(1): 63-77.

[30] Ghazi N G, Tilton E P, Patel B, et al. Comparison of macular optical coherence tomography findings between postacute retinal artery occlusion and nonacute optic neuropathy[J]. Retina, 2010, 30(4): 578-585.

[31] Mathew R, Papavasileiou E, Sivaprasad S. Autofluorescence and high-definition optical coherence tomography of retinal artery occlusions[J]. Clin. Ophthalmol., 2009, 4(1): 1159-1163.

[32] Leung C K, Tham C C, Mohammed S, et al. In vivo measurements of macular and nerve fibre layer thickness in retinal arterial occlusion[J]. Eye (Lond.), 2007, 21(12): 1464-1468.

[33] Schmidt D, Kube T, Feltgen N. Central retinal artery occlusion: findings in optical coherence tomography and functional correlations[J]. Eur. J. Med. Res., 2006, 11(6): 250-252.

[34] Shinoda K, Yamada K, Matsumoto C S, et al. Changes in retinal thickness are correlated with alterations of electroretinogram in eyes with central retinal artery occlusion[J]. Graefes Arch. Clin. Exp. Ophthalmol., 2008, 246(7): 949-954.

[35] Ritter M, Sacu S, Deák G G, et al. In vivo identification of alteration of inner neurosensory layers in branch retinal artery occlusion[J]. British Journal of Ophthalmology, 2012, 96(2): 201-207.

[36] Falkenberry S M, Ip M S, Blodi B A, et al. Optical coherence tomography findings in central retinal artery occlusion[J]. Ophthalmic Surgery, Lasers and Imaging Retina, 2006, 37(6): 502-505.

[37] Ozdemir H, Karacorlu M, Karacorlu S A, et al. Localized foveal detachment in a patient with central retinal artery occlusion with cilioretinal sparing[J]. Eur. J. Ophthalmol., 2012, 22(3): 492-494.

[38] Kolb H. Simple anatomy of the retina[EB/OL]. 2011-10-08 [2015-1-21]. http://webvision. med.utah.edu/book/parti-foundations/simple-anatomy-of-the-retina/.

[39] Goldenberg-Cohen N, Dadon S, Avraham B C R, et al. Molecular and histological changes following central retinal artery occlusion in a mouse model[J]. Exp. Eye Res., 2008, 87(4): 327-333.

[40] Yu S, Wang F, Pang C E, et al. Multimodal imaging findings in retinal deep capillary ischemia[J]. Retina, 2014, 34(4): 636-646.

[41] Zimmerman L E. Embolism of central retinal artery: Secondary to myocardial infarction with mural thrombosis[J]. Archives of Ophthalmology, 1965, 73(6): 822-826.

[42] Suvarna J C, Hajela S A. Cherry-red spot[J]. J. Postgrad. Med., 2008, 54(1): 54-57.

第 8 章　基于 OCT 视网膜图像的视盘分割和杯盘比量化

视神经乳头可以通过以其为中心的 OCT 成像进行可视化，从而量化其三维解剖结构细节。本章提出一种自动算法，用于三维 SD-OCT 中的视盘分割。基于此算法，可以计算出杯盘比这一早期青光眼诊断的重要指标。

8.1　引　言

青光眼是一种慢性视神经退行性疾病，具有典型的结构特征，包括视神经乳头呈杯状、局灶性和弥漫性视网膜边缘丢失及神经纤维层缺损[1]。青光眼早期内部结构变化的辨识在临床上有一定的需求。杯盘比是评估青光眼 ONH 变化的重要指标[2]。为了量化杯盘比，专家通常在二维彩色眼底照片中进行测量。然而，人工测量较为耗时，并且会因观察者的主观性而产生差异[3,4]。SD-OCT 是一种高分辨率的非侵入的断层成像技术。随着 SD-OCT 的引入，能够以三维方式对视神经乳头成像，从而更加详细地量化它的结构及可能的变化[5]。

在文献 [1, 6] 中，Strouthidis 等指出神经脉管开口（neural canal opening, NCO）是符合 SD-OCT 视盘边缘解剖结构的客观解剖标志物。此外，Hu 等[7]发现 NCO 可以作为稳定的径向参考平面，并且不易随青光眼的发展而改变。如图 8-1（a）所示，NCO 定义为 RPE 层终止的地方。在两个 NCO 点连线上方 150μm 处的平行线表示标准参考平面[8,9]。ONH 表面和参考平面的两个交叉点之间的圆环被定义为视杯边界。虽然参考平面的确定存在争议[10-12]，但本章采用了这个经典的定义。在图 8-1（b）中，眼底投影图像中的红色和绿色点表示视盘和视杯的边缘点，分别对应于 NCO 所在的列和视杯边界。因此，视盘边缘可以由 SD-OCT 图像中的 NCO 点来构建。

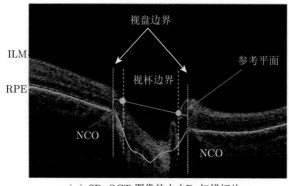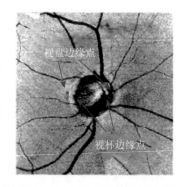

（a）SD-OCT 图像的中央B-扫描切片　　　（b）对应 SD-OCT 图像的眼底投影图
（200 帧中的第100 帧）

图 8-1　视杯和视盘边界示意图

红点表示 RPE 层（黄色轮廓表示三维图搜索算法得到的自动分割结果）终止处的两个 NCO 点；绿线表示参考

平面，其与内界膜（ILM）的绿点（蓝色轮廓表示三维图搜索算法得到的自动分割结果）表示视杯边界点；红点

和绿点分别为视盘和视杯的边缘点，它们对应于（a）中 NCO 所在的列和视杯边界

8.2　视　盘　分　割

　　为了量化杯盘比，许多文献提出了基于眼底彩照的视盘和视杯自动分割方法。例如，Aquino 等[13]提出了一种基于模板的方法来检测视盘边界，使用圆形 Hough 变换进行边界逼近。Yu 等[14]还提出了一种基于可变形模型的视盘分割混合水平集方法，该方法结合了区域和局部梯度信息。文献 [15] 应用了基于超像素分类的算法，通过对比度增强后的直方图和中心环绕统计来确定视盘。此外，文献 [16]比较了多个活动轮廓模型在青光眼筛查方面的应用。

　　2009~2015 年，有几项研究提出了基于 SD-OCT 图像的青光眼检测[17-23]。Antony 等[17] 提出了一种自动视网膜内层分割算法，用于计算正常眼和青光眼扫描中视网膜神经纤维层的厚度。为了在早期检测青光眼的结构损伤，Xu 等[18]对超像素进行分组，并利用增强算法对青光眼病例进行分类，利用 SD-OCT 图像数据生成二维特征图。另一类方法是基于视盘的分割。Hu 等[19]将 SD-OCT 切片转换为平面投影图像，并使用图搜索算法同时检测视盘和视杯的两个边界。在文献 [20, 21] 中，Lee 等提出了一种多尺度三维图搜索算法，用于分割视网膜表面以拉平 OCT，然后根据从投影图像和视网膜表面获得的特征，使用 K-近邻分类器对每个体素列（A-扫描）进行分类。根据 RPE 界定的视盘与含有视盘的区域具有不同的结构外观，Fu 等[22]应用低秩重建来检测视盘的边界。基于这项工作，Miri 等[23]结合眼底成像和 SD-OCT 图像提出了一种多模态像素分类方法来分割视盘。然而，这些方法需要眼底彩照的辅助。此外，基于 A-扫描的分类可能会受到 ONH 形态多样性的影响并且丢失了重要的三维全局信息。

本章介绍一种基于视神经乳头 NCO 检测的全自动视盘分割和杯盘比量化的方法[24]。不同于在投影图像中直接分割视盘或使用分类器确定 A-扫描属于视杯或视杯盘边界的方法，本章方法尝试从 SD-OCT 图中提取 NCO，以描述视盘边缘。提出的方法采用两阶段策略：第一步是通过 RPE 层的分割和连续 B-扫描的平滑约束来粗定位杯盘边缘。在第二步中，本章设计一种基于支持向量机的块搜索方法，以找到最大概率以 NCO 为中心的分块并细化分割结果。利用 NCO 和参考平面计算视杯边界。最后，将视杯直径除以视盘直径计算杯盘比。本方法是第一个基于 NCO 检测的块搜索自动分割视盘的方法。两阶段策略结合了视盘分割的全局和局部信息。在粗定位视盘边缘时，利用 ONH 的结构特征进行初始 NCO 检测，而在块搜索过程中，包含 NCO 分块的视觉内容相似度被用于最终分割。

8.2.1　方法综述

图 8-2 展示了本章所述视盘分割算法的流程图，它包括两个主要阶段：视盘边缘粗定位和基于 SVM 的块搜索。第一阶段，在预处理期间对 SD-OCT 三维数据中的每个 B-扫描进行去噪和重新缩放，然后应用三维图搜索算法自动分割 RPE 层[21]。基于分割结果，通过检测到的 RPE 边界的最大曲率和连续 B-扫描的空间平滑约束来确定初始 NCO 位置。第二阶段，从 SD-OCT 图像中选择图像块，对块进行特征提取后利用概率 SVM 分类器进行训练。然后，在由初始 NCO 位置限制的区域处进行搜索。以 NCO 为中心的具有最大概率的块被认为是最终的 NCO 位置。在这两个步骤之后，可以通过 NCO 的位置和 ILM 边界计算视杯边界，并且可以量化杯盘比。

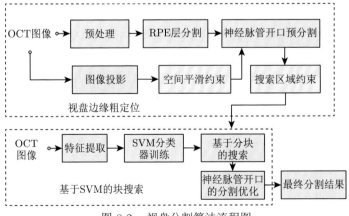

图 8-2　视盘分割算法流程图

8.2.2　视盘边缘粗定位

此步骤的目的是限制 NCO 区域,并将其用于后续的块搜索过程。该步骤包含图像预处理、RPE 层分割及初始 NCO 检测。

1. 预处理

相干光束具有低时间相干性和高空间相干性,因此 SD-OCT 图像包含散斑噪声[25]。散斑尺寸可以在轴向和横向上变化,这主要由光源带宽和数值孔径决定。此外,在 SD-OCT 图像中也存在散粒噪声,这可以通过 AWGN 过程进行充分描述[26]。为了便于 RPE 和 ILM 的分割,采用双边滤波[27,28]对图像进行去噪,该方法可以有效保持图像边缘信息。

为了提升初始 NCO 检测的有效性,本方法对 SD-OCT 图像进行了重采样,即三维数据中的每个 B-扫描从尺寸 200 像素 ×1024 像素重采样到尺寸 600 像素 × 400 像素。去噪和重采样缩放后的 B-扫描切片示例如图 8-3(b)所示。

2. RPE 层分割

基于三维图搜索的分割算法可有效检测多个视网膜层[29-31]。通过一些适当的约束,表面分割问题可以直接转换为几何图中的最小闭集查找问题,并在低阶多项式时间内求解。应用文献 [21] 中引入的多尺度三维图搜索方法来分割 RPE 的外边界,并用于随后的初始 NCO 检测。如图 8-3(c)所示,绿色和黄色曲线分别表示分段的 ILM 和 RPE 边界。

3. 初始 NCO 检测

从图 8-3(c)的 RPE 曲线拟合中,可观察到 RPE 的可见部分遵循一个近似线性的曲线模型,并且在 RPE 中断处发生显著变化。因此,选择具有最大曲率的点作为 NCO。然而,注意到有几种形态学特征:① NCO 点根据成像位置和解剖学的先验知识限制在了特定区域。由于图像是以视盘为中心拍摄的,NCO 总是位于图像中心附近。值得注意的是,NCO 定位的轴向深度与 RPE 可见部分的平均高度没有显著差异。② 在连续的 B-扫描中,NCO 定位的位置不会产生明显改变。在本章中,将其称为空间相关平滑约束。基于这些限制,首先计算了 NCO 候选点的位置:

$$p_0 = \left\{ (x,y) \mid \underset{(x,y) \in \mathrm{RPE}}{\arg\max} \, C(x,y), x \in \left[\frac{1}{4}w, \frac{3}{4}w \right], y \in [h_1, h_2] \right\} \tag{8-1}$$

式中,p_0 表示 RPE 边界中的 NCO 候选点;$C(x,y)$ 表示给定点的曲率,使用位置约束来确保 p_0 在合适的区域;w 表示图像的宽度,它使横向位置 x 限制在图像的中心部分；此外，还限制 NCO 的高度位于两个自适应参数 h_1 和 h_2 之间。以图 8-3（d）左边的 NCO 点为例，在 RPE 边界的左侧平坦部分拟合了一条直线，表示为 $g(x)$ [图 8-3（d）中的红色直线]，并指定了 $h_1 = \min(g(x_1), g(x_2))$ 和 $h_2 = \max(g(x_1), g(x_2))$，其中 x_1 和 x_2 假定为拟合线起点和终点的 x 坐标，实验中固定为 0 和 300。对于正确的 NCO 点和 RPE 边界的右侧部分也进行了相同的操作。初始 NCO 检测的一个例子如图 8-3（d）所示。

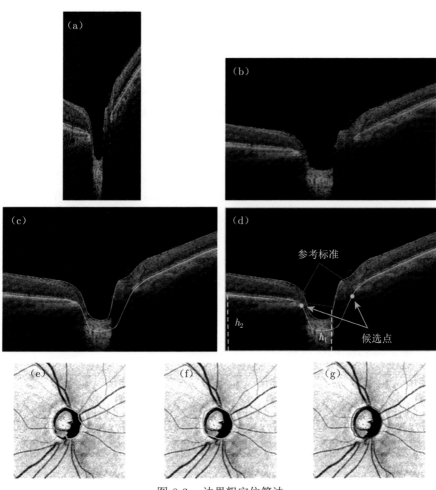

图 8-3　边界粗定位算法

（a）原始 B-扫描图像；（b）经过去噪和尺度变换的图像；（c）层分割结果；（d）初始 NCO 检测；（e）经过初始 NCO 检测的投影图像；（f）初始 NCO 检测结果的凸包拟合；（g）专家定义的参考标准

在眼底投影图像中，首先将视盘边缘在 x 轴方向上的范围限定在 $[x_l-10, x_r+10]$，其中 x_l 和 x_r 分别是 B-扫描 95~105 帧中左右 NCO 候选点的平均坐标，考虑到左侧和右侧 NCO 的间距在这些 B-扫描中是最大的，过滤了超出此范围的各个异常值。然后，通过空间相关平滑约束定义了视盘边缘平滑过程：

$$p_i = \begin{cases} (x, y_i), & \text{若 } \dfrac{1}{n}\sum_{p_j \in N(p_i)} \|x - x_j\| \leqslant k \\[2ex] \left(\dfrac{1}{n}\sum_{p_j \in N(p_i)} x_j, y_i\right), & \text{其他} \end{cases} \tag{8-2}$$

式中，p_i 表示投影图像中与 p_0 所在列对应的视盘边缘的点；y_i 是 B-扫描的序列号；$N(p)$ 被定义为邻域，表示当前 B-扫描的前两个和后两个连续 B-扫描的视盘边缘点；n 表示邻域大小，值为 4；常数 k 设置为 5。最初选择的点的 x 坐标位置利用了相邻 B-扫描中选定的位置来平滑，以便限制连续 B-扫描中的 NCO 位置，使改变不会超过阈值。

图 8-3（e）显示了眼底投影图中 NCO 的检测结果。绿色曲线表示将 NCO 点从每个 B-扫描映射到投影图像的视盘边缘粗分割结果。为了保持视神经乳头的形状，对视盘边缘使用凸包拟合，如图 8-3（f）所示。专家手工定义的参考标准如图 8-3（g）所示。

结果表明，粗定位的视盘边缘接近参考标准，但其最终结果仍取决于 RPE 层分割的精度。当 RPE 层分割结果较差时，具有最大曲率的点可能不是 NCO 的最佳位置。因此，提出了一种基于 SVM 的块搜索方法，以便在后续步骤中细化 NCO 检测。

8.2.3　基于 SVM 的块搜索

由于初始 NCO 检测受到 RPE 层分割的影响，提出了一种块搜索方法来改进视盘分割。此方法的目的是找到中心最可能为 NCO 的分块。利用 SVM 分类器[32] 来选择最可能属于左侧或右侧 NCO 中心的分块 [图 8-4（b）和（c）]，它们由最初的 NCO 位置附近的滑动窗口获得 [图 8-4（a）]。

1. 样本选择

对于 SVM 分类器的训练，从 20 幅 SD-OCT 图像中选取 1600 个图像样本作为训练集，并将其分为四类：① 以左侧 NCO 为中心的块 [图 8-4（b）]；② 以右侧 NCO 为中心的块 [图 8-4（c）]；③ 含有 RPE 层的块 [图 8-4（d）]；④ 两个 NCO 点之间的背景块 [图 8-4（e）]。每个块的大小设置为 81 像素 ×81 像素，以确保其对于分类的辨别力和鲁棒性。所有分块都是在初始 NCO 检测中得出的真实 NCO 或候选 NCO 附近选择的。

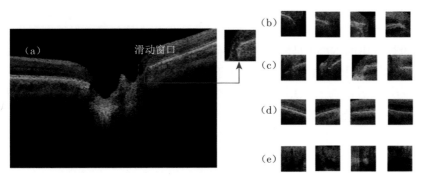

图 8-4　基于 SVM 的块搜索
（a）中红色虚线框表示使用了滑动窗口的块搜索；（b）～（e）表示四类图像样本

2. 特征提取

提取了两种纹理特征用于块描述：局部二值模式（local binary pattern，LBP）和梯度直方图（histogram of gradient，HOG）。然后将 LBP 和 HOG 特征组合起来，形成完整的特征集。

LBP 是一种简单而有效的纹理运算符，它通过使用中心像素的值对每个像素的邻域进行阈值处理来标记图像的像素，并将结果生成为二进制数[33,34]。与传统方法不同，它是一种关于纹理分析统计和结构模型的统一方法。在本章中，为了提升计算效率，应用了文献 [34] 中介绍的典型的圆形 LBP 算子，其邻域和半径分别取 8 和 2。由此，每个图像样本获得了 LBP 的 59 维特征向量。

HOG 描述符对图像局部梯度方向出现的次数进行统计[35,36]。它认为图像中的局部目标外观和形状可以通过灰度梯度或边缘方向的分布来描述。由于易于辨别且计算简单，HOG 已成为各种应用中的流行方法。这里，将计算出每个图像样本的 81 维 HOG 特征向量。

最后，使用串行融合策略组合 LBP 和 HOG 的功能。通过串行线性组合，将两种类型的特征向量融合到用于分类的判别向量中。由此，融合特征向量的维度是 140。

3. 块搜索

在 SVM 训练之后，确定了搜索范围并计算了每个分块隶属于第①类或第②类的概率。假设真正的 NCO 在由初始 NCO 检测步骤计算得到的候选 NCO 附近，可将 x 方向上的搜索范围限制到 $[x_0 - 30, x_0 + 30]$，其中 x_0 表示候选 NCO 的 x 坐标。为了减少 RPE 层分割误差的影响，允许在检测到的 RPE 边界上下有 $[-5, 10]$ 像素的高度偏移。另外，还定义了两个的滑动窗口之间的间隔为 5 个像素。

定义 $\{I_1, I_2, \cdots I_n\} \in \mathbb{R}^m$ 是从块中获得的特征向量，通过 SVM 预测确定一个块 I_j 属于类 k 的概率为 p_{jk}。p_{j1}（或 p_{j2}）的最大值表示 I_j 是最可能以左（或右）NCO 为中心的块。

为了获得更精确的分割结果，在最优分块选择中施加了一组约束和优化。首先，假设计算出的 NCO 足够接近初始候选 NCO。如果这两个点之间的距离超过 35 个像素，则选择前 5 个最大概率属于第①类或第②类的块，并将精确的 NCO 位置作为最接近候选 NCO 块的中心。然后根据连续 B-扫描的空间相关平滑约束，通过式（8-2）调整 NCO 的位置。

8.3　视盘分割和杯盘比量化的评估

8.3.1　视盘分割的评估

为了评估本章算法的性能，将分割结果与之前提出的基于 A-扫描分类的分割方法及手动分割结果在 42 幅 SD-OCT 测试图像上进行了比较。基于 A-扫描分类的分割方法之前已在文献 [20, 21, 23] 中提出，旨在利用 K-近邻分类器将 B-扫描图像中的每个 A-扫描（对应于投影图像中的一个像素）标记为视杯、视盘边界或背景。用文献 [21] 中描述的方法，在每个 A-扫描中提取了 15 维特征向量，以训练 K-近邻分类器。手动分割由两位经验丰富的医师提供，他们为每张 B-扫描手动标记 NCO，并通过参考平面计算视杯边界，在投影图像中分割视盘和视杯。参考标准是基于两位专家在投影图像中的共识而获得的。

用无符号边界误差（unsigned border error，UBE）和戴斯相似性系数（Dice similarity coefficient，DSC）来估计分割算法的准确性[20,21]。UBE 表示来自算法和参考标准分割区域的所有边界点之间的平均最短距离，而 DSC 表示这两个区域之间的空间重叠。考虑 S 和 R 分别作为分割算法和参考标准描述的区域，UBE 和 DSC 的计算公式如下：

$$\text{UBE} = \left[\sum \text{Dist}_{\min}(S - R, S) + \sum \text{Dist}_{\min}(R - S, R)\right] \Big/ \text{Num}(S + R) \quad (8\text{-}3)$$

$$\text{DSC}(S, R) = 2 \times \text{Num}(S \cap R) / [\text{Num}(S) + \text{Num}(R)] \quad (8\text{-}4)$$

式中，$\text{Dist}_{\min}(R, S)$ 表示区域 R 中的一个像素与区域 S 中的所有像素之间的最小欧氏距离；$\text{Num}(a)$ 是区域中的像素数量。

表 8-1 和表 8-2 为使用本章算法及不同特征集（LBP、HOG 及两者的融合）的视盘和视杯分割的 UBE 和 DSC。使用 LBP 和 HOG 融合特征的分割性能略好于单独使用 LBP 或 HOG 的分割性能，这表明融合特征对于本算法更具判别性。因此，选择融合特征用于后续的评估。

表 8-1　LBP、HOG 和融合特征的 UBE（均值 ± 标准差）

参数	LBP	HOG	融合特征
视盘/像素	2.771±1.571	2.225±1.418	2.216±1.406
视盘/mm	0.084±0.047	0.067±0.043	0.067±0.042
视杯/像素	1.509±0.886	1.242±0.893	1.164±0.869
视杯/mm	0.045±0.027	0.037±0.027	0.035±0.026

表 8-2　LBP、HOG 和融合特征的 DSC（均值 ± 标准差）

参数	LBP	HOG	融合特征
视盘/%	0.910±0.035	0.918±0.034	0.919±0.034
视杯/%	0.908±0.127	0.925±0.115	0.928±0.116

图 8-5 显示了本算法在 B-扫描图像中的 NCO 检测及投影图像中不同算法的 ONH 分割结果的比较。很明显，本算法基于块搜索实现了比视盘边缘粗定位方法和基于 A-扫描分类的分割方法更准确的视盘和视杯分割结果。由视盘边缘粗定位分割的视盘边缘往往要大于手动分割的视盘边缘，因为它应用了凸包拟合，以保留块搜索过程中的最大边缘。通过基于块搜索的方法分割的视盘和视杯边缘比

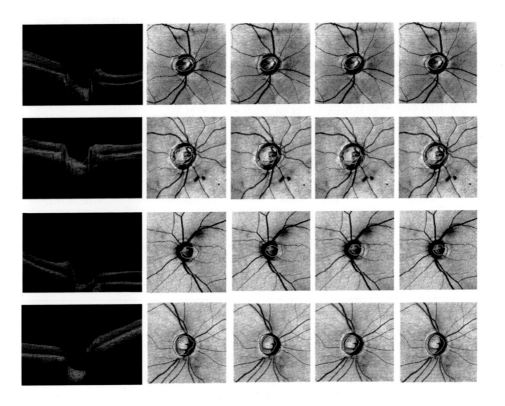

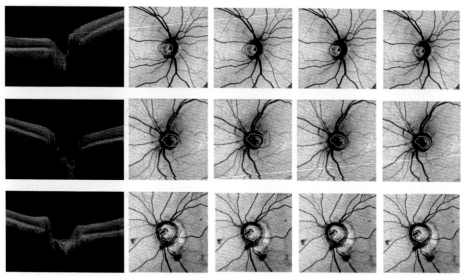

图 8-5　通过本算法从七个随机选择的眼睛中生成的 ONH 分割结果的可视化显示及与基于
A-扫描分类的方法和参考标准的比较结果

从左到右分别为：SD-OCT 三维图像中央 B-扫描（200 帧中的第 100 帧）中的 NCO 检测（红点表示 NCO
点，红线表示视盘边界，绿线表示视杯边界）、基于 A-扫描分类的分割、视盘和视杯边缘粗定位、基于块搜索的
分割和参考标准；红色曲线和绿色曲线分别表示视盘和视杯的边缘

基于 A-扫描分类的分割方法更加平滑，因为它考虑了空间相关平滑约束，而非独立地直接对每个 A-扫描分类。表 8-3 和表 8-4 分别展示了在 42 幅 SD-OCT 测试图像上的不同评估算法的 UBE 和 DSC 及参考标准。

表 8-3　不同分割算法的 UBE（均值 ± 标准差）

参数	A-扫描分类	边缘粗定位	块搜索
视盘/像素	3.245±1.531	3.971±1.870	2.216±1.406
视盘/mm	0.098±0.046	0.120±0.056	0.067±0.042
视杯/像素	2.338±0.993	1.140±0.763	1.164±0.869
视杯/mm	0.070±0.030	0.034±0.023	0.035±0.026

表 8-4　不同分割算法的 DSC（均值 ± 标准差）

参数	A-扫描分类	边缘粗定位	块搜索
视盘/%	0.905±0.035	0.868±0.057	0.919±0.034
视杯/%	0.917±0.113	0.925±0.125	0.928±0.116

为了评估视盘分割的效率，记录了具有不同特征的算法的平均计算时间，并将其与基于 A-扫描分类的分割算法进行了比较，如表 8-5 所示。测试结果表明，

运行时间主要由特征提取决定。虽然融合特征对本算法更具区分性,但它需要更多的计算时间。基于 A-扫描分类的分割计算成本高,因为 K-近邻分类器不能使用预训练模型,并且需要计算每个查询实例与所有训练样本的距离。

表 8-5 不同算法计算时间的比较

算法	时间/s
LBP	86.68
HOG	12.57
融合特征	103.04
A-扫描分类	109.62

8.3.2 杯盘比量化的评估

杯盘比是早期青光眼检测重要的 ONH 参数。杯盘比有几种定义,如面积杯盘比、水平杯盘比、垂直杯盘比[37]和线性杯盘比[4]。在本方法中,使用面积杯盘比,定义为

$$\text{ratio}_{c,d} = S_{\text{cup}}/S_{\text{disc}} \tag{8-5}$$

式中,S_{disc} 表示视盘面积;S_{cup} 表示视杯面积。S_{disc} 和 S_{cup} 都定义在投影图像中。面积杯盘比由所提出的算法求得,基于 A-扫描分类的分割和参考标准如图 8-6

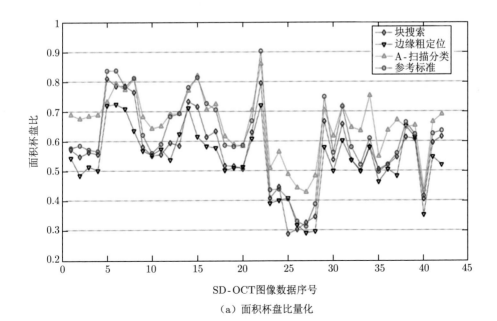

(a)面积杯盘比量化

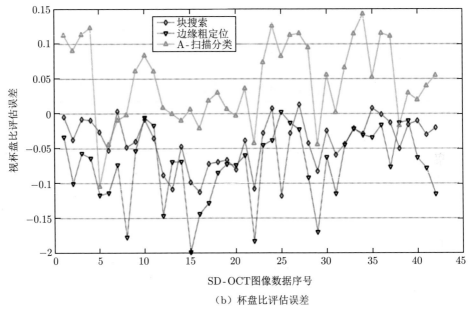

（b）杯盘比评估误差

图 8-6　不同算法的杯盘比量化结果比较

（a）所示，杯盘比评估误差（定义为通过算法和医师手动分割求得的杯盘比之间的差值）如图 8-6（b）所示。表 8-6 总结了误差的均值和标准差。结果表明，就自动计算的杯盘比而言，基于块搜索分割的评估误差低于其他两种分割算法的评估误差。由于无法获得精确的视盘边缘，基于边缘粗定位的视盘分割方法产生了最大误差。本算法在杯盘比量化方面取得了最佳性能。

表 8-6　不同算法的杯盘比评估误差（均值 ± 标准差）

算法	评估误差
A-扫描分类	0.060±0.044
边缘粗定位	0.073±0.036
块搜索	0.045±0.033

8.4　结　论

本章介绍了基于块搜索的视盘分割算法，用于量化 SD-OCT 图像中的杯盘比。与传统方法相比，本算法具有以下几个优点：① 两阶段策略结合了全局和局部信息进行视盘分割。在视盘边缘粗定位中，考虑了视神经乳头的结构特征，并用于初始 NCO 检测。在块搜索过程中，搜索候选 NCO 附近的以 NCO 为中心的概率最大的分块。② 与基于 A-扫描分类的分割方法不同，本方法直接将 B-扫描图像中的每一列分类为视盘（边缘或背景），本章算法仅在限制区域中搜索，从而提高了效率。此外，SVM 分类器比 K-近邻分类器的计算时间更少，因为它可以使用预训练模型数据进一步提高效率。③ 如图 8-5 所示，本算法的分割结果比其他方法的分割结果更平滑。这是因为本方法利用了空间相关平滑约束来精细调整最终的分割结果。

　　虽然实验结果表明本算法能够实现较高的分割精度，是量化杯盘比的有效临床工具，但它也存在一些局限性：① 计算时间主要取决于特征提取。在表 8-5 中，可观察到具有融合特征的算法的时间成本还不能满足实时分割的需要，因此需要更有效的特征提取。② 本章方法可能会在严重倾斜的图像中产生不准确的结果。图 8-7 显示了不准确的 NCO 检测示例。在搜索过程中该块在第②类上具有最大概率，但是检测到的 NCO 远离真实的 NCO，因为视觉内容的相似性可能不完全反映解剖学特征。

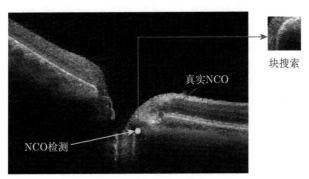

图 8-7　不准确的 NCO 检测示例

　　在将来的研究中，计划以两种方式改进算法：改进特征选择，以提高计算效率；通过结合解剖结构来改进 NCO 检测，以提高分割准确度。

参 考 文 献

[1] Strouthidis N G, Yang H, Fortune B, et al. Detection of optic nerve head neural canal opening within histomorphometric and spectral domain optical coherence tomography data sets[J]. Invest. Ophth. Vis. Sci., 2009, 50(1): 214-223.

[2] Schuman J S, Wollstein G, Farra T, et al. Comparison of optic nerve head measurements obtained by optical coherence tomography and confocal scanning laser ophthalmoscopy[J]. Am. J. Ophthalmol., 2003, 135(4): 504-512.

[3] Kwon Y H, Adix M, Zimmerman M B, et al. Variance owing to observer, repeat imaging, and fundus camera type on cup-to-disc ratio estimates by stereo planimetry[J]. J. Glaucoma, 2009, 18(4): 305-310.

[4] Abràmoff M D, Lee K, Niemeijer M, et al. Automated segmentation of the cup and rim from spectral domain OCT of the optic nerve head[J]. Invest. Ophth. Vis. Sci., 2009, 50(12): 5778-5784.

[5] Xu J, Ishikawa H, Wollstein G, et al. Automated volumetric evaluation of stereoscopic disc photography[J]. Optics Express, 2010, 18(11): 11347-11359.

[6] Strouthidis N G, Yang H, Reynaud J F, et al. Comparison of clinical and spectral domain optical coherence tomography optic disc margin anatomy[J]. Invest. Ophthalmol. Vis. Sci., 2009, 50(10): 4709-4718.

[7] Hu Z, Abràmoff M D, Kwon Y H, et al. Automated segmentation of neural canal opening and optic cup in 3D spectral optical coherence tomography volumes of the optic nerve head[J]. Invest. Ophthalmol. Vis. Sci., 2010, 51(11): 5708-5717.

[8] Medeiros F A, Zangwill L M, Bowd C, et al. Evaluation of retinal nerve fiber layer, optic nerve head, and macular thickness measurements for glaucoma detection using optical coherence tomography[J]. Am. J. Ophthalmol., 2005, 139(1): 44-55.

[9] Manassakorn A, Nouri-Mahdavi K, Caprioli J. Comparison of retinal nerve fiber layer thickness and optic disk algorithms with optical coherence tomography to detect glaucoma[J]. Am. J. Ophthalmol., 2006, 141(1): 105-115.

[10] Chen T C. Spectral domain optical coherence tomography in glaucoma: Qualitative and quantitative analysis of the optic nerve head and retinal nerve fiber layer (an AOS thesis)[J]. Trans. Am. Ophthalmol. Soc., 2009, 107: 254-281.

[11] Chauhan B C, Burgoyne C F. From clinical examination of the optic disc to clinical assessment of the optic nerve head: A paradigm change[J]. Am. J. Ophthalmol., 2013, 156(2): 218-227.

[12] Hrynchak P, Hutchings N, Jones D, et al. A comparison of cup-to-disc ratio measurement in normal subjects using optical coherence tomography image analysis of the optic nerve head and stereo fundus biomicroscopy[J]. Ophthalmol. Physl. Opt., 2004, 24(6): 543-550.

[13] Aquino A, Gegúndez-Arias M E, Marín D. Detecting the optic disc boundary in digital fundus images using morphological, edge detection, and feature extraction techniques[J]. IEEE Trans. Med. Imaging, 2010, 29(11): 1860-1869.

[14] Yu H, Barriga E S, Agurto C, et al. Fast localization and segmentation of optic disk in retinal images using directional matched filtering and level sets[J]. IEEE Trans Inf. Technol. Biomed., 2012, 16(4): 644-657.

[15] Cheng J, Liu J, Xu Y, et al. Superpixel classification based optic disc and optic cup segmentation for glaucoma screening[J]. IEEE Trans. Med. Imaging, 2013, 32(6): 1019-1032.

[16] Muramatsu C, Nakagawa T, Sawada A, et al. Automated segmentation of optic disc region on retinal fundus photographs: Comparison of contour modeling and pixel classification methods[J]. Comput. Methods Program Biomed., 2011, 101(1): 23-32.

[17] Antony B J, Abràmoff M D, Lee K, et al. Automated 3D segmentation of intraretinal

layers from optic nerve head optical coherence tomography images[C]//Proceedings of SPIE Medical Imaging. San Diego, USA, 2010: 76260U.

[18] Xu J, Ishikawa H, Wollstein G, et al. 3D optical coherence tomography super pixel with machine classifier analysis for glaucoma detection[C]//Proceedings of IEEE Engineering in Medicine and Biology Society. Boston, USA: IEEE, 2011: 3395-3398.

[19] Hu Z, Niemeijer M, Lee K, et al. Automated segmentation of the optic disc margin in 3-D optical coherence tomography images using a graph-theoretic approach[C]// Proceedings of SPIE Medical Imaging. Lake Buena Vista, USA, 2009: 72620U.

[20] Lee K, Niemeijer M, Garvin M K, et al. 3-D segmentation of the rim and cup in spectral-domain optical coherence tomography volumes of the optic nerve head[C]//Proceedings of SPIE Medical Imaging. Lake Buena Vista, USA, 2009: 72622D.

[21] Lee K, Niemeijer M, Garvin M K, et al. Segmentation of the optic disc in 3-D OCT scans of the optic nerve head[J]. IEEE Trans. Med. Imaging, 2010, 29(1): 159-168.

[22] Fu H, Xu D, Lin S, et al. Automatic optic disc detection in OCT slices via low-rank reconstruction[J]. IEEE Trans. Biomed. Eng., 2015, 62(4): 1151-1158.

[23] Miri M S, Lee K, Niemeijer M, et al. Multimodal segmentation of optic disc and cup from stereo fundus and SD-OCT images[C]//Proceedings of SPIE Medical Imaging. Lake Buena Vista, USA, 2013: 86690O.

[24] Wu T L, Leng T, de Sisternes L, et al. Automated segmentation of optic disc in SD-OCT images and cup-to-disc ratios quantification by patch searching-based neural canal opening detection[J]. Optics Express, 2015, 23(24): 31216-31229.

[25] Chen Q, Leng T, Zheng L, et al. Automated drusen segmentation and quantification in SD-OCT images[J]. Med. Image Anal., 2013, 17(8): 1058-1072.

[26] Gargesha M, Jenkins M W, Rollins A M, et al. Denoising and 4D visualization of OCT images[J]. Optics Express, 2008, 16(16): 12313-12333.

[27] Tomasi C, Manduchi R. Bilateral filtering for gray and color images[C]//Proceedings of sixth International Conference on Computer Vision. Bombay, India, 1998: 839-846.

[28] Chen Q, Fan W, Niu S, et al. Automated choroid segmentation based on gradual intensity distance in HD-OCT images[J]. Optics Express, 2015, 23(7): 8974-8994.

[29] Li K, Wu X, Chen D, et al. Optimal surface segmentation in volumetric images-A graph-theoretic approach[J]. IEEE Trans. Pattern Anal. Mach. Intell., 2006, 28(1): 119-134.

[30] Garvin M K, Abràmoff M D, Wu X, et al. Automated 3-D intraretinal layer segmentation of macular spectral-domain optical coherence tomography images[J]. IEEE Trans. Med. Imaging, 2009, 28(9): 1436-1447.

[31] Chen X, Udupa J K, Bagci U, et al. Medical image segmentation by combining graph cuts and oriented active appearance models[J]. IEEE Trans. Image Process., 2012, 21(4): 2035-2046.

[32] Cortes C, Vapnik V. Support-vector networks[J]. Mach. Learn., 1995, 20(3): 273-297.

[33] Ojala T, Pietikäinen M, Mäenpää T. Multiresolution gray-scale and rotation invariant

texture classification with local binary patterns.[J]. IEEE Trans. Pattern Anal. Mach. Intell., 2002, 24(7): 971-987.

[34] Ojala T, Pietikäinen M, Mäenpää T. A generalized local binary pattern operator for multiresolution gray scale and rotation invariant texture classification[C]//Proceedings of IEEE International Conference on Advances in Pattern Recognition. IEEE, 2001: 397-406.

[35] Dalal N, Triggs B. Histograms of oriented gradients for human detection[C]// Proceedings of IEEE Computer Society Conference on Computer Vision and Pattern Recognition. San Diego, USA, 2005: 886-893.

[36] Zhang J, Huang K, Yu Y, et al. Boosted local structured HOG-LBP for object localization[C]//Proceedings of IEEE Computer Society Conference on Computer Vision and Pattern Recognition. Colorado Springs, USA, 2011: 1393-1400.

[37] Jaffe G J, Caprioli J. Optical coherence tomography to detect and manage retinal disease and glaucoma[J]. Am. J. Ophthalmol., 2004, 137(1): 156-169.

第 9 章　基于 OCT 图像的脉络膜分析

OCT 成像技术的进步使得包括脉络膜在内的、更深层次的眼部结构变得可视化，而脉络膜结构的变化与各种疾病息息相关。本章主要介绍脉络膜厚度、体积和间质–管腔比等指标的自动量化方法，这些指标对于疾病的诊断及治疗中的病情监控至关重要。

9.1　引　　言

脉络膜是介于 RPE 层和巩膜之间的一层血管网组织，具有非常重要的生理功能[1-5]，在各种疾病的诊断中起着至关重要的作用。例如 AMD、中心性浆液性脉络膜视网膜病变（central serous chorioretinopathy，CSC）、福格特–小柳–原田（Vogt-Koyanagi-Harada）综合征、脉络膜炎[6-10]。OCT 技术的应用使得脉络膜的可视化效果更佳，从而提高了医生的诊断水平[11]。在各种 OCT 技术中，目前最常见的是频域 OCT（SD-OCT）[12]。由 SD-OCT 得到的典型图像如图 9-1 所示，其中每幅图像的左边部分称为 en face 图，是红外成像得到的整个视网膜的正面图像，上面的虚线箭头表示 OCT 图像平面的垂直位置；右图为 OCT 图像，如最后一张 OCT 图像中标记的，从上到下（生理上是从内层到外层）显示了层状的视网膜、RPE 层（明亮）、脉络膜（颗粒状）、巩膜（光滑）[13]。通常，OCT 图像是在不同的垂直位置（如 97 个位置）进行扫描得到的，眼科医生通过浏览 OCT 图像，观察脉络膜的区域来评估患者的状况。另外，眼科医生设想通过各种参数来进行更加准确的诊断和病情监控，如脉络膜厚度的分布、脉络膜体积及间质–管腔比。

因此，本章将重点放在脉络膜的分析上，主要的目的有以下几点：① 帮助临床医生使用自动化工具来量化各种感兴趣的参数；② 提供新一代筛查、可视化工具，以进行更好的、无压力的诊断。具体来说，我们将研究讨论脉络膜的厚度和体积的自动量化方法，以及脉络膜间质–管腔比的自动量化方法。

9.2　自动分割和高级分析

在脉络膜相关疾病的处理中，基于 OCT 的脉络膜定量分析发挥了重要作用。特别是脉络膜的厚度分布等总体指标已被广泛研究，用于解释各种疾病对脉络膜

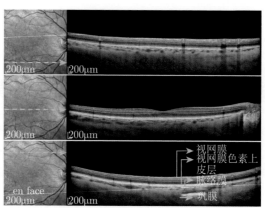

图 9-1　一组 97 张眼后段 SD-OCT 图像数据集中的三张实例图像（由加州大学圣地亚哥分校 William R. Freeman 博士提供）

一张典型图像包含了左边的 en face 图像和右边含视网膜、RPE 层（视网膜最外层）、脉络膜和巩膜的图像

的影响，进而评价对视力的影响[14]。最近，对脉络膜体积也有研究，从而获得了对眼部疾病更深入的理解[15]。在这样的背景下，本节主要关注诸如此类的总体指标的量化。然而，更精细的脉络膜指标量化有助于更好地理解与脉络膜相关的疾病[16]，这将在 9.3 节中讨论。

9.2.1　问题设置和解决方法

从 OCT 图像估计的脉络膜厚度分布是眼科疾病处理的一个重要指标[14]。因此，脉络膜厚度分布测量的准确性对于确保诊断结果的准确性起着至关重要的作用[17]。脉络膜厚度的测量又进一步被用来计算脉络膜体积。到目前为止，脉络膜厚度的测量都是由专家通过手工绘制脉络膜内外边界，然后取差完成的。对 OCT 扫描图进行手工分析既费时又费力，还容易因为疲劳增大误差，而且由于所花费的时间和精力过多，导致很少对脉络膜体积进行手工估计。在这一背景下，脉络膜的自动分割减少了专家在每位病患上所花费的人力和时间，使其可以将精力投入到更多病患的个性化医疗上。此外，除了脉络膜厚度指标，脉络膜体积指标也已被常规使用。自动化分割还可以避免由疲劳和单调引起的人为错误。因此，提出了一种新的自动算法来实现脉络膜分割和相关的厚度及体积的测量。

2010 年以来，脉络膜的自动分割一直受到广泛关注。从眼睛的生理学角度看（图 9-1），脉络膜分割包括两项任务：① 脉络膜内边界（choroid inner boundary，CIB）的检测；② 脉络膜外边界（choroid outer boundary，COB）的检测。在这两个任务中，第一个任务相对容易，因为用于定义 CIB 的 RPE 层比相邻层亮得多。事实上，基于梯度的各种方法不仅在检测 CIB 方面[18,19]，而且在检测具有明确亮度过渡的相邻视网膜层的边界问题上都被证明是准确的[20,21]。因此，本章也将采用基于梯度的方法来检测 CIB。相比之下，检测 COB 的任务就面临着巨大的挑战。这是因为 COB 本质上是颗粒状的脉络膜和均匀的巩膜之间的分界线，而并不是由亮度的显著变化来定义的，而且其判断往往具有主观性。即便如此，基于梯度的确定性方法也已被用于 COB 的检测[22,23]。然而，统计方法似乎更适合处理这样具有内在不确定性的问题。因此，人们尝试用机器学习[24,25]及基于梯度的概率方法[19]来检测 COB。但是，前面提到的尝试并没有直接利用从颗粒状到一致性的结构转换。在此背景下，提出了基于结构相似度（structural similarity，SSIM）的方法，利用 SSIM 指标量化脉络膜和巩膜之间的结构差异，寻找 COB 的初始估计位置，然后用海森（Hessian）矩阵特征值分析消除初始估计位置[26]的不连续。然而，这样获得的边界尽管充分分离了脉络膜血管与均匀的巩膜，但通常并不光滑，与专家[27]手工绘制的平滑边界存在较大的偏差。为了与专家手工标注更好地匹配，采用张量投票的方法来实现所需的平滑。从临床角度来看，即使得到了对脉络膜厚度的精确估计，仅靠这一指标有时也不足以评估脉络膜与脉络膜视网膜疾病的关联。比如，假设在中央凹附近的某些特定位置进行了扫描，特定区域的厚度测量显然不足以代表整个脉络膜的分布。相比之下，对脉络膜进行体积的分析更适合评估病程和对治疗的反应[17]。在此背景下，基于 SSIM 的方法也实现了脉络膜体积的自动测量[26]。

在比较已有算法的性能时，各种因素使得比较具有挑战性。比如，缺乏标准数据集和金标准。具体来说，最先进的算法是在不同的数据集上进行测试的，这就使得算法比较变得非常困难。此外，手工标注在本质上也是主观的，因此也不应将其作为标准。在此背景下，基于 SSIM 的算法提出了以人工测量的可变性为参考，将其与手动平均和算法结果[26]之间的可变性进行比较，并对算法结果与观察者的可重复性进行比较，再做深入的统计分析。重要的是，该法定义了商度量，以方便在不同数据集上测试的方法之间，以及与手动测量之间的比较。本节的其余部分将重点对基于 SSIM 的脉络膜厚度和体积的自动量化方法进行详细的阐述。

9.2.2 数据与方法

本算法的主要目的是自动检测 CIB 和 COB，如图 9-2 中由专家手工标注的那样。首先描述实验数据集和提出的方法。

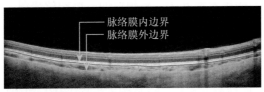

图 9-2 手工标注的脉络膜内边界（CIB）和脉络膜外边界（COB）

1. 实验数据集

所用的数据由一位视网膜专家用海德堡 HRA-Spectralis 扫描仪（德国海德堡工程公司）进行采集。这一 OCT 设备使用平均波长为 870nm 的超发光二极管，可提供高达 40000A-扫描/s 的扫描速度，扫描深度分辨率为 7μm，横向分辨率为 14μm。每只眼睛以中央凹为中心，采集 97 帧高分辨率的栅格 B-扫描。用内置固定灯将扫描区域对准中央凹，每次扫描长度为 9.0mm，间隔距离为 30μm。单张 OCT 图像由 512 条 A-扫描线组成，采集时间为 0.78ms。每扫描 25 帧后，用内置自动平均软件 TruTrack 进行平均（德国海德堡工程公司），从而获得高质量的脉络膜图像用于分析。本研究中，在三个健康的成人受试者的 B-扫描数据上进行实验评估，对每个受试者随机选择一只眼睛，并对每只眼睛采集 97 张 B-扫描。前两个数据的图像分辨率为 351 像素 ×770 像素，第三个数据的分辨率为 496 像素 ×1536 像素，覆盖了更大的区域。每次扫描由同一专家进行两次手动分割，以研究观察者的可重复性。使用 ImageJ 软件[28]进行手动分割，以两次手动分割的平均值作为参考标准。

2. 方法

如图 9-3 所示，基于 SSIM 的方法包括以下几个步骤：① 去噪；② 脉络膜定位；③ COB 检测。

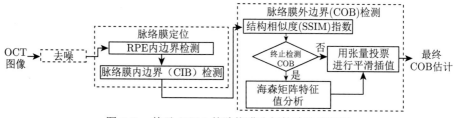

图 9-3 基于 SSIM 的脉络膜分割算法的流程图

1）去噪

OCT 图像通常含噪声 [图 9-4（a）]，适当地去噪可以提高算法的准确度。因此，采用目前公认的最先进的块匹配和三维滤波（BM3D）算法进行去噪[29]。该算法基于变换域增强的稀疏表示方法，将相似的二维图像块组合形成三维数组，然后对其进行协同滤波。由于组内数据显示出很高的相关性，所以去相关变换可以削减噪声。最后，应用反变换得到去噪图像 [图 9-4（b）]。

2）脉络膜定位

下一步进行 RPE 内边界定位。这有助于定位 CIB，即 RPE 外边界，并框定了 CIB 和巩膜之间的一个 ROI，该区域包含 COB。

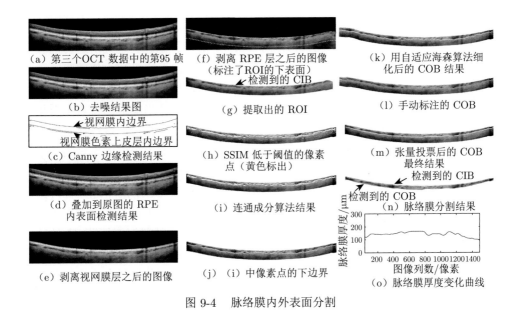

图 9-4 脉络膜内外表面分割

（1）RPE 内边界检测：与相邻层相比，RPE 层的亮度较高，使用基于梯度的 Canny 边缘算子就能得到一个初始边缘图[30]。但是，从图 9-4（a）可以看出，亮度的急剧变化不仅发生在 RPE 内边界，还发生在视网膜内边界。因此，边缘算子能检测出上述两个主要边界及一些次要边界 [图 9-4（c）]。其中，两个主要边界中外部的那条作为 RPE 的内边界，并且用膨胀算子 [图 9-4（d）] 增强其连续性[30]。

（2）CIB 检测：剥离 RPE 内边界上方的各种视网膜层 [图 9-4（e）]。定义为 CIB 的 RPE 外边界与 RPE 内边界的距离或多或少是一致的，通过基于梯度的亮–暗转换来检测。随后，RPE 层也被剥离 [图 9-4（f）]。此时，只剩 COB 需要检测。为此，选择 CIB 外足够厚的 ROI，使其包含 COB [图 9-4（g）]。

3）COB 检测

COB 检测的步骤如图 9-3 所示。

（1）基于 SSIM 的 COB 初始估计：图 9-4（a）中可见巩膜和脉络膜结构不同，分别是均匀的和颗粒状的。因此，利用这种差异，以巩膜上的一个小窗口为模板，计算整个 ROI 内的每个像素点的邻域（与模板大小相同）与模板之间的 SSIM 指数。相同维度的两个窗口之间的 SSIM 由下式给出[31]：

$$\text{SSIM}(A, B) = \frac{(2\mu_A\mu_B + c_1)(2\sigma_{AB} + c_2)}{(2\mu_A^2\mu_B^2 + c_1)(\sigma_A^2 + \sigma_B^2 + c_2)} \tag{9-1}$$

式中，μ_A、μ_B 分别表示窗口 A 和 B 的均值；σ_A^2、σ_B^2 分别表示窗口 A 和 B 的方差；σ_{AB} 表示窗口 A 和 B 的协方差；c_1、c_2 是为了稳定表达式所选择的较小的常数。由于模板是从巩膜中选择的，我们希望巩膜像素的 SSIM 值较高，而脉络膜像素的 SSIM 值较低。事实上，最低的 SSIM 值出现在巩膜和脉络膜之间的过渡区，即靠近 COB 处。更准确地说，SSIM 指数低于适当阈值的像素主要集中在 COB 的脉络膜侧，少量分散地分布于巩膜侧 [图 9-4（h）]，这些巩膜侧的像素用连通成分算法 [图 9-4（i）][30]去除。最后，将剩余低于阈值的像素的下边界作为 COB 的初始估计 [图 9-4（j）]，但这一边界通常是不连续的。

（2）通过海森矩阵特征值分析进行细化：为了去除 COB 的不连续性，采用自适应海森分析方法[32,33]。首先，要确定一个像素是否属于血管（只存在于脉络膜中）。为此，根据邻域估计每个像素处的海森矩阵 H，计算海森矩阵 H 的特征值 λ_1 和 λ_2，并验证是否有 λ_1 小而 λ_2 大，这已被证明能对应于脉络膜血管这类暗的管状结构[34]。使问题复杂化的是，由于在整个扫描上的图像灰度不均匀，对特征值取唯一阈值对可能不足以准确地检测脉络膜血管截面。因此，为了提高准确率，以自适应的方式自动选择 λ_1 和 λ_2 的阈值，并将新检测到的脉络膜血管的下边界加入初始的 COB 估计中，从而去除不连续点 [图 9-4（k）]。

（3）用张量投票进行平滑插值：上述 COB 的精确估计结果充分分离了颗粒状的脉络膜和均匀的巩膜，但曲线呈锯齿状。相比之下，由专家手工绘制的 COB 通常是光滑的 [图 9-4（l）]。因此，采用张量投票的方式，使 COB 自动检测结果达到类似的平滑程度[35,36]。直接对精确估计的 COB 进行张量投票可能会导致某些脉络膜血管的遗漏，因为最终边界可能穿过脉络膜层，切割一些血管，所以需要对精细估计的 COB 进行后处理，丢弃接近局部极小值的边界像素。将每个扫描沿长度方向分成三个窗口，并根据相应窗口的平均厚度值确定一个局部阈值，即可实现这一目的（阈值的选择略大于局部均值）。在进一步讨论之前，先简要描述张量投票技术。该方法使用标记传播信息，即将各种对象的方向偏好（即选票）传递给相邻对象。当对这些选票进行统计时，属于相同结构的对象往往会被合并在一起。选票的影响力会随着与对象距离的增加而减弱，显著性衰减函数（decay function，DF）一般取高斯函数：

$$DF(s,k,\sigma) = e^{(\frac{s^2+ck^2}{\sigma^2})} \tag{9-2}$$

式中，s 表示弧长；k 表示曲率；c 控制随曲率变化的衰减程度；σ 表示投票的规模，进而决定了有效的邻域大小[36]。

为了实现 COB 的平滑后处理，张量投票分两个阶段进行：首先，应用相对较大的 σ 来寻找整体插值后的 COB。然后，用较小的 σ 来平滑剩余小的跳变，这样就得到了对 COB 的最终估计 [图 9-4（m）]。最后，CIB 与 COB 之间的区域即分割为脉络膜 [图 9-4（n）]，并得到厚度分布 [图 9-4（o）]。

9.2.3 结果与统计分析

按照上述步骤，得到了三个 OCT 数据中 B-扫描上的 CIB 和 COB 的估计位置。在图 9-5 中显示了每个数据中的 6 个 B-扫描的结果。图 9-5 中还显示了由专家手动分割的 COB 轮廓以便比较。下文中，根据所得到的脉络膜厚度分布和体积的估计准确率，对所提出的自动算法进行了定量评估。

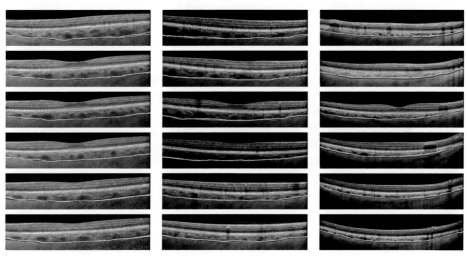

图 9-5　分割结果图

左：数据 1 的 97 张扫描中的 6 张 B-扫描图；中：数据 2 的 97 张扫描中的 6 张 B-扫描图；右：数据 3 的 97 张扫描中的 6 张 B-扫描图；手动分割用橙色和棕色表示，基于 SSIM 的自动分割用黄色表示

1. 脉络膜厚度

首先考虑脉络膜厚度分布的估计，然后对估计准确率进行计算。

1）厚度分布

对于每个数据，用本章方法得到的脉络膜厚度分布如图 9-6（c）所示，而用两次手动分割的平均值作为参考标准得到的脉络膜厚度分布如图 9-6（b）所示。对应的 en face 图像如图 9-6（a）所示。算法误差，即自动厚度估算值与人工厚度估算值之差（D）如图 9-6（d）所示。对应的绝对误差（AD）如图 9-6（e）所示。绝对误差在可容忍范围内，注意本算法倾向于低估厚度值。理想情况下，我们希望自动算法能够像获得与手动标注类似的性能。下面将通过全面统计分析，定量说明其与理想目标的接近程度，并与已有的算法进行比较。

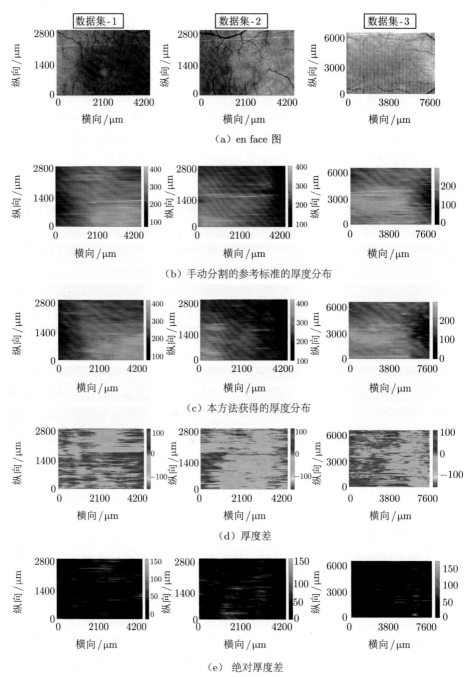

图 9-6　三组数据厚度分布比较

2）性能统计指标

对于变量 z 的样本集合 $\{z_k\}_{k=1}^{N}$，其均值（M_z）、标准差（SD_z）、变异系数（CV_z）定义如下：

$$M_z = \frac{1}{N}\sum_{k=1}^{N} z_k, \qquad \text{SD}_z = \sqrt{\frac{1}{N}\sum_{k=1}^{N}(z_k - M_z)^2}, \qquad \text{CV}_z = \frac{\text{SD}_z}{M_z} \qquad (9\text{-}3)$$

式 (9-3) 分别度量了中心趋势、离散度和标准化离散度。具体来说，脉络膜厚度分布的估计准确率用四个数值衡量，分别是差值（D）、绝对差值（AD）、相关系数（CC）和 Dice 系数（DC）。相应地，定义了 MAD、MCC、SDDC、CVCC、CVDC（用具体变量代替 z）等具体指标。需要注意的是，只有当 z 非负时，标准化离散度测量 CV_z 才有意义。既然差值 D 是有符号的，那么 CVD 没有意义，因此没有列出。此外，不仅对所提出的自动算法（上标 auto），还对手工标注（上标 ref）得到的结果进行了统计指标计算。特别指出的是，在计算中，用两次手动分割的平均值作为参考标准。为了保证比较的公平性，将分割误差与观察者的可重复性，即同一观察者多次执行手动分割的一致性进行比较。

（1）差和绝对差：假设 x_i 和 y_i 表示在两次测量中第 i 列（$i = 1, \cdots, N$）的厚度值（A-扫描指标），在第 i 列的这些测量值之间的差（D）和绝对差（AD）由下式给出：

$$D_i = x_i - y_i, \qquad \text{AD}_i = |x_i - y_i| \qquad (9\text{-}4)$$

对每张 B-扫描，根据式 (9-3) 得到相应的平均差（MD）和平均绝对差（MAD）。对于来自三个数据的 291 张 B-扫描图像，本算法的 MD 介于 $-52.98\mu\text{m}$ 和 $13.75\mu\text{m}$ 之间，平均为 $-16.63\mu\text{m}$，标准偏差（SDD）为 $19.79\mu\text{m}$，而两个手动分割之间的 MD 介于 -38.71 和 $20.18\mu\text{m}$ 之间，平均为 $-5.65\mu\text{m}$，SDD 为 $14.53\mu\text{m}$。表 9-1 提供了每个数据的详细信息。三个数据的差异显示在图 9-6 中。通过这些值可以看出，所提出的方法与手动标注得到的参考标准间存在轻微的负偏差，这表明算法仍有进一步的改进空间。然而，标准差已较为接近。

进一步，忽略误差符号，将其转化为绝对差值（AD）指标。291 张 B-扫描的估计厚度和标准厚度之间的 MAD 值如图 9-7（a）所示。为了便于比较，也计算了两次手动分割的 MAD，即观察者可重复性度量。本自动算法的 MAD 在 $5.63 \sim 52.98\mu\text{m}$ 之间，平均为 $21.88\mu\text{m}$，标准差（SDAD）为 $17.43\mu\text{m}$；而手动分割之间的 MAD 在 $5.55 \sim 38.71\mu\text{m}$ 之间，平均为 $13.74\mu\text{m}$，SDAD 为 $11.67\mu\text{m}$。

表 9-1 自动方法与手动分割的对比与统计分析

评价标准	方法	参数	单位	数据集-1	数据集-2	数据集-3	总计(基于 SSIM 的方法)	基于双梯度的方法[19]	基于 SSIM 的方法比基于双梯度的方法性能提升
偏差或差异(D)	自动方法(提出方法 vs M)	MD (SDD)	μm (μm)	−12.62 (19.38)	−22.79 (20.85)	−14.48 (19.10)	−16.63 (19.79)	2.35 (15.48)	NC (NC)
		Min-Max	μm	−52.98~13.75	−45.17~1.64	−32.06~10.22	−52.98~13.75	—	—
	手动方法(M1 vs M2)	MD (SDD)	μm (μm)	−2.18 (15.20)	−6.60 (14.38)	−8.17 (13.97)	−5.65 (14.53)	−1.34 (6.08)	NC (NC)
		Min-Max	μm	−21.36~15.25	−30.67~20.18	−38.71~15.26	−38.71~20.18	—	—
绝对差值(AD)	自动方法(提出方法 vs M)	MAD (SDAD)	μm (μm)	19.61 (16.39)	26.45 (18.38)	19.59 (17.46)	21.88 (17.43)	16.27 (11.48)	NC (NC)
		Min-Max	μm	6.15~52.98	5.63~45.17	9.98~32.06	5.63~52.98	—	—
		CVAD	比率	0.84	0.69	0.89	0.79	0.71	NC
	手动方法(M1 vs M2)	MAD (SDAD)	μm (μm)	12.63 (12.62)	14.09 (11.76)	14.50 (10.56)	13.74 (11.67)	8.01 (3.34)	NC (NC)
		Min-Max	μm	5.71~22.4	5.55~30.67	6.20~38.71	5.55~38.71	—	—
		CVAD	比率	0.99	0.83	0.73	0.85	0.42	NC
	商	QMAD	比率	1.55	1.87	1.35	1.59	2.03	21.67%
		QCVAD	比率	0.84	0.83	1.22	0.93	1.69	44.97%
相关系数(CC)	自动方法(提出方法 vs M)	MCC (SDCC)	% (%)	99.71 (0.20)	99.56 (0.28)	99.35 (0.42)	99.54 (0.31)	—	—
		Min-Max	(%)	98.84~99.95	98.48~99.95	97.90~99.88	97.90~99.95	—	—
		CVCC	比率	0.20	0.28	0.42	0.31	—	—
	手动方法(M1 vs M2)	MCC (SDCC)	% (%)	99.85 (0.09)	99.81 (0.13)	99.65 (0.24)	99.77 (0.16)	—	—
		Min-Max	%	99.57~99.97	99.20~99.96	98.18~99.92	98.18~99.97	—	—
		CVCC	比率	0.09	0.13	0.24	0.16	—	—
	商	QMCC	比率	1.93	2.31	1.85	2.00	—	—
		QCVCC	比率	2.22	2.15	1.96	1.94	—	—

续表

评价标准	方法	参数	单位	数据集-1	数据集-2	数据集-3	总计（基于 SSIM 的方法）	基于双梯度的方法[19]	基于 SSIM 的方法比基于双梯度的方法性能提升 (NC)
Dice 系数 (DC)	自动方法（提出方法 vs M）	MDC（SDDC）	%（%）	95.87 (1.97)	93.94 (1.55)	94.16 (1.47)	94.65 (1.67)	96.7 (2.1)	NC (NC)
		Min–Max	%	88.81~98.73	89.79~98.44	90.42~96.94	88.81~98.73	—	—
		CVDC	比率	2.05	1.65	1.56	1.76	2.17	NC
	手动方法 (M1 vs M2)	MDC（SDDC）	%（%）	97.43 (0.82)	96.90 (1.30)	95.87 (1.50)	96.73 (1.24)	—	—
		Min–Max	%	95.00~98.78	93.00~98.75	89.44~98.38	89.44~98.78	—	—
		CVDC	比率	0.84	1.34	1.56	1.28	—	—
	商	QMDC	比率	1.60	1.95	1.41	1.63	—	—
		QCVDC	比率	2.44	1.23	0.99	1.37	—	—

注：M1—手动分割-1, M2—手动分割-2, M—M1 和 M2 的均值, NC—不可比, 下同。

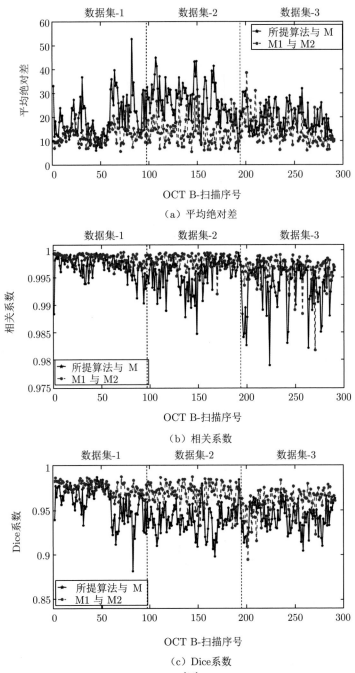

（a）平均绝对差

（b）相关系数

（c）Dice系数

图 9-7　基于 SSIM 的方法[26]与手动分割方法的对比

（2）相关系数：对于两个测量值 x_i 和 y_i，$i = 1, \cdots, N$，相关系数（CC）由下式定义[37]：

$$CC = \frac{\sum\limits_{i=1}^{N} x_i y_i}{\sqrt{\sum\limits_{i=1}^{N} x_i^2 \sum\limits_{i=1}^{N} y_i^2}} \tag{9-5}$$

各 B-扫描中估计的脉络膜厚度与标准厚度之间的 CC 曲线如图 9-7（b）所示。在同一图中，还绘制了两次手动分割获得的厚度值之间的 CC 值，以便与观察者的可重复性进行比较。本自动算法在三个数据上达到了 97.90%～99.95% 之间的 CC 值，平均值（MCC）为 99.54%，标准差（SDCC）为 0.31%，而手动分割之间的 CC 值在 98.18%～99.97% 之间。MCC 为 99.77%，SDCC 为 0.16%，从而证明了本方法的可靠性。

（3）Dice 系数：用 C_i^x（$|C_i^x| = x_i$）和 C_i^y（$|C_i^y| = y_i$）表示两种分割结果的第 i（$i = 1, \cdots, N$）列中各像素值。Dice 系数（DC）由下式定义[38]：

$$DC = \frac{2\sum\limits_{i=1}^{N} |C_i^x \cap C_i^y|}{\sum\limits_{i=1}^{N} |C_i^x| + \sum\limits_{i=1}^{N} |C_i^y|} \tag{9-6}$$

各 B-扫描中估计的脉络膜厚度与标注厚度之间的 DC 曲线如图 9-7（c）所示。在同一图中，还绘制了两次手动分割获得的厚度值之间的 DC 值，以便与观察者的可重复性进行比较。本算法的 DC 介于 88.81% 和 98.73% 之间，平均值（MDC）为 94.65%，标准差（SDDC）为 1.67%，而两次手动分割之间的 DC 值介于 89.44% 和 98.78% 之间，平均值（MDC）为 96.73%，标准差（SDDC）为 1.24%。

3）性能比较

（1）总体比较：基于上述观察，将基于 SSIM[26]的算法的性能与其他已有算法进行比较。然而，现在仍不能确定近期方法比早期工作更有优势。首先，不同研究人员使用的实验数据集是采用不同平均波长的 SD-OCT 设备采集得到的。其次，有些图像来自健康人，有些图像来自患者[22-24]，有的来自成人，有的来自儿童[19]。再次，有些图像仅扫描了中央凹附近的横截面[23,38]，而不是在不同的垂直位置上进行大范围的扫描。最后，研究中采用了不同的评价指标，如相关系数[22]、Dice 系数[19,23,38]、平均边界位置差[22,25]、平均绝对差[19]等，用于性能比较的各个数据集之间的图像质量和对象复杂度也存在差异。为了公平比较，在理想情况下，应

表 9-2　现有脉络膜自动分割方法的总结与对比

COB 分割方法	OCT 模式	数据集	评价标准	结果	备注
基于梯度的多级图像搜索方法[22]	SD-OCT，波长、横向分辨率、轴向分辨率未说明，图像平均 9 次	20 名健康成人，10 名非新生血管性 AMD 成人，每人随机选择一只眼，每只眼 37 张 B-扫描	平均边界位置差（MBPD），绝对边界位置差（ABPD），相关系数（CC）	MBPD: −3.90μm（标准差 15.93μm），ABPD: 21.39μm（标准差 10.71μm），总 CC: 93%（95% 置信区间，81%~96%）	未报告观察者可重复性和体积比较
基于梯度的图搜索[38]，为动态规划问题	SD-OCT（EDI†），横向分辨率 14μm，轴向分辨率 3.9μm，波长未说明	来自 45 个健康成人的 45 张 B-扫描	Dice 系数（DC）	平均 DC: 90.5%（标准差 3%）	选择通过中央凹的 B-扫描图像，未报告观察者可重复性，不明确是否适用于体积估算
半自动的基于梯度的图搜索[23]，为动态规划问题	SD-OCT（EDI†），横向分辨率 14μm，轴向分辨率 7μm，波长未说明，图像平均 100 次	30 名成年糖尿病患者，每人随机选择一只眼，每只眼一张 B-扫描	Dice 系数（DC）	平均 DC: 92.7%（标准差 3.6%）	选择靠近中央凹横截面的图像，未报告观察者可重复性，不明确是否适用于体积估算
基于统计建模的机器学习[24]	1060nm SD-OCT（HP*），横向分辨率 15~20μm，轴向分辨率 7μm	12 只眼的 871 张 B-扫描（691 张来自 1 型糖尿病，180 张来其他眼疾病变）	错误分类像素的比例	平均误差: 13%	未报告观察者可重复性和体积比较
基于多分辨率特征的机器学习和分割[25]	870nm SD-OCT（EDI†），横向分辨率 14μm，轴向分辨率 3.9μm	从 6 名健康成人的 10 只眼中随机抽取 100 张 B-扫描	平均有符号和无符号边界位置误差（MUBPE，MSBPE）	MUBPE: 9.79 像素（标准差 3.29 像素），MSBPE: 5.77 像素（标准差 2.77 像素）	选择接近中央凹横截面的图像，未报告观察者可重复性，不明确是否适用于体积估算
图搜索，用双模度概率方法获得权重，使用 Dijkstra 算法求解[19]	870nm SD-OCT（EDI†），横向分辨率 14μm，轴向分辨率 3.9μm，以中央凹为中心的间隔 30° 的放射扫描图像，图像平均 30 次	来自 104 名健康儿童的 1083 张 B-扫描和来自 15 名健康成人的 90 张 B-扫描	Dice 系数（DC），平均绝对差（MAD）	MAD: 12.6μm（标准差 9.00μm）[儿童]，16.27μm（标准差 11.48μm）[成人]，8.01μm（标准差 3.34μm）[观察者可重复性]，DC: 97.3%（标准差 1.5%）[儿童]，96.7%（标准差 2.1%）[成人]	选择通过中央凹的图像，不明确是否适用于体积估算，仅在 120 张扫描上以 MAD 指标评估观察者可重复性
结构相似性系数（SSIM）及自适应海森特征分析[26]，用于分割，张量投票用于平滑	870nm SD-OCT（EDI†），横向分辨率 7μm，图像平均 25 次	5 名健康成人，每人随机选择一只眼，每只眼 97 张 B-扫描	平均绝对差（MAD），相关系数（CC），Dice 系数（DC），绝对体积差（AVD）	算法准确率 MAD: 19.15μm（标准差 15.98μm），平均 CC: 99.64%（标准差 0.27%），平均 DC: 95.47%（标准差 1.73%），平均 AVD: 0.3046mm³，观察者可重复性 MAD: 11.97μm（标准差 10.34μm），平均 CC: 99.82%（标准差 0.16%），平均 DC: 97.28%（标准差 1.06%），平均 AVD: 0.1240mm³	包括靠近中央凹的扫描图像，含体积分析，在所有图像上评估观察者可重复性

注：EDI†（enhance depth imaging，增强深度成像）；SD-OCT：平均波长大于 800nm（常用 870nm）；HP*（高穿透）SD-OCT：平均波长大于 1000nm（常用 1060nm）。

该有包含恰当的 OCT 图像的标准数据集及标准化的性能度量。确实，在立体视觉[40]和心电图信号分析[41]等领域已经实现标准化的要求。然而，这种标准化需要大量的资源。目前在脉络膜分割研究中还缺乏这样的标准化资源，为了增强理解，将本算法结果与同一数据集上的观察者可重复性进行比较，观察者可重复性可间接反映图像质量。表 9-2 中列出了包括 SSIM 算法在内的已有文献报道的算法的各方面信息。

为进一步说明问题，将基于 SSIM 的算法[26]与 Alonso-Caneiro 等[19]提出的基于双梯度的方法进行比较。在基于 SSIM 算法提出前，基于双梯度的方法被认为是最先进的算法。具体而言，本方法的平均差（MD）为 $-16.63\mu m$，对方是 $2.35\mu m$，本方法的差值标准偏差（SDD）为 $19.79\mu m$，对方是 $15.48\mu m$（表 9-1）。如果只考虑上述数字，会推断出后一种算法是更加优越的结论。然而，这种简单的比较本质上忽略了这样一个事实，即对比算法的测试数据在脉络膜分割上的困难程度不一定相同。事实上，专家进行手动分割时，观察者可重复性上的标准偏差（SDD）分别为 $14.53\mu m$ 和 $6.08\mu m$，这表明前者（基于 SSIM 的方法）的数据集相对困难程度较高。另外，基于 SSIM 算法的 SDD 比手动方法降低了 36%，而 Alonso-Caneiro 等的方法下降了 155%。因此，以手动分割为参考，基于 SSIM 的方法表现出较小的相对散布度。

下面根据其他性能标准进行类似的比较。在相关系数（CC）方面，基于 SSIM 的方法总体 MCC 值为 99.54%，与对应的观察者可重复性值 99.77% 比较结果良好。此外，本算法的 MCC 值为 99.54%，远远高于 Hu 等[22]报告中的 93%（表 9-2）。但是，如上一段所述，如果没有观察者可重复性值作对比，上面的比较并不一定是公平的。对于 Dice 系数，Alonso-Caneiro 等[19]报告中的 Dice 系数 DC 的结果似乎比以前的方法有所改进（表 9-2），但这只是绝对意义上的，因为观察者的可重复性值未知。由表 9-1 可知，基于 SSIM 的方法得到的总体 MDC 为 94.65%，与对应的观察者可重复性 96.73% 相比结果良好，但比 Alonso-Caneiro 等报告中的算法得到的 MDC（96.7%）要低。不幸的是，他们没有提供观察者可重复性数值（可能较高），因此无法进行公平比较。

（2）性能商：进一步，提出了包含观察者可重复性的商度量，这不仅便于与已有算法的性能比较，而且为未来的研究设定了基准。具体来说，定义了两个商。均值的商（QM_z）由下述比值定义：

$$QM_z = \frac{|M_z^{auto} - z^{ideal}|}{|M_z^{ref} - z^{ideal}|} \tag{9-7}$$

式中，M_z^{auto} 和 M_z^{ref} 分别表示算法和手动方法得到的均值；z^{ideal} 表示 z 的理想值；QM_z 值越低越好。具体来说，$QM_z = 1$ 表示算法的准确率与手动方法的准

确率在平均误差上难以区分。同理，CV 的商（QCV_z），被定义为

$$\text{QCV}_z = \frac{\text{CV}_z^{\text{auto}}}{\text{CV}_z^{\text{ref}}} \tag{9-8}$$

式中，$\text{CV}_z^{\text{auto}}$ 和 CV_z^{ref} 分别表示算法得到的 CV 和手动方法得到的 CV。QCV_z 衡量相对的标准散布度，同样，其值越小越好，$\text{QCV}_z = 1$ 表示算法与手动方法相当。如前所述，在式 (9-7) 和式 (9-8) 中，z 可以是 AD、CC 或 DC。根据这些定义，基于 SSIM 方法得到的 QMAD 和 QCVAD 分别为 1.59 和 0.93。有趣的是，基于 SSIM 的算法的 QCVAD 小于 1，这表明算法的一致性超过了手工一致性。此外，本算法获得的这些商值小于 Alonso-Caneiro 等[19]报告中的方法得到的商值，即 2.03 和 1.69，减小的比例分别为 21.67% 和 44.97%。表 9-1 提供了在各个数据上的详细指标。特别地，基于 SSIM 的方法在三个数据上实现了较一致的 QMAD，即 1.55、1.87 和 1.35，这表明算法在不同数据上的性能是稳定的。QCVAD 进一步支持了这样的一致性，其值为 0.84、0.83 和 1.22。此外，较低的总体 QMCC 和 QCVCC（分别为 2.00 和 1.94）以及 QMDC 和 QCVDC（分别为 1.63 和 1.37），进一步证实了基于 SSIM 算法的有效性。

  2. 脉络膜体积

　　本节中对脉络膜体积进行了估计。如 9.2.2 节所述，三个数据中的每一个都包括了 97 张 B-扫描，这些扫描是每隔 30μm 采集得到的。这些数据来自活体成像，由于眼球运动，它们在空间上，特别是沿着 z 轴方向，是不对齐的。因此，在所有的扫描中，脉络膜层在空间上也是不对齐的，无法直接估计体积。鉴于此，首先将 B-扫描进行几何对齐，从而校准脉络膜层。具体来说，根据眼球结构，进行了球面对齐，这不仅对体积估计有用，而且有助于对脉络膜层进行逼真地可视化。

　　1）几何对齐

　　虽然眼睛的解剖结构名义上是一个球体，但眼睛的所有内层并非都是球形的。例如，视网膜形状明显偏离球体，尤其是在中央凹附近。幸运的是，除了视盘附近之外，RPE 近似为球形。因此，将所有 OCT 切片的 RPE 内边界都对齐到一个公称球面。特别要注意的是，任何位于圆心为 (X_c, Y_c, Z_c)、半径为 R 的球面上的三维点 (X, Y, Z) 均满足下式：

$$(X - X_c)^2 + (Y - Y_c)^2 + (Z - Z_c)^2 = R^2 \tag{9-9}$$

因此，目标是找到 (X_c, Y_c, Z_c) 和 R，使得当前边界对齐得最好。为此，采取下列步骤。

（1）缩放：首先，必须注意 X 轴、Y 轴和 Z 轴的采样间隔是不同的。因此，在准备进行球面对齐时，先对所有轴进行缩放（借助 OCT 数据的先验信息），使每个轴具有相同的长度单位。

（2）优化：适当缩放后，在第 i（$1 \leqslant i \leqslant K$）段 OCT 图像上找到视网膜-RPE 边界上的 N_i 个三维点 $\{(X_{ij}, Y_{ij}, Z_i)\}_{j=1}^{N_i}$（点数需足够多）。假设有 K 个这样的图像段（这里取 $K = 31$）。现在的任务是为每张 OCT 切片提供一个平面变换（可能随切片的不同而变化），使变换后的点与公称球面的偏差最小。由于 Y 坐标已经对齐，因此考虑该平面变换只改变 X 坐标，但保持 Y 和 Z 坐标不变。最后，为了避免歧义，保持第一段和最后一段不变。

第 i（$1 \leqslant i \leqslant K$）段的平面变换形式为 $T_i : (X_{ij}, Y_{ij}, Z_i) \rightarrow (X'_{ij}, Y'_{ij}, Z'_i)$，其中

$$X'_{ij} = \alpha_i X_{ij} + \beta_i Y_{ij} + \gamma_i$$

$Y'_{ij} = Y_{ij}$ 并且 $Z'_i = Z_i$。进一步固定

$$(\alpha_i, \beta_i, \gamma_i) = (1, 0, 0) = (\alpha_K, \beta_K, \gamma_K)$$

即只要 $i = 1$ 或 $i = K$，则对于每个 $1 \leqslant j \leqslant N_i$，$X'_{ij} = X_{ij}$。

因此，任务归结为解决以下优化问题：

$$(\varPhi^*, \varPsi^*) =$$

$$\arg\min_{(\varPhi, \varPsi)} \sum_{i=1}^{K} \sum_{j=1}^{N_i} [(X'_{ij} - X_c)^2 + (Y_{ij} - Y_c)^2 + (Z_i - Z_c)^2 - R^2]^2 \qquad (9\text{-}10)$$

这里联合优化球面中心为 (X_c, Y_c, Z_c)、球面半径变量为 $\varPhi = \{X_c, Y_c, Z_c, R\}$ 及自由平面变换参数为 $\varPsi = (\alpha_i, \beta_i, \gamma_i)_{i=2}^{K-1}$。

（3）最优平面转换：式 (9-10) 中的 $\varPsi^*$ 的最佳选择是最佳平面变换 T_i 的集合，$2 \leqslant i \leqslant K - 1$。因此，为了实现球面对齐，简单的做法是对第 i（$2 \leqslant i \leqslant K - 1$）个预处理过的段进行转换。但是，这种方法通常将整数网格上的点映射到非整数坐标的点，需要再执行适当的插值，以获得所需整数网格上的图像值。

实验中采用光场显示技术（Holovizio721RC）对体数据进行三维可视化。图 9-8 和图 9-9 给出了几张二维视图方便读者观察。图 9-8 给出了未对齐部分的视图和球面对齐后对应部分的视图。为便于比较，每一行图像的视角大致相同。图 9-8 中可见，球面对齐后的部分合并起来近似于视网膜自然的几何形状。中央凹呈圆形，也表明了对齐结果的正确性。此外，图 9-9 从六个不同的角度展示了脉络膜层的三维可视化结果。可以看出视盘周围的脉络膜厚度较薄。注意这些图

像只是三维渲染图像中的某个视角的呈现，而实际观察三维图像时视盘周围脉络膜变薄的现象更加显著。鉴于此，三维可视化的方法对眼科医生是很有帮助的。

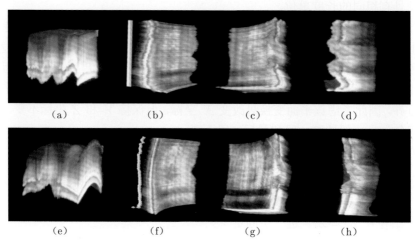

图 9-8　用光场显示的三维可视化图

（a）、（b）、（c）、（d）为不同角度未对齐的 OCT 图像段；（e）、（f）、（g）、（h）为球面对齐后的对应图像段

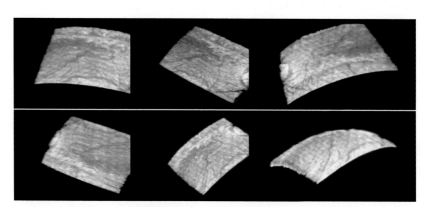

图 9-9　用光场显示的脉络膜层不同视角的三维可视化图

在计算体积时需要用到所有位置上的脉络膜的厚度。为此，执行三次曲线插值，同时将 B-扫描像素转换为物理长度单位（mm）。如前所述，在理想情况下，我们希望对体积的自动测量能够近似于手工测量。因此，为了量化二者之间近似性，接下来将系统地介绍一些统计测度。

2）一般性能指标

对三个数据，采用基于 SSIM 的算法分别得到了 $2.9947mm^3$、$2.5853mm^3$ 和 $8.4426mm^3$ 的自动化体积估算值，平均为 $4.6742mm^3$。手动分割得到的对应估计

值分别为 3.1532mm^3、2.8755mm^3 和 9.1847mm^3，平均为 5.0711mm^3，体现了
自动方法的总体精度。下面考虑更复杂的性能标准，首先是绝对体积差（AVD）。
其中，自动算法与手动参考标准之间的 AVD 定义为

$$\text{AVD}^{\text{auto}} = |\text{vol}^{\text{auto}} - \text{vol}^{\text{ref}}|, \tag{9-11}$$

式中，vol^{auto} 为本方法估计的体积；vol^{ref} 为手动参考标准的体积（手工分割结果
M1 和 M2 的均值）。类似地，手动分割 M1 和 M2 之间的 AVD 由下式给出：

$$\text{AVD}^{\text{ref}} = |\text{vol}^{\text{M1}} - \text{vol}^{\text{M2}}| \tag{9-12}$$

这将作为观察者可重复性的度量。比较不同眼睛的原始 AVD 可能是不公平的，定
义相对 AVD（RAVD）为 AVD 与 vol^{ref} 的比值：

$$\text{RAVD}^{\text{flag}} = \frac{\text{AVD}^{\text{flag}}}{\text{vol}^{\text{ref}}} \tag{9-13}$$

式中，"flag" 可以代表 "auto"（自动的）或 "ref"（手动参考值）。另外，下文
用 $\text{MAVD}^{\text{flag}}$ 表示跨数据获得的 AVD^{flag} 的均值，用 $\text{MRAVD}^{\text{flag}}$ 表示跨数据获得
得的 $\text{RAVD}^{\text{flag}}$ 的均值。

在这三个数据上，基于 SSIM 的算法得到的 $\text{MRAVD}^{\text{auto}}$ 为 7.76%，观察者
可重复性的 $\text{MRAVD}^{\text{ref}}$ 为 3.59%。表 9-3 提供了在各个数据上的详细指标。对于
测试的三个数据，$\text{RAVD}^{\text{auto}}$ 值分别为 5.01%、10.09% 和 8.08%。而相应的观察
者可重复性值（RAVD^{ref}）分别为 0.84%、2.92% 和 4.74%。注意这些数据对自动
化和手动的体积计算提出了不同的挑战。特别地，数据集-1 对手动标注来说非常
方便，但它对自动化算法提出了更大的挑战。另外，数据集-3 的手动标注相对效
果不佳，但对自动算法来说难度只有轻微的增加。

表 9-3 自动算法和手动分割得到的脉络膜体积的比较

参数	单位	方法	数据集-1	数据集-2	数据集-3	平均
体积	mm^3	P	2.9947	2.5853	8.4426	4.6742
		M1	3.1664	2.9174	9.4024	5.1621
		M2	3.1399	2.8335	8.9669	4.9801
		M	3.1532	2.8755	9.1847	5.0711
参数	单位	方法	数据集-1	数据集-2	数据集-3	MAVD（MRAVD）
AVD（RAVD）	mm^3（%）	P 与 M	0.1580 (5.01)	0.2902 (10.09)	0.7421 (8.08)	0.3936 (7.76)
		M1 与 M2	0.0265 (0.84)	0.0839 (2.92)	0.4355 (4.74)	0.1820 (3.59)
参数	单位	方法	数据集-1	数据集-2	数据集-3	QMAVD
QAVD	比率	—	5.9	3.4	1.7	2.2

注：P–算法，M1–手动分割-1，M2–手动分割-2，M–M1 和 M2 的均值，AVD–绝对体积差，RAVD–相对
于参考值 M 的体积差，QAVD–体积差的商值，MAVD–平均体积差，MRAVD–平均相对体积差，QMAVD–平
均体积差的商值。

3）性能商

为了量化算法性能与观察者可重复性的接近程度，计算绝对体积差的商：

$$QAVD = \frac{AVD^{auto}}{AVD^{ref}} = \frac{RAVD^{auto}}{RAVD^{ref}} \qquad (9\text{-}14)$$

该值越低越好。类似地，根据三个数据上的均值定义相应的商 QMAVD：

$$QMAVD = \frac{MAVD^{auto}}{MAVD^{ref}} = \frac{MRAVD^{auto}}{MRAVD^{ref}} \qquad (9\text{-}15)$$

三个数据上得到的整体 QMAVD 为 2.2，即基于 SSIM 的算法在计算脉络膜体积时，平均误差仅为人工专家的两倍。然而，在不同数据上的 QAVD 分别为 5.9、3.4 和 1.7，差异显著。

9.3　细粒度分析

本节讨论脉络膜的细粒度分析。一般来说，可以通过综合考虑脉络膜的各种精细特征来进行分析，包括脉络膜血管参数、脉络膜直径的变化、脉络膜厚度/体积在脉络膜子层内的变化。然而，鉴于近期的研究进展，本章将研究重点限制在脉络膜间质–管腔比这一脉络膜血管参数上。为此，首先介绍间质–管腔分析的临床基础。随后，介绍几种解决方案，并重点介绍最新的方法。

9.3.1　问题设置和解决方法

到目前为止，在脉络膜疾病管理中，只考虑了脉络膜厚度分布和体积两个因素。这两个因素甚至被用来预测视网膜和脉络膜对抗血管内皮生长因子[42]的反应。然而，这些粗略的指标只能提供关于脉络膜结构变化的有限信息，眼科医生一直在寻求更多的信息以更好地了解疾病。具体地说，脉络膜血管区域的定量分析在影响脉络膜血管[15]的疾病的诊断中至关重要。因此，眼科医生通过观察 OCT 扫描图像，关注脉络膜层，对管腔和间质区域的相对比例形成主观意见（图 9-10）。自然，他们也希望用定量证据来支持定性评估。

为减轻医生的负担，非常有必要用算法从 OCT 图像中估计间质区与管腔区之比。这里主要的困难在于缺乏参考标准。在其他的临床研究中，如脉络膜厚度分布的估计中，人工划分的脉络膜内外边界（尽管受人类表现差异的影响[26]）可用做参考标准。相反，即使对专家来说，在可接受的准确度水平上标记脉络膜血管也是不可行的。为了理解这一点，在图 9-11 中显示了尝试的人工血管分割结果，其中大部分较大的和部分中等大小的血管都可以进行较为准确的标记，但较小直径的血管大部分被遗漏。上述不可行性产生的原因是：血管有时由极其精细的特征表示，人们不能精确地指出各个特征，但是可以对这些特征的密度形成粗略的意见。因此，必须利用自动算法来识别这些特征。

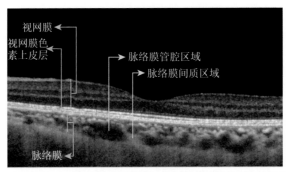

图 9-10　典型的 SD-OCT 图像脉络膜管腔和间质区域

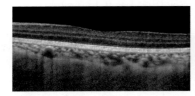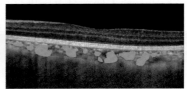

（a）原图像　　　　　　　　（b）使用 ImageJ 软件对脉络膜血管进行
　　　　　　　　　　　　　　　　　　手动分割的结果

图 9-11　脉络膜脉血管的手动分割

　　在此背景下，有较多研究使用 ImageJ 软件对间质–管腔进行分析[43]。然而，尽管这个软件功能强大，但是它不是专门针对 OCT 图像分析开发的，没有考虑到这种成像模式的特性。因此，研究人员使用 ImageJ 作为交互平台，并开发了使用该平台的特定规程。首先，手动选择 ROI 及属于明显血管的样本邻域。然后，该软件根据 Niblack 法则，即根据局部均值和标准差，确定局部阈值。这种方法虽然比定性分析方法有所改进，但仍然费时费力，不适合大数据量和涉及大量 B-扫描的体数据分析。为了弥补这一缺陷，Vupparaboina 等[44]提出了一种完全自动化的算法流程，该算法可以为单个 B-扫描图或由大量 B-扫描组成的体数据提供快速、准确的间质–管腔分析。Vupparaboina 等[26]的方法考虑了 SD-OCT 成像的特性，包括散斑噪声、指数动态范围压缩和深度相关衰减，并且使用了包括中值滤波和指数增强在内的特定技术来减少这些问题。此外，该方法建立在前文介绍的基于 SSIM 算法的自动脉络膜定位方法的基础上，可以准确地将分析限制在脉络膜区域中。在后面的章节中，将详细讨论该方法和相关的实验结果。后续将这一方法称为基于指数的方法。

9.3.2　方法介绍

基于指数的方法的整体流程见图 9-12。其关键步骤叙述如下。

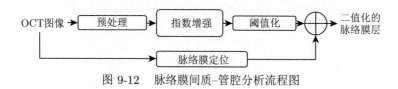

图 9-12　脉络膜间质–管腔分析流程图

1. 预处理

OCT B-扫描图像的成像特点之一是受低阶散斑噪声的干扰，如图 9-13（a）所示[45]。因此，首先采用中值滤波来削弱噪声 [图 9-13（b）]。同时，由于眼部组织吸收特性的异质性，OCT 图像在对比度和亮度水平上存在区域差异。所以将图像分成 8×8 块，基于局部直方图进行自适应均衡 [图 9-13（c）]。

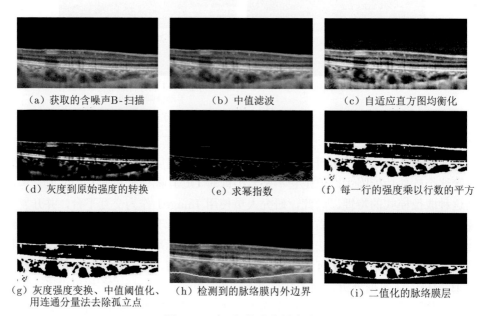

（a）获取的含噪声B-扫描　　　（b）中值滤波　　　（c）自适应直方图均衡化

（d）灰度到原始强度的转换　　　（e）求幂指数　　　（f）每一行的强度乘以行数的平方

（g）灰度强度变换、中值阈值化、用连通分量法去除孤立点　（h）检测到的脉络膜内外边界　　　（i）二值化的脉络膜层

图 9-13　间质–管腔分析步骤

2. 指数增强和阈值化

在 SD-OCT 成像中，通常生成 B-扫描时对灰度范围进行压缩和量化。考虑到这一点，Vupparaboina 等的方法采用了 Girard 等[46]提出的指数增强算法。为

此，首先需要对量化之前所做的非线性映射（压缩）进行还原，将 OCT B-扫描图像转换为原始灰度值 [图 9-13（d）]。该转换采用下述形式：

$$J_{\text{raw}}(i,j) = \left(\frac{J(i,j)}{255}\right)^4 \tag{9-16}$$

式中，$J(i,j)$ 为压缩后图像的灰度；$J_{\text{raw}}(i,j)$ 为 OCT 设备在 (i,j) 处获得的原始图像灰度。然后，通过取幂指数的方法提高像素灰度的动态范围，以实现对比度增强。特别地，得到如图 9-13（e）所示的增强图像，每个像素点的灰度值计算如下，并进行适当归一化：

$$J_{\text{exp}}(i,j) = \frac{(J_{\text{raw}}(i,j))^n}{2\sum\limits_{k=i}^{p}(J_{\text{raw}}(k,j))^n} \tag{9-17}$$

式中，n 表示指数因子，经过反复试验，取固定经验值为 $n = 6$。

此外，在 OCT 成像中，深度较浅的组织比较深的组织产生更高的灰度值。考虑到这一点，为进一步增强脉络膜结构，特别是巩膜附近的脉络膜结构，将 J_{exp} 的每一行乘以其行数的平方，得到增强后的图像 J_{enh} [图 9-13（f）]，即

$$J_{\text{enh}}(i,j) = i^2 J_{\text{exp}}(i,j) \tag{9-18}$$

注意在原图像 J 中，属于血管的像素通常呈深灰色，属于非血管的像素呈浅灰色。在增强后的图像 J_{enh} 中，前者变得更深，而后者变得更浅，这正是我们所期望的。因此，可取灰度中值为阈值，对增强后的图像进行二值化，并通过检测连通成分去除孤立点 [图 9-13（g）]。

3. 脉络膜定位与二值化

目前还需要定位脉络膜，以便排除其他层（如视网膜和巩膜）的影响。为此，用 9.2 节中描述的基于 SSIM 的算法[26]在原 OCT 图上检测 CIB 和 COB [图 9-13（h）]。然后，利用所得到的边界，从先前的二值化估计中截取所需的脉络膜区域 [图 9-13（i）]。

9.3.3 实验结果

本小节给出了 Vupparaboina 等 [44]的实验结果，并将其与基于 ImageJ 的方法[16]进行了对比。随后，将该算法应用于 OCT 体数据的间质–管腔分析。

1. B-扫描上的结果

如前所述，因为缺乏参考标准，无法进行量化比较，所以在专家意见的基础上，进行了直观的比较。为此，考虑了从多个受试者获得的 SD-OCT B-扫描。对比了 Sonoda 等[16]提出的基于 ImageJ 的方法和 Vupparaboina 等[44]的方法在这些图像上的结果。Sonoda 等采用手动提取脉络膜层的方法，因此为了保证比较的公平，这里对两种方法都采用了相同的脉络膜自动定位。图 9-14 显示了在来自六个不同受试者（A~F）的六张 B-扫描图上的结果。Vupparaboina 等的方法得到的结果与对血管的主观估计非常相似。事实上，根据多个临床医生的主观判断，Vupparaboina 等的方法得到的结果更好。

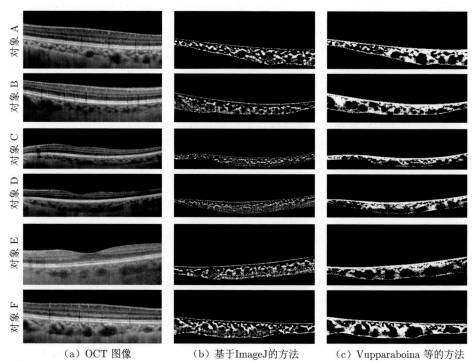

　　　（a）OCT 图像　　　　　　（b）基于 ImageJ 的方法　　　（c）Vupparaboina 等的方法

图 9-14　Vupparaboina 等[44]的方法与基于 ImageJ 的方法[16]的对比

2. 体积分析

下面对两名健康受试者（受试者 A 和受试者 B）的两只眼睛都进行间质-管腔体积分析，对每只眼睛采集均匀间隔（30μm）的 97 张 OCT B-扫描图像，使用该算法计算分析。在所有的 B-扫描中估计亮暗比（间质区与管腔区之比）。图 9-15 显示了每只眼睛的亮暗比随扫描帧数的变化曲线。此外，用三次拟合分别估计间质和管腔部分的体积,从而得到了每只眼睛的整体明暗比。表 9-4 给出了两名受试者每只眼睛的亮暗体积比。

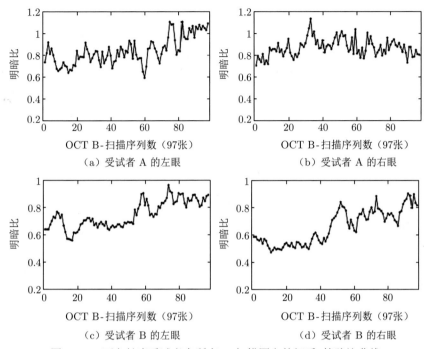

（a）受试者 A 的左眼　　　　　　　　　（b）受试者 A 的右眼

（c）受试者 B 的左眼　　　　　　　　　（d）受试者 B 的右眼

图 9-15　两名健康受试者在所有 B-扫描图上的间质–管腔比曲线

表 9-4　体积分析——根据估计得到的间质和管腔体积计算的两名受试者每只眼睛的明暗比

受试者	左眼	右眼
A	0.828	0.872
B	0.741	0.644

9.4　结　论

本章讨论了脉络膜厚度、体积和间质–管腔比的自动量化方法。首先,讨论了脉络膜厚度和体积的自动量化,其中主要涉及脉络膜层分割。重点介绍了基于 SSIM 的方法,该方法比以前的方法具有更高的准确率。具体来说,该方法利用脉络膜和巩膜的 SSIM 指标,并通过张量投票的平滑处理,得到了与手动分割有着良好相关性的脉络膜自动分割方法。随后给出了脉络膜体积的自动分析方法。还给出了详尽的统计分析,目的是:① 建立自动估计与相应的手动估计之间的近似程度分析;② 证明该方法优于其他已有算法的结果;③ 方便日后的基准测试。

最后，讨论了一种基于幂指数计算的 OCT B-扫描图像的二值化脉络膜自动提取方法，用于间质–管腔分析。具体来说，该方法考虑了 SD-OCT 成像的特定因素，包括散斑噪声、指数动态范围压缩和与深度相关的衰减，并通过中值滤波和指数增强等方法有针对性地去除这些因素的影响。根据专家的意见，与之前的基于 ImageJ 的方法相比，该方法在具有代表性的 B-扫描数据集中取得了更高的准确率。该方法还给出了对两名受试者进行的间质–管腔体积分析。基于包括脉络膜厚度、体积和间质–管腔比在内的临床指标，可以开发出疾病自动检测工具。这些工具通过学习各种疾病与指标之间的相关性，可以帮助医生做出疾病诊断[47]。此外，这种工具可以显著提高早期诊断和远程眼部保健的效率。

如前所述，目前临床研究仅基于脉络膜总厚度和总体积等总体指标进行疾病管理。然而，脉络膜由多个子层组成，即脉络膜毛细血管层、Sattler 层、Haller 层，这些层是通过血管直径的增加区分的。鉴于这一事实，临床医生设想通过研究脉络膜子层来做出更精确的诊断。例如，Haller 层（含大直径血管）的厚度与多种疾病之间的相关性是当前一个热门的研究方向。此外，不同疾病对特定子层中血管直径的影响也是人们感兴趣的研究方向[48]。

参 考 文 献

[1] Nickla D L, Wallman J. The multifunctional choroid[J]. Prog. Retinal Eye Res., 2010, 29(2): 144-168.

[2] Bill A, Sperber G, Ujiie K. Physiology of the choroidal vascular bed[J]. Int. Ophthalmol., 1983, 6(2): 101-107.

[3] Parver L M. Temperature modulating action of choroidal blood flow[J]. Eye, 1991, 5(2): 181-185.

[4] Alm A, Nilsson S F. Uveoscleral outflow - A review[J]. Exp. Eye Res., 2009, 88(4): 760-768.

[5] van Norren D, Tiemeijer L. Spectral reflectance of the human eye[J]. Vis. Res., 1986, 26(2): 313-320.

[6] Dhoot D S, Huo S, Yuan A, et al. Evaluation of choroidal thickness in retinitis pigmentosa using enhanced depth imaging optical coherence tomography[J]. Br. J. Ophthalmol., 2013, 97(1): 66-69.

[7] Imamura Y, Fujiwara T, Margolis R, et al. Enhanced depth imaging optical coherence tomography of the choroid in central serous chorioretinopathy[J]. Retina, 2009, 29(10): 1469-1473.

[8] Manjunath V, Goren J, Fujimoto J G, et al. Analysis of choroidal thickness in agerelated macular degeneration using spectral-domain optical coherence tomography[J]. Am. J. Ophthalmol., 2011, 152(4): 663-668.

[9] Esmaeelpour M, Považay B, Hermann B, et al. Mapping choroidal and retinal thickness variation in type 2 diabetes using three-dimensional 1060-nm optical coherence tomography[J]. Invest. Ophthalmol. Vis. Sci., 2011, 52(8): 5311-5316.

[10] Sim D A, Keane P A, Mehta H, et al. Repeatability and reproducibility of choroidal vessel layer measurements in diabetic retinopathy using enhanced depth optical coherence tomography[J]. Invest. Ophthalmol. Vis. Sci., 2013, 54(4): 2893-2901.

[11] Margolis R, Spaide R F. A pilot study of enhanced depth imaging optical coherence tomography of the choroid in normal eyes[J]. Am. J. Ophthalmol., 2009, 147(5): 811-815.

[12] Miki A, Ikuno Y, Jo Y, et al. Comparison of enhanced depth imaging and high-penetration optical coherence tomography for imaging deep optic nerve head and parapapillary structures[J]. Clin. Ophthalmol., 2013, 7: 1995-2001.

[13] Adler F H, Kaufman P L, Levin L A, et al. Adler's Physiology of the Eye[M]. 11th ed. St. Louis, Missouri: Saunders, 2011.

[14] Spaide R F. Enhanced depth imaging optical coherence tomography of retinal pigment epithelial detachment in age-related macular degeneration[J]. Am. J. Ophthalmol., 2009, 147(4): 644-652.

[15] Barteselli G, Chhablani J, El-Emam S, et al. Choroidal volume variations with age, axial length, and sex in healthy subjects: A three-dimensional analysis[J]. Ophthalmology, 2012, 119(12): 2572-2578.

[16] Sonoda S, Sakamoto T, Yamashita T, et al. Choroidal structure in normal eyes and after photodynamic therapy determined by binarization of optical coherence tomographic images[J]. Invest. Ophthalmol. Vis. Sci., 2014, 55(6): 3893-3899.

[17] Chhablani J, Barteselli G, Wang H, et al. Repeatability and reproducibility of manual choroidal volume measurements using enhanced depth imaging optical coherence tomography[J]. Invest. Ophthalmol. Vis. Sci., 2012, 53(4): 2274-2280.

[18] Zhang L, Lee K, Niemeijer M, et al. Automated segmentation of the choroid from clinical SD-OCT[J]. Invest. Ophthalmol. Vis. Sci., 2012, 53(12): 7510-7519.

[19] Alonso-Caneiro D, Read S A, Collins M J. Automatic segmentation of choroidal thickness in optical coherence tomography[J]. Biomed. Opt. Express, 2013, 4(12): 2795-2812.

[20] Chiu S J, Li X T, Nicholas P, et al. Automatic segmentation of seven retinal layers in SDOCT images congruent with expert manual segmentation[J]. Optics Express, 2010, 18(18): 19413-19428.

[21] Haeker M, Sonka M, Kardon R M D, et al. Automated segmentation of intraretinal layers from macular optical coherence tomography images [C]//Proceedings of SPIE Medical Imaging, San Diego, CA, USA, 2007: 651214.

[22] Hu Z, Wu X, Ouyang Y, et al. Semiautomated segmentation of the choroid in spectral-domain optical coherence tomography volume scans[J]. Invest. Ophthalmol. Vis. Sci., 2013, 54(3): 1722-1729.

[23]　Lu H, Boonarpha N, Kwong M T, et al. Automated segmentation of the choroid in retinal optical coherence tomography images[C]// Proceedings of 35th Annual International Conference of the Engineering in Medicine and Biology Society (EMBS). Osaka, Japan, 2013: 5869-5872.

[24]　Kajić V, Esmaeelpour M, Považay B, et al. Automated choroidal segmentation of 1060nm OCT in healthy and pathologic eyes using a statistical model[J]. Biomed. Opt. Express, 2012, 3(1): 86-103.

[25]　Danesh H, Kafieh R, Rabbani H, et al. Segmentation of choroidal boundary in enhanced depth imaging OCTs using a multiresolution texture based modeling in graph cuts[J]. Comput. Math. Methods Med, 2014, 2014: 479268.

[26]　Vupparaboina K K, Nizampatnam S, Chhablani J, et al. Automated estimation of choroidal thickness distribution and volume based on OCT images of posterior visual section[J]. Comput. Med. Imaging Graph., 2015, 46: 315-327.

[27]　Srinath N, Patil A, Kumar V K, et al. Automated detection of choroid boundary and vessels in optical coherence tomography images[C]// Proceedings of 36th Annual International Conference of the Engineering in Medicine and Biology Society (EMBS). Chicago, USA, 2014: 166-169.

[28]　ImageJ[CP/OL]. https://imagej.nih.gov/ij/.

[29]　Dabov K, Foi A, Katkovnik V, et al. Image denoising by sparse 3-D transform-domain collaborative filtering[J]. IEEE Trans. Image Process., 2007, 16(8): 2080-2095.

[30]　Gonzalez R C, Woods R E. Digital Image Processing[M]. 4th ed. India: Pearson, 2018.

[31]　Wang Z, Bovik A C, Sheikh H R, et al. Image quality assessment: From error visibility to structural similarity[J]. IEEE Trans. Image Process., 2004, 13(4): 600-612.

[32]　Sato Y, Nakajima S, Shiraga N, et al. Three-dimensional multi-scale line filter for segmentation and visualization of curvilinear structures in medical images[J]. Med. Image Anal., 1998, 2(2): 143-168.

[33]　Chen J, Amini A. Quantifying 3-D vascular structures in MRA images using hybrid PDE and geometric deformable models[J]. IEEE Trans. Med. Imaging, 2004, 23(10): 1251-1262.

[34]　Frangi A F, Niessen W J, Vincken K L, et al. Multiscale vessel enhancement filtering[C]//Proceedings of Medical Image Computing and Computer-Assisted Interventation (MICCAI). Berlin: Springer, 1998: 130-137.

[35]　Medioni G, Tang C K, Lee M S. Tensor voting: Theory and applications[C]//Proceedings of RFIA. Paris, France, 2000: 3.

[36]　Medioni G, Kang S B. Emerging Topics in Computer Vision[M]. Upper Saddle River, NJ: Prentice Hall PTR, 2004.

[37]　Sörnmo L, Laguna P. Bioelectrical Signal Processing in Cardiac and Neurological Applications[M]. Washington, DC: Academic Press, 2005.

[38] Tian J, Marziliano P, Baskaran M, et al. Automatic segmentation of the choroid in enhanced depth imaging optical coherence tomography images[J]. Biomed. Opt. Express, 2013, 4(3): 397-411.

[39] Spaide R F, Koizumi H, Pozonni M C. Enhanced depth imaging spectral-domain optical coherence tomography[J]. Am. J. Ophthalmol., 2008, 146(4): 496-500.

[40] Middlebury stereo datasets[DS/OL]. http://vision.middlebury.edu/stereo/.

[41] Ecg datasets[DS/OL]. https://www.physionet.org/about/database/.

[42] Kim S W, Oh J, Kwon S S, et al. Comparison of choroidal thickness among patients with healthy eyes, early age-related maculopathy, neovascular age-related macular degeneration, central serous chorioretinopathy, and polypoidal choroidal vasculopathy[J]. Retina, 2011, 31(9): 1904-1911.

[43] Sonoda S, Sakamoto T, Yamashita T, et al. Luminal and stromal areas of choroid determined by binarization method of optical coherence tomographic images[J]. Am. J. Ophthalmol., 2015, 159(6): 1123-1131.

[44] Vupparaboina K K, Richhariya A, Chhablani J, et al. Optical coherence tomography imaging: Automated binarization of choroid for stromal-luminal analysis [C]//International Conference on Signal and Information Processing (IConSIP). Nanded, India: IEEE, 2016: 1-5.

[45] Schmitt J M, Xiang S, Yung K M. Speckle in optical coherence tomography[J]. J ournal of Biomedical Optics, 1999, 4(1): 95-105.

[46] Girard M J, Strouthidis N G, Ethier C R, et al. Shadow removal and contrast enhancement in optical coherence tomography images of the human optic nerve head[J]. Invest. Ophthalmol. Vis. Sci., 2011, 52(10): 7738-7748.

[47] Devarakonda S, Vupparaboina K, Richhariya A, et al. Automated detection of retinal disorders from OCT images using artificial neural network[C]//Proceedings of IEEE Annual India Conference (INDICON). Bangalore, India: 2016: 1-6.

[48] Ibrahim M, Agarwal S, Vupparaboina K K, et al. Segmenting and labeling blood vessels in choroidal Haller's layer: A multiple target tracking approach[C]//2017 IEEE EMBS International Conference on Biomedical and Health Informatics (BHI). Orlando, USA, 2017: 113-116.

第 10 章　病变视网膜的层分割和分析

虽然目前对正常视网膜的分割已经很成功，但对病变视网膜的分割和分析更为重要。本章首先介绍一种针对特定形变的视网膜全自动层分割方法，然后介绍两种基于层分割和特征分析的层缺失检测方法。

10.1　引　　言

OCT 技术能够通过对视网膜进行在体无创扫描来显示视网膜的横截面。随着 OCT 技术的发展，视网膜的层状结构得到了广泛的研究。最近推出的 SD-OCT 可以对视网膜进行高分辨率的三维体扫描，使得大部分解剖学意义上的视网膜层变得可视化。基于 SD-OCT 影像的正常视网膜自动层分割已经很成功[1-14]。然而，对病理研究和临床实践而言，病变视网膜的层分割更有价值。一些基于正常视网膜提出的方法也可以应用于某些患有特定疾病，但是层结构没有发生显著变化的病变视网膜，比如青光眼[9-11]、MS[12]、AMD[13]或其他早期疾病。然而，病变视网膜层分割仍然是一个具有挑战性的问题，特别是当视网膜中存在一些额外的病变结构的时候，比如视网膜内囊肿、DME 和湿性 AMD 引起的视网膜下积液或 RPE 下积液。在这种情况下，由病变异常引起的大量不同的层形态变化和图像质量的退化严重影响了分割性能。

本章的第一部分重点介绍含浆液性 PED 的视网膜分割。浆液性 PED 与 RPE 下积液和 RPE 变形有关。全自动、无监督的 3D 方法[15]整合了层和区域分割，可以将视网膜分割成 10 层。借助视网膜层分割技术，可以对视网膜各层形态进行定量分析，这对于视网膜疾病的检测或进程分析特别有用。特定的视网膜疾病影响特定的视网膜层。视网膜层的改变可能发生在疾病的早期，然后随着疾病的发展而变得更加明显。现有的层分析大多关注于简单的指标，如层的厚度[16-20]或强度[21,22]，但是层的纹理分析也能够提供重要的信息。

本章的第二部分描述一种对 SD-OCT 中 DME 导致的 ELM 缺失情况的量化分析方法[23]。该方法根据 6 个纹理特征将每个 A-扫描划分为缺失和未缺失两类。

本章的第三部分描述一种扩展的自动三维检测方法，用于检测由外伤引起的光感受器椭球区（ellipsoid zone，EZ）的缺失[24]。该方法提取 57 个特征，然后进行特征选择和分类，可把 EZ 的每一个体素划分为缺失和未缺失两类。本章介绍的两种方法均能有效区分患者和正常人。

10.2 浆液性色素上皮层脱离的视网膜层分割

10.2.1 背景

视网膜色素上皮脱离（PED）是一种与许多视网膜–脉络膜疾病相关的症状，比如 AMD、PCV、CSC 及葡萄膜炎[25,26]。PED 有三种类型，即浆液性 PED、纤维血管性 PED 和玻璃膜疣 PED。研究表明，AMD 患者的浆液性 PED 与 CNV 的发展有关，而 CNV 是导致视力损失的主要原因[26,27]。在 SD-OCT 的 B-扫描中，浆液性 PED 的轮廓看上去是明亮的 RPE 层的圆形隆起（图 10-1）。值得注意的是，PED 周围的层可能是不连续的，因此在检测的时候需要特别处理。

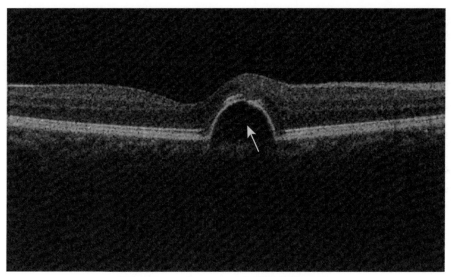

图 10-1 一个 OCT B-扫描显示的 PED

红色箭头表示 RPE 升高，黄色箭头表示脱离区域

根据爱荷华参考算法[14]，定义了 11 个视网膜分界面（图 10-2），从上到下依次编号。由分界面确定的 10 个层分别是：RNFL、GCL、IPL、INL、OPL、外核层 + 内节层（ONL+ISL）、CC、外节层（OSL）、维尔赫夫膜（Verhoeff's membrane，VM）和 RPE。由于 RPE 基底（分界面 11）被抬高了，需要另外估计 RPE 基底的初始位置，将其定义为第 12 表面。下面描述一种基于多分辨率图搜算法[15]的三维自动分层方法。该算法有效结合了层分割和异常区域分割，其中层和区域的位置互为约束条件。

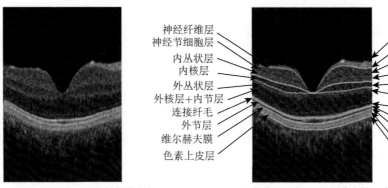

神经纤维层
神经节细胞层
内丛状层
内核层
外丛状层
外核层+内节层
连接纤毛
外节层
维尔赫夫膜
色素上皮层

表面1
表面2
表面3
表面4
表面5
表面6
表面7
表面8
表面9
表面10
表面11

（a）用Topcon 3D OCT-1000 拍摄获得的
　　三维OCT 图像中的一张B-扫描图像　　　　　　（b）覆盖显示在OCT 图像上的11个表面

图 10-2　　正常眼睛的 OCT 图像和用文献 [14] 中包含的软件 OCTExplorer 标示的确定 10
个视网膜层的 11 个表面

10.2.2　方法

该自动化方法由预处理、层分割和区域分割三部分组成。预处理包括快速双边滤波去噪和 B-扫描图像对齐，用以修正由眼球运动引起的变形。在层分割过程中，采用具有不同平滑度约束的多分辨率图搜方法[2,28]检测表面 1~6、11 和 12。区域分割是基于表面 11 和 12 的位置进行的。它们的高度差（z 坐标）用于形成一个 PED 足迹图。最后，在拉平后的三维 OCT 中检测其他表面，并用 PED 足迹对这些面进行校正。

在这一节中，用如下方式定义三维坐标：x 轴表示 B-扫描的宽度方向，y 轴代表不同的 B-扫描，z 轴表示垂直方向。因此，B-扫描在 x-z 平面上。

1. 多分辨率图搜

Li 等[29]针对三维图像中的最优表面分割提出了 3D 图搜算法。该方法将三维图像定义为大小为 $X \times Y \times Z$ 的三维矩阵 $I(x, y, z)$，以函数 $S(x, y)$ 定义可行表面，该函数表示曲面高度，其中 $x \in \{0, \cdots, X-1\}, y \in \{0, \cdots, Y-1\}, S(x, y) \in \{0, \cdots, Z-1\}$。用两个参数 Δ_x 和 Δ_y 控制可行表面的光滑度，分别定义为在 x 和 y 方向上相邻表面点的最大高度差。每个体素都有一个代价函数 $c(x, y, z)$，最优表面则是使总代价最小的表面。

为找到最优表面，首先将三维图像转化为一个带有节点权重的有向图，每个节点对应唯一的一个体素。根据体素之间的空间关系和平滑度约束构造弧，根据代价函数计算节点权重。寻找最优曲面的问题就转化为在图中寻找最小权重闭集的问题。然后该图进一步转化为带弧权重的有向图，在这个图上，通过计算最小 s-t 切割能够在多项式时间内找到最优解[30,31]。接下来将重点介绍该方法中用到的代价函数、平滑度参数和约束条件。根据先验知识，在每个 B-扫描中，表面 1、3、5、7、9 和 10 是由暗到亮转变的边缘，而表面 2、4、6、8 和 11 是由亮到暗转变的边缘。对于大多数曲面，采用二维 Sobel 算子在 z 方向上计算基于边缘的代价函数。对于由暗到亮、由亮到暗这两种不同类型的转换，代价函数的值取相反数。检测表面 1 时用到一个额外的基于区域的代价函数，该代价计算为当前体素上方一定距离内的所有体素灰度值的和。这是因为表面 1 和 7 都是高对比度的由暗到亮的边缘，但表面 1 上方的区域比表面 7 更暗。因此，通过在基于边缘的代价上添加基于区域的代价，可以使表面 1 的代价低于表面 7，从而正确地检测为最优表面。

检测不同的表面时采用不同的平滑度约束 Δ_x 和 Δ_y。平滑度约束的值是根据先验知识确定的，也就是基于两个因素：图像分辨率和表面的形状。当分辨率高时，使用较小值来防止噪声引起的扰动，保证表面的平滑性；相反，当分辨率低且表面高度可能发生快速变化时，需要用较大值保证目标表面包含在可行表面集合中。例如，在测试数据集中，y 方向的分辨率较低，而且表面 1 在中央凹附近、表面 11 在 PED 区域上方可能发生快速的变化。因此，对于这两个曲面，要设置较大的 Δ_y。

在该方法中，使用两种方法来提高表面检测的性能。第一，首先检测有较高对比度的表面，根据已检测到的表面定义子图像，后检测的表面被限制在子图像中。这个方法不仅减少了不同边缘之间的干扰，还减小了搜索空间，提高了准确度和效率。第二，采用多分辨率方法[2]提高检测效率。在 z 方向上，以因子 2 对三维图像下采样两次，构造一个三层的图像金字塔。首先，将图搜算法应用于低分辨率图像，获得一个初始结果。然后，在高一级分辨率的图像上构造一个矩形子图像，其高度表示搜索范围，初始的表面位置位于矩形的中心线上。接着，使用图搜算法在该子图像中进一步精确检测表面位置。对于不同的表面，根据其对比度的先验知识，检测开始于不同的分辨率。针对不同的分辨率，平滑度参数的设置也是不同的。在测试集中使用的检测顺序、约束、起始分辨率和平滑度参数的详细信息见表 10-1。值得注意的是，使用上述方法时，图搜方法的全局最优性会受到影响。

2. 预处理

1）双边滤波去噪

散斑噪声是 OCT 图像质量退化的主要因素，其存在可能影响图像处理和分析算法的准确性和效率。对于分割任务而言，在保护边缘的同时去除散斑噪声非常重要。本研究选择了双边滤波器[32]进行去噪。其本质上是一个加权平均滤波器，是高斯滤波器的改进。权重随位置差异（空间域 S 中的距离）和灰度差异（值

表 10-1　表面检测中约束和参数选择的详细信息

检测顺序	表面序号	上方表面	下方表面	初始检测分辨率	初始分辨率中的 Δ_y
1	1	N/A	N/A	1	6
2	7'	1	N/A	1	6
3	2	1	7'	2	3
4	4	2	7'	2	3
5	6	4	7'	2	3
6	3	2	4	3	6
7	5	4	6	3	6
8	11	7'	N/A	1	6
9	12	7'	N/A	1	1
10	10	7	11	3	1
11	8	7	10	3	1
12	9	8	10	3	1

注：对所有表面和分辨率，$\Delta_x = 1$；N/A 表示无约束。

域 R 中的距离）的变大而减小。双边滤波器的滤波结果由下式给出：

$$I_p^{bf} = \frac{1}{W_p^{bf}} \sum_{q \in S_p} G_{\sigma_s}(\|p - q\|) G_{\sigma_r}(I_p - I_q) I_q \tag{10-1}$$

$$W_p^{bf} = \sum_{q \in S_p} G_{\sigma_s}(\|p - q\|) G_{\sigma_r}(I_p - I_q) \tag{10-2}$$

式中，p 表示待处理像素；q 表示 p 的邻域 S_p 中的像素；I_p 和 I_q 代表它们原始的灰度；I_p^{bf} 表示 p 经过滤波后的灰度；W_p^{bf} 表示归一化因子；G_{σ_s} 和 G_{σ_r} 是两个标准差分别为 σ_s 和 σ_r 的高斯权重函数，σ_s 和 σ_r 分别表示空间参数和值域参数。为提高效率，本节采用文献 [33] 中提出的一种快速逼近方法。对三维 OCT 中的每个 B-扫描分别进行滤波，B-扫描的强度线性归一化到 [0, 1]。根据经验，空间和值域参数分别设置为 $\sigma_s = 20$，$\sigma_r = 0.05$。

　　2）B-扫描图像对齐

　　在三维 OCT 成像过程中，眼球运动是不可避免的，这会引起三维 OCT 数据的变形。这种变形最明显的表现是相邻 B-扫描之间的垂直位移。这种错位破坏了视网膜层在三维空间中的连续性，从而增加了三维视网膜层分割的难度。这种现象可以在 y-z 图像中看到，如图 10-3（a）所示，图上的每一列对应一个 B-扫描。图像拉平是预处理时修正 OCT 图像运动伪影常用的步骤[1,2,5]，但在本研究中没有使用该操作。因为当 OCT 图像带有 RPE 形变时，很难在初期获得一个参考平面。

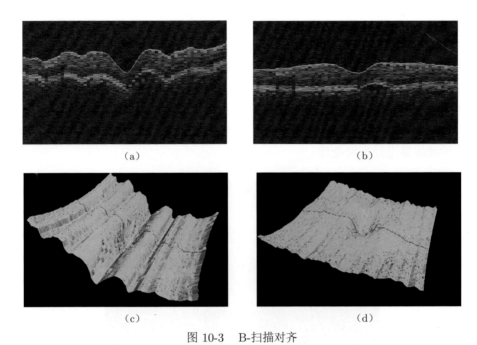

(a)　　　　　　　　　　　　　(b)

(c)　　　　　　　　　　　　　(d)

图 10-3　B-扫描对齐

（a）和（b）为 B-扫描对齐前后的 y-z 图像，绿色曲线表示表面 1；（c）和（d）是 B-扫描对齐前后的表面 1，
红色曲线对应于（a）和（b）中 y-z 图像中的表面 1

取而代之的，这里提出一种方法，能够实现快速 B-扫描对齐。下面介绍这个方法的工作原理。首先，使用多分辨率的表面检测方法检测表面 1。由于表面 1 是所有表面中最突出的，即使在错位的数据上也可以相当准确地被检测出来。用表面 1 周边区域的平均 z 值来估算每个 B-扫描中视网膜的位置，周边区域指表面 1 的最左 20% 和最右 20%。计算平均值时中间部分被排除，因为它可能包括自然凹陷的中央凹。然后对每个 B-扫描进行上下平移，使每个 B-扫描中表面 1 的平均位置变为一致。

如图 10-3（b）所示，在 y-z 图像中，对齐操作使视网膜看上去更平滑。图 10-3（c）和（d）进一步展示了表面 1 对齐前后的三维效果图。对齐后，待检测的表面的平滑度提升了，这使得图搜方法能够以较小的平滑度约束找到待检测的表面，从而减少了图像噪声对层分割的影响。

3. 表面 1~6 的检测

预处理后，在去噪和对齐的三维 OCT 中检测表面 1~6。这些表面属于内视网膜层，受 PED 的影响不严重。因此，用多分辨率图搜检测这些表面的过程与检测正常视网膜类似。为了获得更高的准确性，在对齐的数据上，用上一小节中预处理步骤中的方法再次检测表面 1。然后，与正常视网膜分割不同，不是用表面 7 去约束表面 2~6[2]，而是检测出一个由表面 7 和 10 组成的表面 7'（图 10-4）来进行。在这里，表面 10 代替了在脱离区域上方不可见的表面 7。对这个表面的搜索限制在表面 1 下方的子图中。随后，根据表 10-1 展示的初始分辨率，以及每个表面的位置和平滑约束，依次检测表面 2~6。特别地，在分辨率 1 的条件下，对表面 1 和 7' 设置较大的 Δ_y，以允许相邻 B-扫描之间存在由中央凹或 PED 引起的快速位置变化。为了进一步消除噪声的影响，在 x 方向上对每个表面采用移动平均滤波器进行平滑处理。

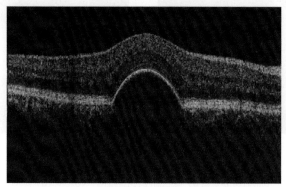

图 10-4　结合表面 7 和 10 的表面 7'

4. 异常区域的检测

这一小节介绍 PED 区域的检测。检测这一区域是为了校正其周围表面 7~9 的不连续性。PED 区域的检测通过检测抬高的 RPE 基底（表面 11）和估计原始 RPE 基底（表面 12），并找到它们之间的高度差来实现，最后结合尺寸和灰度信息消除假阳。

1）检测抬高的 RPE 基底并估计正常的 RPE 基底

在表面 7' 下方的子图中检测表面 11 和 12。表面 11 即高反射率、圆顶状拱起的 RPE 的底部，在 PED 区域发生突变。表面 12 作为 RPE 基底在发病以前的原始位置，是根据先验知识确定的平滑表面。这两个表面在未发生 PED 的区域是重叠的。因此，这两个表面的检测使用了同样的从亮到暗的边界相关代价函数，但不同点在于，表面 11 使用大的平滑约束，而表面 12 使用小的平滑约束。即使在 PED 下方，表面 12 是不可见的，它也会因为使用了小的平滑约束而被迫贴合光滑的视网膜底部。然而，表面 11 由于使用了宽松的平滑约束，可能会受到被脉络膜影响产生偏离，导致 PED 区域以外的结果不准确。为了解决这个问题，当表面 11 低于表面 12 的时候，通过用表面 12 替换表面 11 的方式来修正表面 11。图 10-5 展示了表面 11 和表面 12 的最终检测结果。

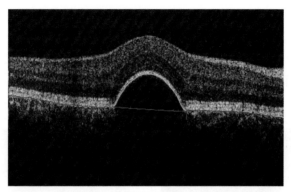

图 10-5 检测到的表面 11 和 12

2）PED 足迹检测

在这个步骤中，检测与 PED 相关的 A-扫描（图像列），并在 x-y 平面中以二值足迹图像的形式表示。这是基于表面 11 和 12 的距离，通过滞后阈值法实现的。具体而言，采用了两个阈值 d_1 和 d_2（$d_2 < d_1$）。首先，找到表面 11 与表面 12 所有高度差超过 d_1 的 (x, y) 点，形成坐标集合，将这些点组成连通分量。对于所有连通分量，面积小于 A 的将被当作假阳排除。接下来，为使边界更加准确，扩大连通分量，把与连通分量相连的表面 11 与表面 12 高度差超过 d_2 的点都包含进来。这样，表面 11 与 12 之间在足迹内部的所有体素即构成了三维 PED 区域。最后，计算所有三维 PED 区域的平均灰度。考虑到浆液性 PED 通常表现为暗区，而假阳通常包括明亮的 RPE 区域，归一化平均强度大于 T 的 PED 会被当成假阳排除。图 10-6（a）和（b）分别展示了一个三维 OCT 的初始和最终足迹检测结果。详细的参数选择见第 10.2.3 节实验设置和参数选择部分。

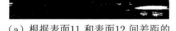 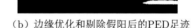

（a）根据表面11 和表面12 间差距的　　（b）边缘优化和剔除假阳后的PED足迹
　　　　　粗检测结果

图 10-6 PED 足迹检测结果

5. 表面 7～10 的检测

对于正常的眼睛，表面 7～10 通常表现为相对平坦、几乎平行的表面。但在PED 的附近，表面 7～10 通常是模糊且不连续的。在本步骤中，试图通过拉平OCT 图像来恢复这些表面的正常形态，从而利用平滑约束估计表面 7～9 的不可见部分。

用上一步骤中检测的表面 11 作为参考面，而拉平操作是指将每个 A-扫描上下移动，使表面 11 变平。然后通过二阶多项式曲线插值对 PED 足迹内的表面

7'（由前文表面 1~6 的检测步骤中得到）进行校正，得到该图像的表面 7。然后，在表面 7 和 11 之间使用小的平滑约束检测表面 8~10。表面 8 和 9 可能是不连续的，也通过在 PED 足迹内区域进行内插来修正。最后，将表面 7~10 转换回它们在原始 OCT 图像中的位置。图 10-7 展示的是图像拉平和检测表面 7~10 的结果。

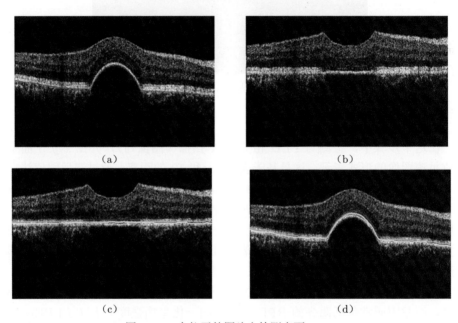

（a）　　　　　　　　　　　　　　　　　　（b）

（c）　　　　　　　　　　　　　　　　　　（d）

图 10-7　在拉平的图片上检测表面 7~10

（a）原始 B-扫描上叠加显示参考表面；（b）拉平的 B-扫描；（c）拉平的图像上叠加显示表面 7~10，表面 7 为红色，表面 8 为绿色，表面 9 为蓝色，表面 10 为黄色，表面 9 可能不可见，因为它与表面 10 在很多地方重叠；（d）映射回原始图像的表面 7~10

10.2.3　结果

1. 实验设置和参数选择

测试数据集包括 PED 眼数据集和正常眼数据集，分别由 20 名诊断为浆液性 PED 患者的 20 只眼睛的 OCT 图像和 20 名正常人（对照组）的 20 只眼睛的 OCT 图像组成，这些 OCT 图像都以黄斑为中心，由 SD-OCT 获得。所有 OCT 图像均采用 Topcon 3D OCT-1000（日本拓普康公司）采集。每个三维 OCT 图像由 $512 \times 64 \times 480$（$X \times Y \times Z$）个体素组成，体积是 6mm×6mm×1.68mm，相应的每个体素大小为 11.72μm×93.75μm×3.50μm。本研究经汕头大学–香港中文大学联合汕头国际眼科中心伦理审查委员会批准，并遵循《赫尔辛基宣言》的原则。由于本研究是回顾性质的，不需要受试者知情同意。

评价层分割结果的金标准来自两名眼科专家对 B-扫描图像进行独立手动标注的结果的平均。对于每个三维 OCT 图像，在 64 个 B-扫描中选择均匀分布的 10 个进行人工标注。在 PED 数据集的 200 个人工标注的 B-扫描中，有 50 个被人工标记为含 PED。实验中没有评估表面 3、8 和 9 的分割准确度，因为在有些测试数据上肉眼并不能看到这些表面。表面 12 也不进行评估，因为它只是一个辅助的虚拟结构。分割的主要性能指标是无符号边界位置误差，即自动分割结果与金标准在 z 方向的欧氏距离，为将无符号边界位置误差与两个人工标注之间的无符号边界位置差异进行比较。此外，还比较了本方法与爱荷华参考算法[14]的结果，后者是一种通用视网膜分层算法，并不是针对含 PED 的图像设计的。采用成对的 t 检验比较分割误差，$p < 0.05$ 被认为有统计学意义。

表 10-1 中列出了用于表面检测的平滑约束的详细信息，根据 10.2.2 节多分辨率图搜步骤描述的规则选择。由于测试数据在 x 方向分辨率较高，对所有表面，Δ_x 均设置为 1；而 y 方向的分辨率只有 x 方向的 1/8，并且一些层在这个方向上可能有突变，对不同的表面进行初始检测时使用了不同的 Δ_y。表面 1、7' 和 11 是受黄斑和 PED 形状影响最大的表面，所以需要较大的 Δ_y。在分辨率为 1 的条件下，对表面 1、7' 和 11 设置 $\Delta_y = 6$。经测试，由于这些表面有很强的对比度，受图像噪声影响小，因此更大的 Δ_y 也是可以接受的。表面 2∼6 受黄斑和 PED 的影响较小，且对比度较低，因此应给这些表面设置中等的 Δ_y：在分辨率为 2 的条件下，设置 $\Delta_y = 3$；在分辨率为 3 的条件下，设置 $\Delta_y = 6$。表面 12 及在拉平图像上检测的表面 8∼10 要求是平滑表面，因此在这些表面上，需要设置较小的 Δ_y，设置 $\Delta_y = 1$。对于多分辨率表面检测的后续细化步骤，假设初始检测是足够正确的，较高分辨率图像中的表面位置应该靠近初始分辨率中已检测到的位置（中心线），因此应用小的平滑度约束（$\Delta_x = \Delta_y = 1$）。

PED 足迹检测中的参数根据经验选择，取距离阈值 $d_1 = 3$，$d_2 = 1$，面积阈值 $A = 30$ 像素。然而，经测试，区域分割的性能对这些参数的变化不敏感。实验证明，这些参数的建议范围为：$d_1 = 3 \sim 7$，$d_2 = 1 \sim 2$，$A = 30 \sim 70$。较小的值相对效果较好，此时 RPE 抬升较小和面积较小的 PED 区域不会被丢弃，而大多数没有被尺寸准则检测到的假阳性区域仍然可以被接下来的灰度准则检测出来。考虑到 OCT 图像直方图具有双峰，将灰度阈值 T 设置为自适应 Otsu 阈值[34]。

2. PED 数据集的层分割结果

图 10-8 用二维和三维形式展示了层分割结果的示例。表 10-2 列出了对来自 PED 数据集的 200 张 B-扫描的每个表面计算出的无符号边界位置误差的均值和标准差，并与观察者间差异和使用爱荷华参考算法[14]得到的误差进行了比较。表

10-3 展示了表 10-2 中本方法相对于参考标准和爱荷华参考算法的 p 值，加粗的数据表示本方法的结果有统计上的显著提升。与观察者间差异相比，本方法得到的表面 1 和 11 的误差明显较小，表面 4 和表面 10 的误差明显较大，表面 2、5、6 和 7 的误差无统计差异。整体的平均无符号误差是（7.87±3.36）μm，与观察者间差异无统计差异 [（7.81±2.56）μm]。与文献 [14] 中爱荷华参考算法相比，本方法得到的表面 2 和 11 的误差明显较小，其他表面的误差无统计差异，总的平均无符号误差在统计上显著较小。

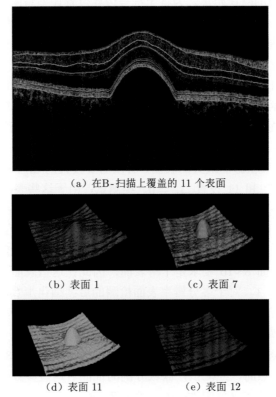

（a）在B-扫描上覆盖的 11 个表面

（b）表面 1　　　　　　　　（c）表面 7

（d）表面 11　　　　　　　　（e）表面 12

图 10-8　层分割结果

　　因为 PED 是局部结构，表 10-2 展示的结果相比于文献 [14] 中针对正常视网膜设计的方法只有微小的提升。只有一小部分 B-扫描的层结构显示出明显的形态学变化，其余 B-扫描的视网膜层呈现正常状态，所以针对正常视网膜的分割方法总体表现也很好。为了更好地评价本方法在 PED 附近的分层性能，表 10-4 展示了 50 幅被标记为含 PED 的 B-扫描中的无符号边界位置误差的均值和标准差，并与观察者间差异和使用爱荷华参考算法[14]得到的误差进行了比较。表 10-5 展

表 10-2 **PED** 数据中所有手动标注的 **B-**扫描本方法的分割结果和参考标准之间的平均无符号位置误差与两个观察者间平均无符号位置差异及与爱荷华参考算法[14] 得到的平均无符号位置误差的比较（平均值 ± 标准差）   （单位：μm）

表面序号	算法与参考值	观察者 1 与观察者 2	文献 [14] 与参考值
1	3.91±0.65	5.28±0.79	4.07±0.67
2	7.79±2.47	7.22±1.33	9.82±2.55
4	10.30±2.57	8.09±2.08	12.78±7.36
5	9.14±3.83	9.48±4.59	12.36±8.81
6	9.14±2.87	8.66±1.61	11.42±8.25
7	7.19±3.57	7.18±1.73	8.36±4.26
10	8.99±3.42	7.37±2.39	10.16±5.87
11	6.53±2.28	9.09±1.36	9.49±5.38
整体	7.87± 3.36	7.81± 2.56	9.81±6.42

注：3.5μm = 1 像素。

表 10-3 对 **PED** 数据中所有手动标注的 **B-**扫描本方法、参考标准及爱荷华参考算法[14] 得到的 p 值

表面序号	算法与参考值	算法与文献 [14]
1	**≪0.001**	0.2888
2	0.2951	**≪0.001**
4	0.0009	0.0846
5	0.6493	0.0742
6	0.2914	0.1574
7	0.9896	0.2048
10	0.0398	0.3036
11	**≪0.001**	**0.0030**
整体	0.7357	**≪0.001**

注：加粗的数字表示本算法的结果有统计上的明显提升。

示了表 10-4 中本方法相对于参考标准和爱荷华参考算法的 p 值，其中加粗的数据表示本方法有统计上的显著提升。本方法得到的表面 1 的误差明显小于观察者间差异，其他表面的误差和总体平均误差与观察者间差异无统计差异。与文献 [14] 中爱荷华参考算法相比，除表面 1 外，本方法得到的其他所有表面的误差均显著较小，总体平均无符号误差也显著较小。

3. 正常数据集的层分割结果

本方法虽然是针对患有浆液性 PED 的视网膜设计的，但也可用于正常视网膜的分割。对于正常视网膜，表面 11 和 12 表示同一个表面，它们的检测结果基本重叠。在平滑度约束较大的情况下，由于噪声的影响，表面 11 可能不如表面 12 光滑，但是在 PED 检测中,表面 11 和表面 12 之间的区域将会被当作假阳排除。

表 10-4　对含 PED 的 B-扫描本方法的分割结果和参考标准之间的平均无符号位置误差与
两个观察者间平均无符号位置差异及与爱荷华参考算法[14] 的平均无符号位置误差的比较

（平均值 ± 标准差）　　　　　　　　（单位：μm）

表面序号	算法与参考值	观察者 1 与观察者 2	文献 [14] 与参考值
1	4.21±0.89	5.52±1.53	5.17±1.56
2	8.65±3.76	7.07±1.62	10.90±3.36
4	11.48±3.09	8.90±3.02	15.70±6.90
5	11.81±4.30	11.87±6.20	16.08±8.45
6	13.00±4.54	10.25±2.79	16.68±9.55
7	8.70±2.99	10.54±3.66	14.17±5.55
10	9.70±2.95	8.82±3.99	17.99±7.88
11	8.59±6.52	9.41±2.41	18.55±7.60
整体	9.52± 4.61	9.05± 3.86	14.41±7.87

注：3.5μm = 1 像素。

表 10-5　对含 PED 的 B-扫描本方法相对于参考标准和爱荷华参考算法[14] 的 p 值

表面序号	算法与参考值	算法与文献 [14]
1	**≪0.001**	0.4765
2	0.0733	**≪0.001**
4	0.0062	**≪0.001**
5	0.9503	**0.0430**
6	0.0056	**0.0132**
7	0.0981	**0.0140**
10	0.2834	**≪0.001**
11	0.5595	**≪0.001**
整体	0.1806	**≪0.001**

注：加粗的数字表示有统计上的明显提升。

因此，对表面 11 进行拉平操作，仅用于消除眼动伪影，就像文献 [1, 2, 5] 中所做
的那样。此外，当没有检测到 PED 区域时，表面 7~9 不需要被修正，这一步将
被自动跳过。

　　为了测试本方法在正常眼数据上的性能，在含 20 例数据的正常对照组的
OCT 图像上进行了测试。表 10-6 给出了每个表面的无符号边界位置误差的均
值和标准差，并与观察者间差异和由爱荷华参考算法[14] 得到的误差进行了比较。
表 10-7 展示了表 10-6 中本方法相对于参考标准和爱荷华参考算法的 p 值，加粗
的数据表示本方法有统计上的显著提升。本方法的整体平均无符号误差与观察者
间差异相比在统计上显著较小。与文献 [14] 中爱荷华参考算法相比，整体误差无
统计差异。

　　综上所述，对于 PED 测试数据集，本方法的整体层分割误差与观察者间差
异相比拟，且在统计上显著小于爱荷华参考算法[14]。尤其是在分割有异常形变

表 10-6　对正常眼数据本方法的分割结果和参考标准之间的平均无符号位置误差与两个观察者间平均无符号位置差异及与爱荷华参考算法[14]的平均无符号位置误差的比较（平均值 ± 标准差）　　　　　　　　　　　　（单位：μm）

表面序号	算法与参考值	观察者 1 与观察者 2	文献 [14] 与参考值
1	2.92±0.23	4.33±0.38	3.30±0.27
2	7.29±1.04	5.34±0.57	7.43±0.70
4	8.43±1.17	7.78±1.11	9.02±1.09
5	4.62±0.68	7.43±1.32	5.81±0.89
6	6.08±1.25	7.07±0.90	5.67±0.84
7	2.53±0.25	4.06±0.77	3.97±0.42
10	7.21±3.57	7.75±3.60	4.88±1.96
11	5.39±0.89	7.66±1.59	4.79±0.81
整体	5.56± 2.47	9.05± 3.86	5.61±2.00

注：3.5μm = 1 像素。

表 10-7　对正常眼数据本方法相对于参考标准和爱荷华参考算法[14]的 p 值

表面序号	算法与参考值	算法与文献 [14]
1	≪0.001	≪0.001
2	≪0.001	0.5354
4	0.0589	0.0054
5	≪0.001	≪0.001
6	≪0.001	0.0274
7	≪0.001	≪0.001
10	0.4430	0.0049
11	≪0.001	≪0.001
整体	≪0.001	0.7067

注：加粗的数字表示有明显统计提升。

的 B-扫描时，本方法优于爱荷华参考算法。本方法同样适用于正常视网膜。对于正常眼测试数据集，本方法的整体层分割误差在统计上显著小于观察者间差异，与爱荷华参考算法[14]无统计差异。虽然本方法用于正常视网膜的分割时效率不是最高的，但它对正常和病变视网膜图像都可以进行视网膜层分割，因此在自动处理之前不需要进行疾病特异性诊断。本算法可准确、高效地代替手动分割，可实现对正常视网膜和患有浆液性 PED 的视网膜的各层进行定量分析。本方法也可推广到其他导致 RPE 形变的病变研究中。

10.3　糖尿病性黄斑水肿引起的外界膜缺失的量化

10.3.1　背景

糖尿病性黄斑水肿（DME）是造成糖尿病患者视力损害的主要原因[35,36]。通常，晚期糖基化终产物的异常积累会引起视网膜血管屏障的破坏，导致组织液积聚[37]、黄斑层肿胀增厚及最终中心视力受损[38,39]。ELM 是视网膜内节层与外核层之间的一层分隔结构，是米勒（Müller）细胞与感光细胞结合的部位。ELM 起到骨架作用，保持感光细胞排列整齐[40]。有假设认为，ELM 在感光细胞层和外核层之间起到维持蛋白平衡的作用[41]。多项研究表明，SD-OCT 上可见的 ELM 缺失与有临床意义的糖尿病性黄斑水肿（clinically significant diabetic macular edema，CSME）[42−45]患者视力下降明显相关。这可能是因为 ELM 的完整性在修复光感受器的微观结构和对齐上起着至关重要的作用[46−48]。早期报道的方法[49−51]依赖于对相应表面进行手工标注或者在二维的 B-扫描上检测 ELM。然而，这些研究依赖于对 ELM 状态的人工解释，并且同一人的多次观察或多个观察者之间很可能存在很大的差异。ELM 的自动三维分析很有意义，因为它可能以较小的可变性阐明结构变化，并可能预测 DME 患者的视力预后。

　　本节将描述一种基于 SD-OCT 三维图像的 CSME 患者及正常人 ELM 完整性的全新自动量化方法。这项初步研究显示了 16 名正常对照者和 16 名 CSME 患者之间的差异，并对这两组受试者进行了初步比较，证明了该方法的实际可行性。

10.3.2　方法

1. ELM 层分割

　　首先将基于图搜[1,2,14,28,29]的爱荷华参考算法应用于三维视网膜层分割，产生 11 个表面（图 10-9）。然后，对于包含 ELM 的表面 6 和 11 中间的子图（外丛状层和外核层之间的区域），将其根据分割好的 RPE 基底（表面 11）进行拉平。接下来，再次应用图搜法在子图中分割 ELM 层。

2. ELM 缺失区域检测

　　本小节中，根据 ELM 表面附近的纹理和形态，将每个 A-扫描分为缺失和非缺失两类。首先对原始 OCT 图像进行标准归一化增强。然后提取 6 个纹理特征用于分类，包括灰度、梯度、局部方差、局部灰度方向、局部一致性和视网膜厚度。灰度表示体素的亮度；梯度表示体素与相邻体素之间的灰度差；局部方差即以当前体素为中心的 3×3 窗口内灰度的方差；局部灰度方向衡量以体素为中心、垂直于 ELM 层方向、长度为 7 个体素的局部垂直线的灰度分布形状与高斯形状间的相似性；局部一致性衡量以当前体素为中心的 3×3 窗口内灰度的一致性；视网膜厚度是从 RNFL 顶部到 RPE 底部的距离。基于这 6 个特征定义的缺失概率函数如下：

$$P(x) = \alpha_1 P_{\text{intensity}}(x) + \alpha_2 P_{\text{gradient}}(x) + \alpha_3 P_{\text{variance}}(x)$$

$$+ \alpha_4 P_{\text{orientation}}(x) + \alpha_5 P_{\text{coherence}}(x) + \alpha_6 P_{\text{thickness}}(x) \qquad (10\text{-}3)$$

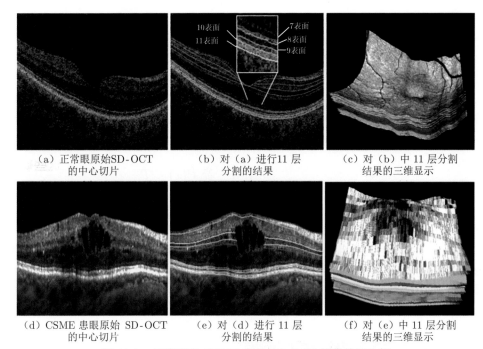

（a）正常眼原始SD-OCT　　　　（b）对（a）进行11层　　　　（c）对（b）中11层分割
　　　的中心切片　　　　　　　　　　分割的结果　　　　　　　　　结果的三维显示

（d）CSME 患眼原始 SD-OCT　　（e）对（d）进行 11 层　　　（f）对（e）中 11 层分割
　　　的中心切片　　　　　　　　　　分割的结果　　　　　　　　　结果的三维显示

图 10-9　正常眼和 CSME 患眼 SD-OCT 图像的层分割

$$P_{\text{intensity}}(x) = \exp\left(-\frac{I_x}{\mu_I - \sigma_I}\right) \tag{10-4}$$

$$P_{\text{gradient}}(x) = \exp\left(-\frac{\text{gradient}_x}{\mu_{\text{gradient}} - \sigma_{\text{gradient}}}\right) \tag{10-5}$$

$$P_{\text{variance}}(x) = \exp\left(-\frac{\text{variance}_x}{\mu_{\text{variance}} - \sigma_{\text{variance}}}\right) \tag{10-6}$$

$$P_{\text{orientation}}(x) = \begin{cases} 1, & \text{若中心体素灰度值} > \text{两端体素灰度值} \\ 0, & \text{其他} \end{cases} \tag{10-7}$$

$$P_{\text{coherence}}(x) = \frac{\sum\limits_{y \in \text{region}_x} \delta(I_y, \mu_I - \sigma_I)}{N}, \text{ 其中 } \delta(a,b) = \begin{cases} 1, & \text{若 } a < b \\ 0, & \text{其他} \end{cases} \tag{10-8}$$

$$P_{\text{thickness}}(x) = \exp\left(-\frac{\text{thickness}_{\max} - \text{thickness}_x}{\sigma_T}\right) \tag{10-9}$$

式中，I_x 和 I_y 表示体素 x、y 的灰度值；$\alpha_1 \sim \alpha_6$ 是权重，和为 1；μ_I 和 σ_I 表示 ELM 层所有体素的灰度的均值和标准差；μ_{gradient} 和 σ_{gradient} 表示 ELM 层所有

体素的梯度的均值和标准差；μ_{variance} 和 $\sigma_{\mathrm{variance}}$ 表示 ELM 层所有体素的方差的均值和标准差；region_x 表示 x 的局部邻域（3×3 窗口）；$\displaystyle\sum_{y\in\mathrm{region}_x}\delta(I_y,\mu_I-\sigma_I)$ 计算了灰度低于阈值 $\mu_I-\sigma_I$ 的体素的数量；N 是局部区域内总的体素的数量（$N=9$）；$\mathrm{thickness}_x$ 表示在 x 位置总的视网膜厚度（从 RNFL 顶部到 RPE 底部）；$\mathrm{thickness}_{\mathrm{max}}$ 表示整个视网膜的最大厚度；σ_T 表示所有位置的视网膜厚度的标准差。于是，缺失情况检测如下：

$$\mathrm{Disruption}(x)=\begin{cases}0,&\text{若 }P(x)<T\\1,&\text{其他}\end{cases}\tag{10-10}$$

式中，T 是一个预定义的阈值。

血管阴影导致在血管下方的 ELM 层灰度较低（图 10-10），使得这些区域的体素一开始会被分类为缺失。为了去除这些误检，采用了文献 [52] 中的血管检测算法来确定正面投影图像中的血管阴影。血管分割的结果被用作掩模，以消除假阳性检测结果。

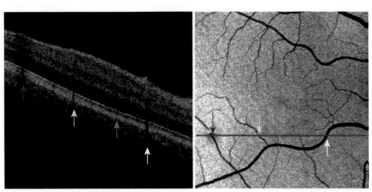

（a）箭头指示视网膜血管　　　　　（b）视网膜正面投影图上的红线
　　　形成的血管阴影　　　　　　　　　表示（a）中切片的位置

图 10-10　血管阴影显示为低灰度区域破坏了 ELM 层的外观

注意两张图中彩色箭头表示的血管之间的对应关系

10.3.3　结果

对 16 名被诊断为 CSME 的患者采集了以黄斑为中心的 SD-OCT 成像（512×19×496 体素；海德堡 Spectralis OCT 成像仪）。对 16 名正常受试者也采集了以黄斑为中心的 SD-OCT 成像（200×200×1024 体素；蔡司 Cirrus OCT 成像仪）。本研究经爱荷华大学伦理审查委员会批准，遵循《赫尔辛基宣言》的原则，并获得所有参与者的书面知情同意。

　　由于正常数据在 y 方向的分辨率远高于 CSME 数据，对正常受试者的 OCT 三维图像在 y 方向（B-扫描线方向）进行了下采样，得到正常数据的下采样数据集，使其和 CSME 数据有相同的分辨率（240μm）。计算正常数据、下采样的正常数据和 CSME 数据中检测到的缺失区域体积和体素的百分比。采用成对 t 检验比较两组间 ELM 缺失区域的体积。应用三个不同的阈值（$T = 0.4$、0.5 和 0.6）计算检测结果，以验证该方法具有较强的鲁棒性。

　　图 10-11 展示了一个正常对象和一个 CSME 对象 ELM 层分割缺失区域检测结果及缺失区域的面视图。图 10-12（a）展示了以不同的阈值（0.6、0.5 和 0.4）检测到的正常数据、下采样的正常数据和 CSME 数据的 ELM 缺失区域体积。对于 $T=0.5$，正常数据、下采样的正常数据和 CSME 数据中检测到的 ELM 缺失区域体积平均值和 95% 置信区间分别是 $\text{mean}_{normal} = 0.00087\text{mm}^3$，$\text{CI}_{normal} = (0.00074, 0.00100)$；$\text{mean}_{ds} = 0.00076\text{mm}^3$，$\text{CI}_{ds} = (0.00063, 0.00089)$；$\text{mean}_{CSME} = 0.00461\text{mm}^3$，$\text{CI}_{CSME} = (0.00347, 0.00576)$。将 CSME 组与全分辨率正常组和下采样正常组比较，成对的 t 检验结果的 p 都小于 0.001，说明 CSME 组与正常对照组检测到的 ELM 缺失体积之间的差异具有较强的统计学意义。图 10-12（b）展示了以不同的阈值（0.6、0.5 和 0.4）检测到的正常数据、下采样的正常数据和 CSME 数据的 ELM 缺失体素的百分比。图 10-13 显示了 CSME 受试者、正常对照组和下采样正常组更多的 ELM 缺失区域检测结果的例子（$T = 0.5$）。

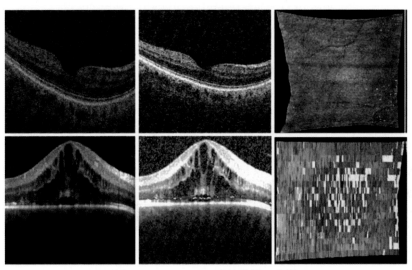

图 10-11　ELM 层破损检测示意图

第一列为原始 OCT 图像；第二列为对比度增强的 OCT 图像上 ELM 层分割结果（红线表示）和破损区域检测结果（黄色表示）；第三列为破损区域的面视图（黄色表示）；上下行分别表示一个正常眼和一个 CSME 患眼的结果

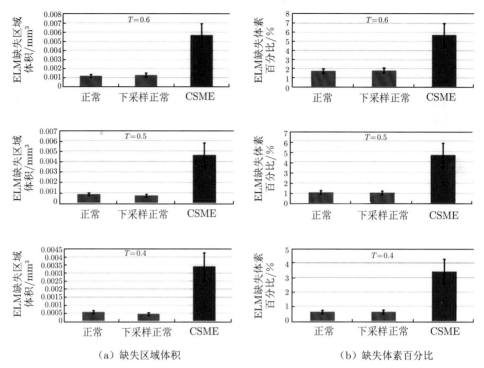

（a）缺失区域体积　　　　　　　　　　（b）缺失体素百分比

图 10-12　ELM 缺失分析以不同的阈值检测到的正常数据、下采样的正常数据和 CSME 数据的 ELM 缺失区域体积比较及缺失体素的百分比

图中展示了平均值和 95％置信区间

　　综上所述，本小节介绍了一种 CSME 患者和正常人的 ELM 三维完整性自动量化方法及其评估。该方法利用纹理和形态学特征对 ELM 缺失区域进行分类。采用简单的阈值法来确定缺失的体素。初步研究结果表明，CSME 患者存在大面积的 ELM 缺失，而绝大多数正常对象的 ELM 是连续的，只检测到点状小区域，这些有可能是假阳。

　　虽然检测到的 ELM 缺失区域体积和其占整个体积的百分比依赖于阈值 T，但是如图 10-12 所示，无论 T 值是多少，从正常眼和 CSME 患眼获得的 ELM 缺失区域大小之间的差异是非常一致的。实验结果还表明，无论 T 值是多少，正常组和下采样的正常组的缺失区域检测结果是一致的。因此，无论 T 值是多少，该方法对于识别 CSME 患眼和正常眼均具有较强的鲁棒性。然而，这项研究有几个不足之处。首先，研究对象的数量太少，不足以确定本方法的性能。其次，ELM 缺失区域没有金标准，无法进行准确率分析。再次，使用阈值法进行分类相当粗糙。为了实现这一分类目标，可以采用基于更多特征的高级分类器。最后，本研究主要致力于开发一种自动量化方法，没有解决临床上更重要的问题，即检测到的

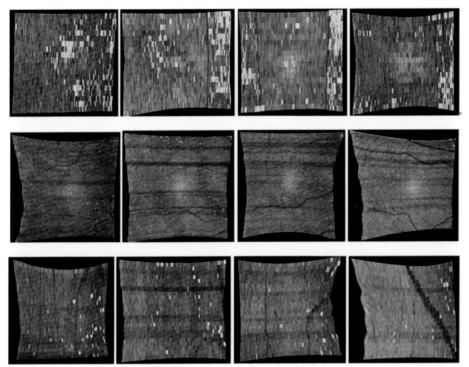

图 10-13　在 4 个 CSME 患眼（第一行）、4 个正常对照组（第二行）和相应的下采样正常组
　　　　　（第三行）上用阈值 $T = 0.5$ 检测 ELM 缺失区域（黄色）的结果

ELM 定量结果是否与视力和视力预后相关。

10.4　由外伤造成的光感受器椭球区缺失的检测

10.4.1　背景

　　眼外伤是造成视力损害和失明的重要原因[53]。视网膜震荡伤的特征是闭合性
眼球外伤后，当眼表的冲击力转移到眼后节的视网膜，视网膜会发生灰白色的变
色或混浊[54]。人和动物眼睛的组织病理学研究发现，光感受器的损伤是视网膜震
荡的发病机制之一[55,56]。光感受器是视网膜中具有光传导功能的特殊神经元，对
视力来说至关重要，因为它们能把光信号转换成生物信号。在 SD-OCT 图像中，
也称为 IS/OS 的 EZ[57]，定义为外界膜[57]下方的外视网膜第二个高反射区。EZ
完整性的破坏代表光感受器的损害，通常与视网膜震荡[58]或其他视网膜疾病[59-69]
引起的视力下降有关。因此，通过量化 EZ 缺失的三维范围和体积来定量评估光
感受器的损伤是非常有意义的。

　　本节描述一种在黄斑 SD-OCT 图像[24]上检测 EZ 缺失的自动三维算法，采用一种基于 Adaboost[70−72]的方法将像素划分为缺失和非缺失两类。

10.4.2　方法

1. 方法总览

　　本方法由三个主要部分组成：预处理、分类和后处理。在预处理阶段，首先对 SD-OCT 图像进行去噪处理，并将其分割为 10 层，共 11 个表面。以表面 11（视网膜色素上皮层的底部）作为参考平面，将原始 SD-OCT 图像中的视网膜拉平。表面 7 和 8 之间的 EZ 区域被提取出来，构成后续分析中的三维感兴趣区域（volume of interest，VOI）。在分类阶段，对 VOI 中每个体素提取 5 大类共 57 个特征。然后，采用 PCA 进行特征选择。VOI 中缺失的体素远少于未缺失的体素，因此这是一个典型的类别不均衡分类问题。为了提高分类性能，在分类训练中采用以下两种策略：① 在算法层面，采用 Adaboost 算法将一些弱分类器训练成综合的强分类器；② 在数据层面，对多数样本进行随机抽样。在分类的测试阶段，VOI 中的每一个体素都被分为缺失体素或非缺失体素。在后处理阶段，用血管检测算法对血管阴影进行识别和排除，用形态学操作去除孤立点，以避免误检。最后，计算 EZ 缺失的体积。

2. 预处理

　　散斑噪声是 OCT 图像中的主要噪声，影响着图像处理和分类的性能。本方法采用双边滤波器[32]进行去噪，可以在保持边缘特征的同时有效去除图像中的散斑噪声，并应用了一种快速逼近算法[33]，可以减少计算时间，且不显著影响滤波效果。对 OCT 图像的每个 B-扫描（X-Z 图像）分别进行双边滤波平滑。

　　滤波后的 SD-OCT 图像通过多尺度三维图搜法[1,2,14,19,28]自动检测 11 个表面，分割出 10 个视网膜层（图 10-14）。然后，用薄板样条函数对所有表面进行平滑。基于表面 11 的稳定性，以其为参考面，在 z 方向上下调整每个 A-扫描，将原始 SD-OCT 视网膜图进行拉平。表面 7 和 8 之间的 EZ 区域被提取为 VOI。

3. 特征提取和选择

　　为了分类，提取了以下五种特征：归一化灰度、块均值、块标准差、13 个方向的绝对灰度差（步长取 1 和 2）、基于灰度共生矩阵（grey-level co-occurrence matrix，GLCM）的特征（13 个方向的对比度、关联度、能量和同质性）。因此，共提取了 57 个特征，在表 10-8 中列出。

　　归一化灰度表示体素的灰度级。如图 10-14 所示，EZ 缺失区灰度水平低于非缺失区灰度水平。因此，如果体素的归一化灰度水平较低，则它很有可能被分为缺失区，反之亦然。块均值和块标准差分别代表以当前以体素为中心的局部区域（5×5×5 体素区域）的平均灰度和灰度的方差。13 个方向的绝对灰度差表示中心体素与其 13 个方向相邻体素的灰度的差异。设 α_1 为 X 轴与 X-Y 平面上投影方向的夹角，α_2 为 Z 轴与 X-Z 平面上投影方向的夹角，13 个方向的描述如下：$(\alpha_1, \alpha_2) = (0°, 90°)$、$(45°, 90°)$、$(90°, 90°)$、$(135°, 90°)$、$(0°, 45°)$、$(180°, 45°)$、$(90°, 45°)$、$(-90°, 45°)$、$(0°, 0°)$、$(45°, 45°)$、$(135°, 45°)$、$(-135°, 45°)$、$(-45°, 45°)$。块均值、块标准差和 13 个方向的绝对灰度差可以用于区分缺失区和非缺失区的边缘。

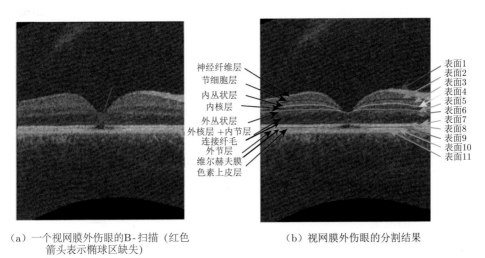

（a）一个视网膜外伤眼的B-扫描（红色   （b）视网膜外伤眼的分割结果
箭头表示椭球区缺失)

图 10-14   一个视网膜外伤眼的 11 个视网膜内表面 (10 层) 分割结果

三维体数据的 GLCM 描述了多个切片间灰度的空间相关性[73,74]。本三维方法在多个平面上搜索如上所述的 13 个方向的其他灰度，构造 13 个灰度共生矩阵。对每个 5×5×5 块构建这样的 13 个方向的灰度共生矩阵，然后计算出以下四个特征：① 对比度，衡量三维图像的局部对比度，当大的灰度级差异出现更多时，对比度更高；② 关联度，衡量一个体素对中两个体素之间的相关性，体素对的灰度相关性越高，关联度越高；③ 能量，衡量重复体素对的数量，重复体素对出现率越高，能量越大；④ 同质性，衡量一个体素对的局部同质性，每个体素对的灰度越接近，其同质性越大。

基于上述定义，对 VOI 中的每个体素提取 57 个特征。为了降低特征向量的维数及描述特征之间相互关联的数量依赖性，采用基于 PCA 的特征选择方法。在实验中，选取前 10 个主成分作为新特征，它们代表了原始特征中 90% 以上的信息。

表 10-8　提取的特征

特征序号	特征名称	具体说明
1	归一化灰度	$I_{\text{normalized}}(i,j,k) = \dfrac{I_{\text{bilater\_filtered}}(i,j,k) - I_{\min}}{I_{\max} - I_{\min}}$ (i,j,k) 表示 VOI 中体素位置
2	块均值	$M_{\text{block}}(i,j,k) = \dfrac{1}{125} \displaystyle\sum_{l=i-2}^{i+2} \sum_{m=j-2}^{j+2} \sum_{n=k-2}^{k+2} I_{\text{normalized}}(l,m,n)$
3	块标准差	$\text{STD}_{\text{block}}(i,j,k) = \sqrt{\dfrac{\displaystyle\sum_{l=i-2}^{i+2} \sum_{m=j-2}^{j+2} \sum_{n=k-2}^{k+2} (I_{\text{normalized}}(l,m,n) - M_{\text{block}}(i,j,k))^2}{124}}$
4, 5	13 个方向的绝对灰度差	$\text{AID}(i,j,k) = \displaystyle\sum_{13方向} \left\| I_{\text{normalized}}(i,j,k) - I_{\text{normalized}}(l,m,n) \right\|$ $l = i, i+\text{step}; m = j, j+\text{step}; n = k, k+\text{step}; \text{step} = 1, 2$
6~18	基于 GLCM 的对比度（13 个方向上）	$\text{Contrast}_m(i,j,k)$ $= \displaystyle\sum_{x=1}^{N_g} \sum_{y=1}^{N_g} (x-y)^2 p(x,y)$ $m = 1, 2, \cdots, 13$	$p(x,y)$ 表示 GLCM 中第 (x,y) 个元素；N_g 表示量化后图像中灰度级个数，这里取 $N_g = 8$;
19~31	基于 GLCM 的关联度（13 个方向上）	$\text{Correlation}_m(i,j,k)$ $= \displaystyle\sum_{x=1}^{N_g} \sum_{y=1}^{N_g} \dfrac{(x-\mu_x)(y-\mu_y)p(x,y)}{\sigma_x \sigma_y}$ $m = 1, 2, \cdots, 13$	μ_x、μ_y、σ_x 和 σ_y 分别为第 x 行及第 y 列的均值和标准差;
32~44	基于 GLCM 的能量（13 个方向上）	$\text{Energy}_m(i,j,k) = \displaystyle\sum_{x=1}^{N_g} \sum_{y=1}^{N_g} p^2(x,y)$ $m = 1, 2, \cdots, 13$
45~57	基于 GLCM 的同质性（13 个方向上）	$\text{Homogeneity}_m(i,j,k) = \displaystyle\sum_{x=1}^{N_g} \sum_{y=1}^{N_g} \dfrac{p(x,y)}{1+\|x-y\|}$ $m = 1, 2, \cdots, 13$

4. 基于 Adaboost 算法和欠采样的集成分类器

在本研究中，EZ 区非缺失样本的数量远远大于缺失样本的数量。缺失 EZ 样本和非缺失 EZ 样本分别属于少数类和多数类。这是一个典型的类别不均衡分类问题，意味着类分布是高度倾斜的。大多数传统的单分类器，如支持向量机、K-近邻分类器、二次判别分析、决策树分类器等，由于其目标是使总体准确率最大化，往往更偏向于多数类，因此不能很好地解决这类问题。基于 Adaboost 算法的集成分类器[70-72]是在算法层面克服这一问题的一种解决方法，它将多个弱分类器集成到一个强分类器中，因此对少数类更敏感。所以，本研究采用 Adaboost 算法。

为了进一步在数据层面提高分类性能，训练数据集通过对多数类样本进行欠采样来达到平衡。在训练阶段，基于 Adaboost 算法的分类器模型用留一法进行交叉验证，用所有的缺失样本和随机选择的等量的非缺失样本进行训练。在测试阶段，VOI 中每个体素被训练过的 Adaboost 模型分为缺失或非缺失类。

5. 后处理

EZ 区域中血管阴影的灰度值较低，这些区域的体素可能被错误地分类为缺失。文献 [52] 中的血管检测算法可识别和检测血管轮廓。在外视网膜（EZ 到 RPE），血管阴影对比度良好，因此只选择 EZ 和 RPE 之间的体素，在 z 轴方向计算平均值，得到二维投影图像。然后，用 K-近邻分类器对血管阴影进行分割。如果检测到的 EZ 缺失区域与血管阴影位置相同，则将该区域视为正常，将其作为误检移除。根据 EZ 缺失/非缺失区域的生理连通性，用形态学开操作去除孤立的缺失/非缺失体素，开操作的结构元素设置为半径为 5 个体素的球形。

10.4.3 结果

实验数据集共包含 15 只视网膜外伤患眼和 15 只正常眼，采集以黄斑为中心（6 mm×6 mm）的 SD-OCT 图像（Topcon 3D OCT-1000，512×64×480 体素，11.72μm×93.75μm×3.50μm，或 512×128×480 体素，11.72μm×46.88μm×3.50μm）。外伤组男性 12 例，女性 3 例，平均年龄（30.3±11.3）岁（范围：8~43 岁）。正常组男性 9 例，女性 6 例，平均年龄（33.1±10.8）岁（范围：7~46 岁）。除屈光不正 ≤ ±6 屈光度外，其他眼疾患者均被排除在外。

本研究经汕头大学–香港中文大学联合汕头国际眼科中心伦理审查委员会批准，并遵循《赫尔辛基宣言》的原则。由于本研究是回顾性质的，不需要受试者知情同意。在分析之前，患者个人信息已被去除。

为了评估本方法的性能，眼科医生用 ITK-SNAP 软件[75]对三维 SD-OCT 图像中的 EZ 缺失区域进行逐帧人工标记作为金标准。采用留一法对基于 Adaboost 的综合分类器模型进行训练。由于多数类（非缺失）与少数类（缺失）的样本比例平均为（110±256）:1，对非缺失样本进行随机选择以匹配缺失样本数量。将缺失数乘以体素分辨率计算出 EZ 缺失体积。比较视网膜损伤眼与正常眼分割出的 EZ 缺失区体积的均值和 95% 置信区间。采用 t 检验评价两组眼的 EZ 缺失体积的统计学差异。采用统计学相关分析和 Bland-Altman 图分析比较本方法和金标准的性能。

为评估实验结果，根据分割出的 EZ 缺失区域计算如下几个指标，包括敏感性（SEN）、特异性（SPE）和均衡正确率（BAR）。这些评价指标是类别不均衡分类问题中常用的，定义如下：

$$\text{SEN} = \frac{\text{TP}}{\text{TP} + \text{FN}} \times 100\% \tag{10-11}$$

$$\text{SPE} = \frac{\text{TN}}{\text{TN} + \text{FP}} \times 100\% \tag{10-12}$$

$$BAR = \frac{SEN + SPE}{2} \tag{10-13}$$

式中，TP、FN、TN 和 FP 分别表示真阳、假阴、真阴和假阴。

图 10-15 显示了采用本方法在一张 OCT 图像上的检测结果，以及对应的 EZ 缺失区域的金标准。图 10-15 中还展示了原始 VOI、金标准及相应的检测到的 EZ 缺失区的正面投影。从图 10-15 可以看出，虽然本方法能很好地检测 EZ 缺失区，但仍存在一些假阳和假阴。正常眼的检测结果如图 10-16 所示。大部分阴性区分类正确；然而，仍然有一些假阳。

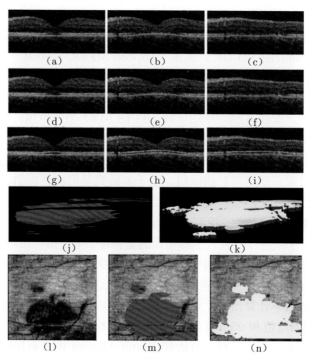

图 10-15　视网膜外伤眼 EZ 缺失区域检测结果和金标准的例子

红色区域表示金标准，黄色区域表示用本方法分割出的 EZ 缺失区域。（a）～（c）一个原始 OCT 图的三个 B-扫描；（d）～（f）分别为（a）～（c）对应的 B-扫描的金标准；（g）～（i）分别为（a）～（c）对应的本方法的检测结果；（j）金标准的三维视图；（k）检测结果的三维视图；（l）VOI 的正面投影；（m）金标准的正面投影（红色）；（n）检测结果的正面投影（黄色）

正常眼检测到的缺失体积均值和 95% 置信区间分别为 $\text{mean}_{normal} = 0.0037\text{mm}^3$ 和 $\text{CI}_{normal} = [0.0005, 0.0069]\text{mm}^3$，而视网膜外伤眼的缺失体积均值和 95% 置信区间分别为 $\text{mean}_{trauma} = 0.1035\text{mm}^3$ 和 $\text{CI}_{trauma} = [0.0126, 0.1944]$

mm^3。正常眼与视网膜外伤眼检测到的 EZ 缺失体积的比较见图 10-17。t 检验显示两组眼睛检测到的 EZ 缺失体积具有较强的统计学差异（$p = 9.9112 \times 10^{-8} \ll 0.001$）。

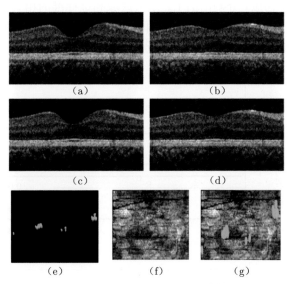

图 10-16　正常眼 EZ 缺失区域检测

（a）、（b）原始 OCT 图像的 B-扫描；（c）、（d）采用本方法检测到的假阳性结果（绿色）；（e）在所有假阳性检测结果的三维视图；（f）VOI 的正面投影；（g）假阳性的正面投影（绿色）

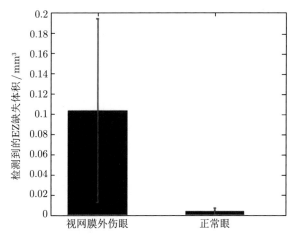

图 10-17　视网膜外伤眼和正常眼检测到的 EZ 缺失体积的比较

蓝色条形图表示体积平均值，红色误差条表示 95% 置信区间

　　对于视网膜外伤眼，SEN $= 85.69\% \pm 9.59\%$，SPE $= 85.91\% \pm 5.48\%$，BAR $=$ $85.80\% \pm 6.16\%$。对于正常眼，SPE $= 99.03\% \pm 0.73\%$，由于没有真阳性，SEN 和 BAR 无关紧要。

　　对于视网膜外伤眼，分割出的 EZ 缺失区域和金标准的相关性 $r = 0.8795$，显著性水平 $p < 0.0001$。r 的 95%置信区间为 $0.6683 \sim 0.9595$。图 10-18 为自动分割的 EZ 缺失区域和金标准之间一致性分析的 Bland-Altman 图。

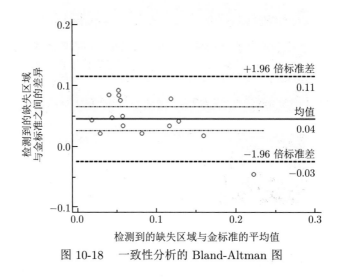

图 10-18　一致性分析的 Bland-Altman 图

　　综上所述，本研究开发并评估了一种自动检测视网膜外伤眼 EZ 三维完整性的方法。由于 EZ 区域缺失的体素数量远少于非缺失的体素，这就导致了一个典型的类别不均衡分类问题。为了克服这个问题，使用了 Adaboost 算法（算法层面）和数据均衡策略（数据层面）。利用血管检测和形态学开操作将血管阴影和孤立点排除，以消除假阳。视网膜外伤眼检测到的平均 EZ 缺失体积在统计上显著大于正常眼的相应体积（t 检验，$p = 9.9112 \times 10^{-8} < 0.001$）。采用本方法，视网膜外伤眼的 SEN 值为 $85.69\% \pm 9.59\%$，SPE 值为 $85.91\% \pm 5.48\%$，BAR 值为 $85.80\% \pm 6.16\%$。被分割的 EZ 缺失区域与金标准有较强的相关性（$r = 0.8795$）。对正常眼，SPE 为 $99.03\% \pm 0.73\%$。

　　这项研究有几个局限性：① 虽然许多研究表明 EZ 的缺失程度是光感受器损伤程度的重要临床指标，而且 EZ 的缺失可能与不同眼病的视力密切相关[59-69]，但也存在一些争议[76-79]。EZ 缺失的数量是否与视力和视力预后存在定量关系还没有定论。本研究的重点在于定量检测 EZ 缺失的体积，在不久的将来，将进一步研究以确定视网膜外伤眼 EZ 缺失体积和视力、视力预后的数量相关性（如果存在的话）。② 本方法的灵敏度和特异性还可以进一步提高。导致分类错误可能有两个原因：一是图像预处理阶段的表面分割结果不准确，可能导致 VOI 提取不合理；二是由于 SD-OCT 图像质量较差，眼科医生标注的金标准是主观的，特别是在缺失区和非缺失区之间的过渡区域。③ 由于采集困难和图像数据质量较差，本章方法只在小型图像数据集（15 只有视网膜外伤的眼睛及 15 只正常的眼睛）上进行了测试。在不久的将来会在更大的数据集上验证本方法。

10.5 结 论

本章介绍了几种病变视网膜自动分层和分析的方法。层分割可以作为异常层分析和病变区域检测的预处理步骤，而层缺失检测提供了视网膜病变引起的改变的量化信息，对疾病的诊断和进展跟踪有重要价值。虽然这些方法获得了良好的性能，但是它们是针对特定的疾病的。期望能有一种更通用的方法来处理各种类型的疾病，这在 OCT 图像分析中仍是一个有待解决的热门研究问题。

参 考 文 献

[1] Garvin M K, Abràmoff M D, Wu X, et al. Automated 3-D intraretinal layer segmentation of macular spectral-domain optical coherence tomography images[J]. IEEE Trans. Med. Imaging, 2009, 28(9): 1436-1447.

[2] Lee K. Segmentations of the intraretinal surfaces, optic disc and retinal blood vessels in 3D-OCT scans[D]. Iowa: The University of Iowa, 2009.

[3] Lu S, Cheung C Y, Liu J, et al. Automated layer segmentation of optical coherence tomography images[J]. IEEE Trans. Biomed. Eng., 2010, 57(10): 2605-2608.

[4] Yazdanpanah A, Hamarneh G, Smith B R, et al. Segmentation of intra-retinal layers from optical coherence tomography images using an active contour approach[J]. IEEE Trans. Med. Imaging, 2011, 30(2): 484-496.

[5] Song Q, Bai J, Garvin M K, et al. Optimal multiple surface segmentation with shape and context priors[J]. IEEE Trans. Med. Imaging, 2013, 32(2): 376-386.

[6] Yang Q, Reisman C A, Wang Z, et al. Automated layer segmentation of macular OCT images using dual-scale gradient information[J]. Optics Express, 2010, 18(20): 21293-307.

[7] Chiu S J, Li X T, Nicholas P, et al. Automatic segmentation of seven retinal layers in SDOCT images congruent with expert manual segmentation[J]. Optics Express, 2010, 18(18): 19413-19428.

[8] Novosel J, Vermeer K A, Thepass G, et al. Loosely coupled level sets for retinal layer segmentation in optical coherence tomography[C]// Proceedings of IEEE International Symposium on Biomedical Imaging. San Francisco, USA, 2013: 1010-1013.

[9] Vermeer K A, van der Schoot J, Lemij H G, et al. Automated segmentation by pixel classification of retinal layers in ophthalmic OCT images[J]. Biomed. Opt. Express, 2011, 2(6): 1743-1756.

[10] Kafieh R, Rabbani H, Abràmoff M D, et al. Intra-retinal layer segmentation of 3D optical coherence tomography using coarse grained diffusion map[J]. Med. Imag. Anal., 2013, 17(8): 907-928.

[11] Antony B J, Abràmoff M D, Harper M M, et al. A combined machine-learning and graph-based framework for the segmentation of retinal surfaces in SD-OCT volumes[J]. Biomed. Opt. Express, 2013, 4(12): 2712-2728.

[12] Lang A, Carass A, Hauser M, et al. Retinal layer segmentation of macular OCT images using boundary classification[J]. Biomed. Opt. Express, 2013, 4(7): 1133-1152.

[13] Dufour P A, Ceklic L, Abdillahi H, et al. Graph-based multi-surface segmentation of OCT data using trained hard and soft constraints[J]. IEEE Trans. Med. Imaging, 2013, 32(3): 531-543.

[14] Iowa Institute for Biomedical Imaging. The Iowa reference algorithms[CP/OL]. http:// www.biomed-imaging.uiowa.edu/downloads/.

[15] Shi F, Chen X, Zhao H, et al. Automated 3-D retinal layer segmentation of macular optical coherence tomography images with serous pigment epithelial detachments[J]. IEEE Trans. Med. Imaging, 2015, 34(2): 441-452.

[16] Al-Haddad C E, Mollayess G M, Cherfan C G, et al. Retinal nerve fibre layer and macular thickness in amblyopia as measured by spectral-domain optical coherence tomography[J]. Br. J. Ophthalmol., 2011, 95(12): 1696-1699.

[17] Cabrera DeBuc D, Somfai G M. Early detection of retinal thickness changes in diabetes using optical coherence tomography[J]. Med. Sci. Monit., 2010, 16(3): MT15-MT21.

[18] Davies E C, Galetta K M, Sackel D J, et al. Retinal ganglion cell layer volumetric assessment by spectral-domain optical coherence tomography in multiple sclerosis: Application of a high-precision manual estimation technique[J]. J. Neuroophthalmol., 2011, 31(3): 260-264.

[19] Demirkaya N, van Dijk H W, van Schuppen S M, et al. Effect of age on individual retinal layer thickness in normal eyes as measured with spectral-domain optical coherence tomography[J]. Invest. Ophthalmol. Vis. Sci., 2013, 54(7): 4934-4940.

[20] Kim N R, Hong S, Kim J H, et al. Comparison of macular ganglion cell complex thickness by Fourier-domain OCT in normal tension glaucoma and primary open-angle glaucoma[J]. J. Glaucoma, 2013, 22(2): 133-139.

[21] Chen X, Hou P, Jin C, et al. Quantitative analysis of retinal layers' optical intensities on 3D optical coherence tomography[J]. Invest. Ophthalmol. Vis. Sci, 2013, 54(10): 6846-6851.

[22] Chen H, Chen X, Qiu Z, et al. Quantitative analysis of retinal layers' optical intensities on 3D optical coherence tomography for central retinal artery occlusion[J]. Sci. Rep., 2015, 5: 9269.

[23] Chen X, Zhang L, Sohn E H, et al. Quantification of external limiting membrane disruption caused by diabetic macular edema from SD-OCT[J]. Invest. Ophthalmol. Vis. Sci., 2012, 53(13): 8042-8048.

[24] Zhu W, Chen H, Zhao H, et al. Automatic three-dimensional detection of photoreceptor ellipsoid zone disruption caused by trauma in the OCT[J]. Sci. Rep., 2016, 6: 25433.

[25] Mrejen S, Sarraf D, Mukkamala S K, et al. Multimodal imaging of pigment epithelial detachment: A guide to evaluation[J]. Retina, 2013, 33(9): 1735-1762.

[26] Zayit-Soudry S, Moroz I, Loewenstein A. Retinal pigment epithelial detachment[J]. Surv. Ophthalmol., 2007, 52(3): 227-243.

[27] Keane P A, Patel P J, Liakopoulos S, et al. Evaluation of age-related macular degeneration with optical coherence tomography[J]. Survey of Ophthalmology, 2012, 57(5): 389-414.

[28] Lee K, Niemeijer M, Garvin M K, et al. Segmentation of the optic disc in 3-D OCT scans of the optic nerve head[J]. IEEE Trans. Med. Imaging, 2010, 29(1): 159-168.

[29] Li K, Wu X, Chen D. Optimal surface segmentation in volumetric images - A graph-theoretic approach[J]. IEEE Trans. Pattern Anal. Mach. Intell., 2006, 28(1): 119-134.

[30] Hochbaum D. A new-old algorithm for minimum-cut and maximum-flow in closure graphs[J]. Networks, 2001, 37(4): 171-193.

[31] Picard J. Maximal closure of a graph and applications to combinatorial problems[J]. Manage. Sci., 1976, 22(11): 1268-1272.

[32] Tomasi C, Manduchi R. Bilateral filtering for gray and color images[C]//Proceedings of the sixth International Conference on Computer Vision. Bombay, India, 1998: 839-846.

[33] Paris S, Durand F. A fast approximation of the bilateral filter using a signal processing approach[J]. Int. J. Comput. Vision, 2009, 81(1): 24-52.

[34] Otsu N. A threshold selection method from gray-level histograms[J]. IEEE Trans. Syst., Man, Cybern., 1979, 9(1): 62-66.

[35] Bhagat N, Grigorian R A, Tutela A, et al. Diabetic macular edema: Pathogenesis and treatment[J]. Surv. Ophthalmol., 2009, 54(1): 1-32.

[36] Ciulla T A, Amador A G, Zinman B. Diabetic retinopathy and diabetic macular edema: Pathophysiology, screening, and novel therapies[J]. Diab. Care, 2003, 26(9): 2653-2664.

[37] Goldin A, Beckman J A, Schmidt A M, et al. Advanced glycation end products: Sparking the development of diabetic vascular injury[J]. Circulation, 2006, 114(6): 597-605.

[38] Hee M R, Puliafito C A, Duker J S, et al. Topography of diabetic macular edema with optical coherence tomography[J]. Ophthalmology, 1998, 105(2): 360-370.

[39] Ahmed N. Advanced glycation endproducts—Role in pathology of diabetic complications[J]. Diab. Res. Clin. Pract., 2005, 67(1): 3-21.

[40] Abràmoff M D, Garvin M K, Sonka M. Retinal imaging and image analysis[J]. IEEE Rev.Biomed. Eng., 2010, 3: 169-208.

[41] Soliman W, Sander B, Jørgensen T M. Enhanced optical coherence patterns of diabetic macular oedema and their correlation with the pathophysiology[J]. Acta Ophthalmol. Scand., 2007, 85(6): 613-617.

[42] Wakabayashi T, Fujiwara M, Sakaguchi H, et al. Foveal microstructure and visual acuity in surgically closed macular holes: Spectral-domain optical coherence tomographic

analysis[J]. Ophthalmology, 2010, 117(9): 1815-1824.

[43] Sakamoto A, Nishijima K, Kita M, et al. Association between foveal photoreceptor status and visual acuity after resolution of diabetic macular edema by pars plana vitrectomy[J]. Graefes Arch. Clin. Exp. Ophthalmol., 2009, 247(10): 1325-1330.

[44] Costa R A, Calucci D, Skaf M, et al. Optical coherence tomography 3: Automatic delineation of the outer neural retinal boundary and its influence on retinal thickness measurements[J]. Invest. Ophthalmol. Vis. Sci., 2004, 45(7): 2399-2406.

[45] Otani T, Yamaguchi Y, Kishi S. Correlation between visual acuity and foveal microstructural changes in diabetic macular edema[J]. Retina, 2010, 30(5): 774-780.

[46] Leung C K, Lam S, Weinreb R N, et al. Retinal nerve fiber layer imaging with spectral-domain optical coherence tomography: Analysis of the retinal nerve fiber layer map for glaucoma detection[J]. Ophthalmology, 2010, 117(12): 1684-1691.

[47] Wakabayashi T, Oshima Y, Fujimoto H, et al. Foveal microstructure and visual acuity after retinal detachment repair: Imaging analysis by Fourier-domain optical coherence tomography[J]. Ophthalmology, 2009, 116(3): 519-528.

[48] Theodossiadis P G, Grigoropoulos V G, Theodossiadis G P. The significance of the external limiting membrane in the recovery of photoreceptor layer after successful macular hole closure: A study by spectral domain optical coherence tomography[J]. Ophthalmologica, 2011, 225(3): 176-184.

[49] Fernández E J, Považay B, Hermann B, et al. Three-dimensional adaptive optics ultrahigh-resolution optical coherence tomography using a liquid crystal spatial light modulator[J]. Vis. Res., 2005, 45(28): 3432-3444.

[50] Schmitz-Valckenberg S, Fleckenstein M, Göbel A P, et al. Optical coherence tomography and autofluorescence findings in areas with geographic atrophy due to age-related macular degeneration[J]. Invest. Ophthalmol. Vis. Sci., 2011, 52(1): 1-6.

[51] Cho M, Witmer M T, Favarone G, et al. Optical coherence tomography predicts visual outcome in macula-involving rhegmatogenous retinal detachment[J]. Clin. Ophthalmol., 2012, 6(1): 91-96.

[52] Niemeijer M, Garvin M K, van Ginneken B, et al. Vessel segmentation in 3D spectral OCT scans of the retina[C]//Proceedings of SPIE Medical Imaging. San Diego, USA, 2008: 69141R.

[53] Kuhn F, Mester V, Berta A, et al. Epidemiology of severe eye injuries. United States Eye Injury Registry (USEIR) and Hungarian Eye Injury Registry (HEIR)[J]. Der Ophthalmologe, 1998, 95(5): 332-343.

[54] Berlin R. Zur sogenannten commotio retinae[J]. Klin. Monatsbl. Augenh., 1873, 11: 42-78.

[55] Sipperley J O, Quigley H A, Gass D M. Traumatic retinopathy in primates: The explanation of commotio retinae[J]. Arch. Ophthalmol., 1978, 96(12): 2267-2273.

[56] Mansour A M, Green W R, Hogge C. Histopathology of commotio retinae[J]. Retina, 1992, 12(1): 24-28.

[57] Staurenghi G, Sadda S, Chakravarthy U, et al. Proposed lexicon for anatomic land-marks in normal posterior segment spectral-domain optical coherence tomography: The IN·OCT consensus[J]. Ophthalmology, 2014, 121(8): 1572-1578.

[58] Chen H, Lu Y, Huang H, et al. Prediction of visual prognosis with spectral-domain opti-cal coherence tomography in outer retinal atrophy secondary to closed globe trauma[J]. Retina, 2013, 33(6): 1258-1262.

[59] Saxena S, Srivastav K, Cheung C M, et al. Photoreceptor inner segment ellipsoid band integrity on spectral domain optical coherence tomography[J]. Clin. Ophthalmol., 2014, 8: 2507-2522.

[60] Hangai M, Ojima Y, Gotoh N, et al. Three-dimensional imaging of macular holes with high-speed optical coherence tomography[J]. Ophthalmology, 2007, 114(4): 763-773.

[61] Inoue M, Watanabe Y, Arakawa A, et al. Spectral-domain optical coherence tomog-raphy images of inner/outer segment junctions and macular hole surgery outcomes[J]. Graefes Arch. Clin. Exp. Ophthalmol, 2009, 247(3): 325-330.

[62] Oh J, Smiddy W E, Flynn H W, et al. Photoreceptor inner/outer segment defect imaging by spectral domain OCT and visual prognosis after macular hole surgery[J]. Invest. Ophthalmol. Vis. Sci., 2010, 51(3): 1651-1658.

[63] Sayanagi K, Ikuno Y, Soga K, et al. Photoreceptor inner and outer segment defects in myopic foveoschisis[J]. Am. J. Ophthalmol., 2008, 145(5): 902-908.

[64] Spaide R F, Koizumi H, Freund K B. Photoreceptor outer segment abnormalities as a cause of blind spot enlargement in acute zonal occult outer retinopathy-complex diseases[J]. Am. J. Ophthalmol., 2008, 146(1): 111-120.

[65] Baba T, Yamamoto S, Arai M, et al. Correlation of visual recovery and presence of photoreceptor inner/outer segment junction in optical coherence images after successful macular hole repair[J]. Retina, 2008, 28(3): 453-458.

[66] Kitaya N, Hikichi T, Kagokawa H, et al. Irregularity of photoreceptor layer after success-ful maculor hole surgery prevents visual acuity improvement[J]. Am. J. Ophthalmol., 2004, 138(2): 308-310.

[67] Gomes N L, Greenstein V C, Carlson J N, et al. Comparison of fundus autofluorescence and retinal structure in patients with stargardt disease[J]. Invest. Ophthalmol. Vis. Sci., 2009, 50(8): 3953-3959.

[68] Shin H J, Lee S H, Chung H, et al. Association between photoreceptor integrity and visual outcome in diabetic macular edema[J]. Graefes Arch. Clin. Exp. Ophthalmol., 2012, 250(1): 61-70.

[69] Itoh Y, Vasanji A, Ehlers J P. Volumetric ellipsoid zone mapping for enhanced visualisa-tion of outer retinal integrity with optical coherence tomography[J]. Br. J. Ophthalmol., 2016, 100(3): 295-299.

[70] Freund Y, Schapire R E. Experiments with a new boosting algorithm[C]//Proceedings of 13th International Conference on Machine Learning. Bari, Italy, 1996: 148-156.

[71] Freund Y, Schapire R E. Game theory, on-line prediction and boosting[C]//Proceedings

of 9th Annual Conference on Computer Learning Theory. Desenzano del Garda, Italy, 1996: 325-332.

[72]   Schapire R E, Singer Y. Improved boosting algorithms using confidence-rated predictions[J]. Mach. Learn., 1999, 37(3): 297-336.

[73]   Xu Y, Sonka M, McLennan G, et al. MDCT-based 3-D texture classification of emphysema and early smoking related lung pathologies[J]. IEEE Trans. Med. Imaging., 2006, 25(4): 464-475.

[74]   Haralick R M, Shanmugam K, Dinstein I. Textural features for image classification[J]. IEEE Trans. Syst. Man Cybern., 1973, SMC-3: 610-621.

[75]   Yushkevich P A, Piven J, Hazlett H C, et al. User-guided 3D active contour segmentation of anatomical structures: Significantly improved efficiency and reliability[J]. NeuroImage, 2006, 31(3): 1116-1128.

[76]   Villate N, Lee J E, Venkatraman A, et al. Photoreceptor layer features in eyes with closed macular holes: Optical coherence tomography findings and correlation with visual outcomes[J]. Am. J. Ophthalmol., 2005, 139(2): 280-289.

[77]   Suh M H, Seo J M, Park K H, et al. Associations between macular findings by optical coherence tomography and visual outcomes after epiretinal membrane removal[J]. Am. J. Ophthalmol., 2009, 147(3): 473-480.

[78]   Chang L K, Koizumi H, Spaide R F. Disruption of the photoreceptor inner segment-outer segment junction in eyes with macular holes[J]. Retina, 2008, 28(7): 969-975.

[79]   Moshfeghi A A, Flynn H W Jr, Elner S G Jr, et al. Persistent outer retinal defect after successful macular hole repair[J]. Am. J. Ophthalmol., 2005, 139(1): 183-184.

第 11 章 SD-OCT 图像玻璃膜疣和地图状萎缩分割和可视化

年龄相关性黄斑变性又称老年性黄斑变性，是老年人视力下降的主要原因。其中有两种与之相关的病理变化，分别是玻璃膜疣和地图状萎缩。本章将介绍几种年龄相关性黄斑变性的病变定量和定性分析方法，通过异常区域分割进行定量分析，通过视觉效果增强更好地进行定性评估。

11.1 引　言

年龄相关性黄斑变性，即 AMD，是导致老年人视力障碍的常见原因[1]。它是一种退行性眼病，在剥夺人们中心视力的同时，通常不会对周边视力产生影响，即只发生黄斑退化。黄斑位于视网膜的中央后部，它包含了视网膜内最密集的光感受器，负责中心高分辨率视力，使人能够看到细节、阅读和识别人脸[2]。AMD 可分为早期和晚期阶段。早期的 AMD 可以通过黄斑玻璃膜疣或黄斑上的色素变化来定义，它的出现并不一定与视力下降或阅读中心视力的早期变化有关。晚期的 AMD 可以进一步分为湿性（又称新生血管性或渗出性）和干性（萎缩性）两种形式。研究表明，新生血管性 AMD 约占晚期病例的三分之二，而另外约三分之一是萎缩性的。新生血管性 AMD 表现为中心视区的模糊，看到的直线呈现弯曲或波浪状的扭曲，伴有或不伴有暗斑或白斑，对颜色的感知也经常受到影响。另外，地图状萎缩（干性）AMD 降低了近视觉任务的能力，从而使得中心视力严重受损[3]。本章主要关注 AMD 疾病中的玻璃膜疣和地图状萎缩。

11.1.1 玻璃膜疣

随着年龄的增长，眼内发生的一种变化是在 RPE 和 BM 之间产生无细胞多晶碎片的局灶性沉积。这些局灶性沉积物称为玻璃膜疣 [图 11-1（a）]，在眼底检查中表现为苍白、黄色病变，常见于黄斑和周边视网膜[4]。根据年龄相关性黄斑变性等级分类研究，玻璃膜疣可分为小型（直径小于 63μm）、中型（直径为 63~124μm）或大型（直径大于 124μm）[5]。根据其边缘的外观，玻璃膜疣也可分为硬性或软性。硬性玻璃膜疣常具有离散的边缘；相反，软性玻璃膜疣一般具有模糊的边缘，通常很大，并且可以融合[6]。大多数视力严重丧失的 AMD 患者都有渗出表现，这些眼底改变可能使眼睛发展为湿性 AMD。AMD 治疗已被证明仅对一小部分患者有效，这里所说的患者指那些 CNV 膜距离中央凹中心超过 200μm 的。不过即便在成功治疗的病例中，严重的视力损失也仅仅被推迟了大约 18 个月，因为复发的 CNV 有很大一部分延伸进了中央凹。因此，尽管最近 AMD 的激光治疗取得了突破，但大多数渗出性 AMD 患者仍会发展成中枢性视觉障碍[7]。

11.1.2 地图状萎缩

地图状萎缩（geographic atrophy，GA）是干性 AMD 的晚期形式，如图 11-1 (b) 所示。这里的萎缩是指视网膜最深处，即 RPE 细胞的退化。RPE 通常有助于维持更深层的感光细胞的健康，感光细胞分为视杆细胞和视锥细胞。这些感光细胞由光触发，引发一系列电学和化学反应，形成大脑对视区内容的解释。GA 的发展趋势一般比较缓慢，目前常用 FAF 成像技术来定义 GA 区域。OCT 技术可以让医生看到视网膜中的不同层，并确定何时细胞变薄或被破坏。研究人员估计，75 岁及以上的美国人口中有 3.5％ 患有 GA，而 90 岁以上人群的患病率上升到 22％[8-10]。

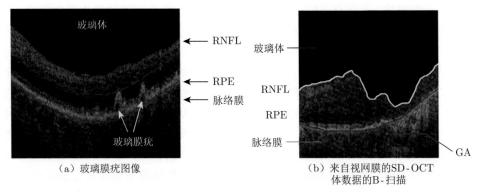

（a）玻璃膜疣图像　　（b）来自视网膜的SD-OCT 体数据的B-扫描

图 11-1　含有玻璃膜疣或 GA 的 SD-OCT 图像

（a）中底部红色曲线是正常 RPE 层的下边界，顶部红色曲线由 B-扫描中的最大玻璃膜疣高度确定；（b）中 RPE 层和 GA 区域分别用红线和蓝线标记，由于 RPE 层的损伤导致其下方脉络膜层反射的增强，GA 在脉络膜层（RPE 层下方区域）中表现为高反射区域

11.2　玻璃膜疣分割和可视化

大多数玻璃膜疣分割方法建立在彩色眼底图像（color fundus photograph，CFP）上。Duanggate 和 Uyyanonvara[11] 综述了基于 CFP 的自动玻璃膜疣分割算法，其中包括基于直方图的方法[12-15]、基于纹理的方法[16-18]、基于形态学的方法[19]、基于多层次分析的方法[20] 和基于模糊逻辑的方法[21-23]。然而这些方法都面临一个难题，即在二维模态中很难确定可靠的玻璃膜疣边界。

为了在 OCT 图像中实现玻璃膜疣分割,通常采用手动分割的方法[24,25],很少采用自动化分割方法。Farsiu 等[26] 和 Toth 等[27] 提出了一种玻璃膜疣自动分割算法。首先估计 RNFL 的位置,然后定位 RPE 层。通过二阶或四阶多项式拟合得到可能不健康(异常)的 RPE 层,再估计 RPE 层的健康(正常)形状。利用拟合和估计得到的 RPE 层之间的位置差异生成可能的玻璃膜疣。Yi 等[28] 利用类似的算法自动分割玻璃膜疣,Farsiu 方法和 Yi 方法的主要区别在于 RPE 层的提取。现有的自动玻璃膜疣分割方法都存在未解决的挑战。首先,玻璃膜疣可能会使 RPE 层的边界变得模糊而难以准确估计。其次,即使在正常视网膜图像中 RPE 层有时也很难准确分割,因为 IS/OS 层通常与 RPE 邻接,并且在低信噪比 OCT 图像中存在大量噪声。为了克服这些潜在的问题,Farsiu 等使用手动校正。CFP 中的玻璃膜疣检测和 SD-OCT 图像具有良好的一致性,并且每种成像模式都有其自身的优点[29]。本算法利用投影图像来验证和细化 SD-OCT 图像分割结果,减弱了 RPE 估计误差带来的影响,提高了在玻璃膜疣分割方面的鲁棒性。Gregori 等[30] 和 Iwama 等[31] 也基于异常 RPE 和正常 RPE 层之间的距离分割玻璃膜疣。最近,一些研究人员也提出了其他方法 [15,32,33]。

本节将解决上述挑战,在 SD-OCT 图像中提出几种新颖的自动玻璃膜疣定量和定性分析方法,具体包括:①SD-OCT 图像玻璃膜疣自动分割和量化[34];②一种用于玻璃膜疣可视化的改进 OCT 驱动眼底投影图像生成方法[35]。

11.2.1 SD-OCT 图像玻璃膜疣自动分割和量化

1. 方法概述

首先简要介绍一下该算法(详见文献 [34]),算法流程如图 11-2 所示,算法涉及的几类图像及其关系如图 11-3 所示。

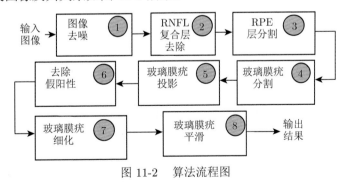

图 11-2 算法流程图

该算法包括以下步骤:

(1)图像去噪:采用改进的双边滤波算法降低噪声,以便于估计 RNFL 和 RPE 层。

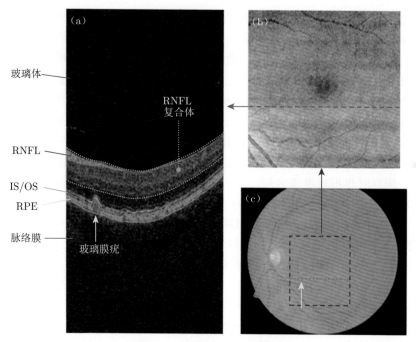

图 11-3　算法涉及的几类图像

（a）横截面（B-扫描）SD-OCT 图像的目标视网膜层，黄色箭头表示玻璃膜疣的位置，橙色虚线区域表示 RNFL 复合体；（b）同一只眼睛的 SVP 投影图像，蓝色虚线表示投影图像中 B-扫描（a）的位置；（c）同一眼睛的彩色眼底图像，褐红色虚线表示 SD-OCT 图像位置覆盖的黄斑区域，蓝色虚线表示 B-扫描（a）的位置

（2）RNFL 复合层去除：RNFL 复合层定义为 ILM 和 OPL 之间的区域 [由图 11-3（a）中的橙色虚线轮廓表示]，去除 RNFL 复合层以便于分割 RPE 层。

（3）RPE 层分割：通过插值提取 RPE 层，并通过拟合得到正常的未被玻璃膜疣扭曲的 RPE 层。

（4）玻璃膜疣分割：将插值和拟合得到的 RPE 层之间的区域作为玻璃膜疣的初始分割结果。

（5）玻璃膜疣投影：为了优化初始玻璃膜疣分割结果，利用仅包含 RPE 和玻璃膜疣的视网膜层生成眼底玻璃膜投影图像。

（6）去除假阳性：利用 B-扫描的连续性去除假阳性玻璃膜疣。

（7）玻璃膜疣细化：利用玻璃膜疣在投影图像上的灰度和形状信息消除虚假玻璃膜疣。

（8）玻璃膜疣平滑：在三维空间平滑玻璃膜疣，以获得最终的分割结果。

2. 玻璃膜疣投影图像生成

从 SD-OCT 体数据生成 2D 投影图像的常用方法是体素和全投影（summed-voxel projection，SVP）[36]，通过在轴线方向对 3D 图像中的所有像素值求和，生成视网膜眼底投影图像，类似于 CFP，但是 SVP 方法无法有效反映玻璃膜疣引起的 RPE 层变化[37]。SVP 图像对于玻璃膜疣可视化效果并不理想，因为使用该方法投射时，大多数玻璃膜疣在投影图像中不可见[36]。为了使玻璃膜疣在眼底投影图像中更清晰地显示，提出了一种新的基于区域限制的玻璃膜疣眼底投影方法，其类似于文献 [38] 的方法。图 11-4（a）中的两条平行红色虚线展示了用于玻璃膜疣投影的局部窄带区域，包含了 RPE 层和玻璃膜疣，底部红色虚线是正常 RPE 层的位置，顶部红色虚线由所有 B-扫描中最高的玻璃膜疣确定。为了进一步增强玻璃膜疣的可视化效果，用同一列中的高亮像素替代玻璃膜疣下方的暗区，从而增强玻璃膜疣在眼底投影图像中的可见性。通过这种方法，玻璃膜疣的高度越高，玻璃膜疣在投影图像中就越亮。图 11-4（b）给出了玻璃膜疣投影图像的示例，其通过插值将投影图像形状调整为正常的正方形。图 11-4（b）中心位置的明亮区域对应于图 11-4（a）中的大玻璃膜疣，在图 11-4 中用橙色三角形标记。

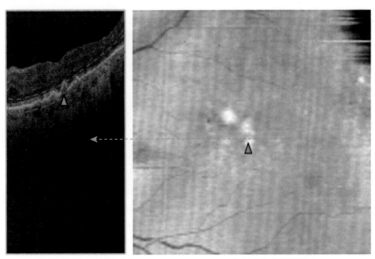

　　（a）用于投影的B-扫描图像　　　　　　　（b）玻璃膜疣投影图像
图 11-4　　玻璃膜疣投影图像生成

3. 后处理

　　玻璃膜疣由不规则形状的球状物质组成。根据玻璃膜疣的形态特征，采用以下三步后处理来提高玻璃膜疣的分割精度：连续切片消除虚假玻璃膜疣、投影图像优化玻璃膜疣分割结果、玻璃膜疣平滑。

　　1）连续切片消除虚假玻璃膜疣

　　考虑到 B-扫描的间隔密度（128 幅连续 B-扫描对应大约 6mm），每个玻璃膜疣应该出现在至少两幅连续的间隔仅为 46.9μm 的 B-扫描中（假定玻璃膜疣的最小尺寸应该大于这样的间隔）。如果玻璃膜疣只存在于一幅 B-扫描中，则将其作为虚假目标从投影图像中移除。

2）投影图像优化玻璃膜疣分割结果

将初步的玻璃膜疣分割结果映射到玻璃膜疣投影图像上，采用灰度和形状信息去除虚假玻璃膜疣。对于每个 4 邻域相连的玻璃膜疣，如果玻璃膜疣内部和外部区域（外部区域指玻璃膜疣边界附近的背景区域）的平均灰度差异低于 4，或玻璃膜疣的宽度和高度比大于 6，则将其作为虚假玻璃膜疣去除。

3）玻璃膜疣平滑

玻璃膜疣具有平滑特性，因此在 3D 空间中使用高斯滤波平滑玻璃膜疣的分割结果。保持玻璃膜疣的基线，采用高斯滤波对玻璃膜疣厚度图进行平滑，然后将平滑后的玻璃膜疣厚度图重新映射到原始 B-扫描中。图 11-5（a）是图 11-5（b）的平滑结果，图 11-5（a）中的玻璃膜疣边界变得更平滑，这与玻璃膜疣的特性一致。

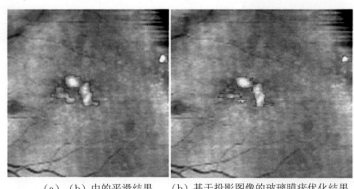

（a）（b）中的平滑结果　　（b）基于投影图像的玻璃膜疣优化结果

图 11-5　玻璃膜疣平滑

4. 玻璃膜疣定量评估

实验中对一名患者的六个不同成像时间的 SD-OCT 图像进行了玻璃膜疣分割结果分析，从玻璃膜疣的自动分割结果中提取玻璃膜疣的定量特征，并将其作为生物标志物用于疾病状态分析。在每个成像时间点，生成了玻璃膜疣厚度图和玻璃膜疣表面图，以定量分析玻璃膜疣特征。这里给出了两种定量评价指标，即玻璃膜疣的面积和体积作为疾病状态的生物标志物。将这些生物标志物随时间的演变与患者临床状态的演变（视力值）相关联。通过与手动分割结果进行定量比较来评估本节自动分割方法的性能。金标准由两位专家各自手动分割两次，然后将四次手动分割结果进行平均得到。图 11-6 展示了在 B-扫描中叠加显示手动和自动分割结果的定量评估方法示例。

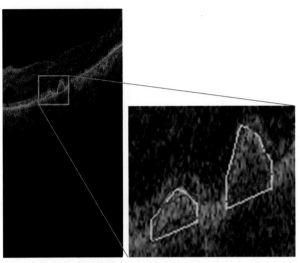

图 11-6　定量评估示意图

蓝框和黄框分别是两位专家的金标准轮廓，红框表示自动分割结果的轮廓

5. 玻璃膜疣分割精度

表 11-1 显示了来自四只不同眼睛的 340 幅 B-扫描图像的相同专家和不同专家在分割玻璃膜疣时的相关系数、配对 Wilcoxon 检验 p 值和玻璃膜疣面积绝对差异（absolute drusen area difference，ADAD）。由于 OCT 图像中的噪声和低分辨率的影响，RPE 层的边界通常较模糊，导致两位专家在手动分割中产生差异。ADAD 结果以微米（μm）和相对于每幅 B-扫描中总玻璃膜疣分割面积的百分比值表示；专家内和专家间的评估都呈现出非常高的相关性（介于 0.97~0.98 之间）。专家 B 的两次分割平均面积差异略高，两位专家间的分割差异平均绝对值高于专家内的差异。然而，所有 ADAD 测量都在彼此的标准差范围内。配对 Wilcoxon 检验低 p 值（$p<0.05$）表明：在两个专家间和在第一个专家的两次分割间存在显著的玻璃膜疣分割差异。考虑到测量的高相关系数和低平均面积差异，低 p 值可能是由专家的分割差异及不同时间的同一专家（专家 A）产生的，如一个专家的玻璃膜疣面积估计总是略高于另一个专家。

表 11-1　专家内和专家间手动分割的相关系数（CC）、配对 Wilcoxon 检验 p 值和平均玻璃膜疣面积绝对差异（ADAD）

对比方法	眼睛数/存在玻璃膜疣的 B-扫描数	CC	p 值	ADAD/μm	ADAD/%
专家 A_1-专家 A_2	4 / 340	0.97	0.0001	8.33 ± 9.50	12.38 ± 16.55
专家 B_1-专家 B_2	4 / 340	0.98	0.73	9.64 ± 6.53	14.41 ± 12.24
专家 $A_{1\&2}$-专家 $B_{1\&2}$	4 / 680	0.97	0.013	9.98 ± 9.49	14.17 ± 14.54

　　表 11-2 显示了专家内和专家间的重叠率。专家 A 的手动分割一致性略微高于专家 B，同一专家的分割重叠率略高于不同专家间的分割结果。然而，所有测量都在彼此的标准差内。

表 11-2　专家内和专家间手动分割的重叠率

对比方法	眼睛数/存在玻璃膜疣的 B-扫描数	重叠率/%
专家 A_1-专家 A_2	4 / 340	81.08 ± 10.46
专家 B_1-专家 B_2	4 / 340	80.73 ± 8.73
专家 $A_{1\&2}$-专家 $B_{1\&2}$	4 / 680	79.24 ± 9.65

　　表 11-3 显示了基于 4 只眼睛的完整数据集和 143 只眼睛的相同数据集的自动分割与金标准的性能。对于较小的数据集，自动分割与金标准（4 次手动分割的平均结果）的相关系数非常高（0.97），与专家内相关系数（0.97 和 0.98）和专家间相关系数（0.97）相似。ADAD 值也与专家间的观测值和标准差非常相似。由于测量来自相同案例的两个分割结果之间的差异，它们相似的最低要求是：测试案例样本中差异 95% 范围需包括 0 值（这表明结果完全相同）。如平均值所示，分割方法仍然存在差异，但与差异范围相比，这些差异较小，差异范围也包括 0 值。对于 143 只眼睛的较大数据集，自动分割和金标准（来自第三位专家的分割）之间的差异较高，但具有非常高的相关性，并且它们的分布仍然在专家认同的限度内。对于两个数据集，自动分割和金标准间的相关性也非常高，并且与手动分割相比也处在相同的范围内。配对 Wilcoxon 检验 p 值表明，在第一个数据集中，自动分割和平均手动分割之间不存在统计差异。然而，在第二个数据集中，其与第三位专家的手动分割相比存在统计差异（$p<0.05$）。考虑到专家内和专家间分割的高相关性，认为这可能是由于专家在分割时经常过分割或欠分割玻璃膜疣边界。

表 11-3　自动分割方法和金标准之间的相关系数（CC）、配对 Wilcoxon 检验 p 值和绝对玻璃膜疣面积差异

对比方法	眼睛数/存在玻璃膜疣的 B-扫描数	CC	p 值	ADAD/μm	ADAD/%
自动分割–金标准	4 / 340	0.97	0.48	10.29 ± 8.9	15.70 ± 15.50
自动分割–金标准	143 / 143	0.94	0.006	19.97 ± 14.68	23.77 ± 13.8

　　表 11-4 给出了在两个数据集上的自动分割和金标准之间的重叠率。对于由 4 只眼睛组成的数据集，平均重叠率表明，本方法与金标准相比可以获得较高的分割精度，并且标准差与专家内和专家间的标准差相似。这表明手动分割间的重叠率差异与本方法的自动分割和金标准之间的差异相当。在由 143 只眼睛构成的数据集上，本方法的平均重叠率值较低，但仍然具有较好的分割精度和分割稳定性。

表 11-4 自动分割方法和金标准之间的重叠率

对比方法	眼睛数/存在玻璃膜疣的 B-扫描数	重叠率/%
自动分割–金标准	4 / 340	76.33 ± 11.29
自动分割–金标准	143 / 143	67.18 ± 9.14

图 11-7 给出了两个凸的具有中反射率和非均匀模式的玻璃膜疣分割结果,其中黄线表示分割得到的玻璃膜疣,蓝线和红线分别表示估计得到的 RNFL 边界和 RPE 层。图 11-7 表明:对于最常见的玻璃膜疣模式,本算法可以有效地分割玻璃膜疣。图 11-8 给出了两幅凸的具有高反射率和均匀模式的玻璃膜疣分割结果。玻璃膜疣的反射率与 RPE 层的反射率相似,因此难以正确地分割 RPE 层。具体而言,是 RPE 的下边界很难估计。在本算法中,RPE 层的中轴用于查找玻璃膜疣。尽管 RPE 下边界的凸度难以估计,但是 RPE 上边界的凸度易于估计。因此,对于具有高反射率和均匀模式的玻璃膜疣,RPE 层的中轴将是凸起的。图 11-9 给出了两幅微小玻璃膜疣的分割结果。对于这两幅图像,IS/OS 层与 RPE 层具有相似的反射率,并且 IS/OS 层在空间上靠近 RPE 层。从图 11-9 可以看出,虽然由于 IS/OS 层的影响,RPE 层的估计(红线)不是很准确,但本算法

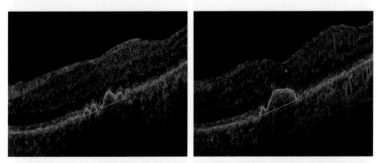

图 11-7 凸的具有中反射率和非均匀模式的玻璃膜疣分割结果

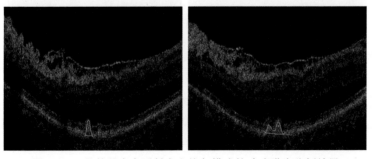

图 11-8 凸的具有高反射率和均匀模式的玻璃膜疣分割结果

仍然获得了良好的分割结果。图 11-10 表明,即使 RNFL 的边界估计不准确,本算法也能有效分割玻璃膜疣。

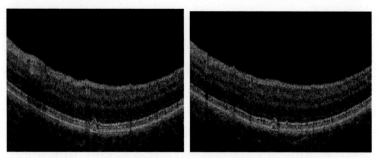

图 11-9　具有高反射率 IS/OS 层的小玻璃膜疣分割结果

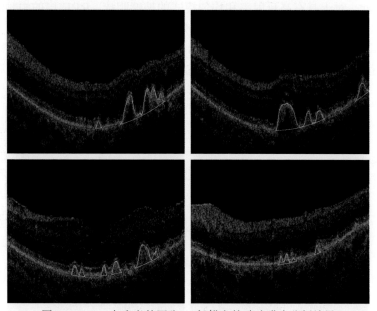

图 11-10　一名患者的四张 B-扫描上的玻璃膜疣分割结果

6. 结论

本小节介绍了一种新颖的 SD-OCT 图像玻璃膜疣自动分割算法,本算法结合了视网膜结构的三维空间信息和玻璃膜疣的投影图像。实验结果表明,本算法能够有效地分割不同模式的玻璃膜疣。从玻璃膜疣中提取的定性特征在临床上可用于评估这些病变的进展。但本算法仍有局限性,如在图像边缘的玻璃膜疣和小玻璃膜疣可能会被漏分割。未来将继续对该算法进行改进和发展,以试图克服上述局限。

本玻璃膜疣自动分割方法解决了先前工作中存在的几个未解决的挑战：①边界模糊的玻璃膜疣分割依赖于 RPE 层的准确估计；②低信噪比 OCT 图像中的噪声将影响 RPE 层的准确分割；③玻璃膜疣的反射率与 RPE 层相似，这也使得 RPE 层难以被正确分割；④ IS/OS 层具有与 RPE 层相似的反射率。

本方法通过插值和拟合估计 RPE 层，在一定程度上克服了这些挑战。通过寻找 RPE 层的中轴，本方法对玻璃膜疣造成的 RPE 模糊区域不太敏感。本方法采用双边滤波去噪，以解决 RPE 层可靠检测所面临的挑战。尽管双边滤波对于去除 SD-OCT 图像中的散斑噪声不是最佳的方法，但是它具有相对低的时间复杂度并且能够满足分割的需要。虽然滤波预处理可以提高信噪比并提高分割准确度，但是也会造成空间分辨率的降低，从而产生不好的效果。在未来，计划采用更有效的去噪方法来改善方法的性能。本方法还可以检测与 RPE 层具有相似反射率的玻璃膜疣。当 IS/OS 层与 RPE 层的反射率相似时，很难将 IS/OS 层与 RPE 层完全分离，但本方法仍可以获得相对好的分割结果。本方法包括去除 RNFL 复合层的预处理步骤，因此即使 RNFL 的边界被错误地估计，本玻璃膜疣分割方法仍然有效。

本方法的主要创新在于采用眼底投影图像分析玻璃膜疣，以消除虚假玻璃膜疣。这不仅有助于提高方法的准确性，也为医生提供了一种有用的可视化方式，类似于医生熟悉的彩色眼底图像（图 11-5），还为玻璃膜疣评估提供了一种额外的影像学指标，即玻璃膜疣投影面积。未来希望可以从投影图像中计算得到其他玻璃膜疣特征，如形状等。

11.2.2 用于玻璃膜疣可视化的改进 OCT 驱动眼底投影图像生成

目前，在非新生血管性 AMD 中可视化和测量玻璃膜疣的金标准是基于 CFP 的评估，它通过与一组标准圆相比较，用目视检查 CFP 来估计玻璃膜疣的总面积和最大玻璃膜疣尺寸[39]。因此，在黄斑背景色素、RPE 和脉络膜变化的情形下，可靠地定位玻璃膜疣是一个巨大的挑战[40,41]。此外，难以对 CFP 中的玻璃膜疣进行可重复的定量评估，而定量评估能够作为比定性视觉评估更好的疾病进展指标。

SD-OCT 图像是三维数据，三维结构可以投影到二维进行可视化显示，如 11.2.1 节所述，而 SVP 图像不利于玻璃膜疣的可视化，因为大多数玻璃膜疣在该投射图像上几乎是不可见的[36]。为了克服上述问题，Stopa 等[37]对每幅 OCT 图像中的病理性视网膜特征用颜色进行标记，然后沿着轴线方向生成 SVP 图像。最近 OCT 成像设备（如蔡司 OCT 设备）提供了一种"切块 SVP"技术，采用半自动的方法将 SVP 投影区域限制在 RPE 层附近的视网膜子体积内，但该技术的实现手段未公开。该方法需要用户通过交互的方式标注图像，以定位 RPE。在大量的 SD-OCT 图像中手动标注病理特征耗时费力。另外，由 Stopa 等[37]提出的

SVP 方法仅能提供位置信息，不能提供对玻璃膜疣定量分析有用的玻璃膜疣厚度信息。Georczynska 等[38] 通过选择性地投影不同轴向深度的视网膜区域得到多幅眼底投影图像，该方法可以更好地增强对比度和可视化标准眼底成像或 OCT 眼底成像中不可见的外部视网膜病变。在该方法中，玻璃膜疣被分隔在不同视网膜深度的眼底投影图像中，不利于直接可视化。

　　本小节将分析 SVP 眼底投影图像不能有效可视化玻璃膜疣的原因，并提出一种新的结合玻璃膜疣图像处理技术的自动投影方法，其从 SD-OCT 图像生成en face 眼底图像，以增强玻璃膜疣的可视化效果[35]。

1. 基于 RPE 层的眼底投影图像生成

　　这里提出一种新颖的眼底投影图像生成方法，本方法的主要创新点包括：①仅利用靠近 RPE 层的图像数据创建眼底投影图像；②用图像处理技术增强玻璃膜疣的亮度，并包含与玻璃膜疣高度相关的信息。将本方法称为受限体素和投影（restricted summed-voxel projection，RSVP），因为 RSVP 仅限于 SD-OCT 图像的一部分，首先将对 SD-OCT 数据进行自动分割得到该部分像素。

　　图 11-11 给出了基于部分像素投影的示意图。该子集由两条白色平行曲线间的窄带区域构成。该投影区域仅包含 RPE 层和玻璃膜疣及最少的外部视网膜结构，并且最大限度地增强了玻璃膜疣的可视化效果。此外，采用图像处理技术将每列中的玻璃膜疣下方暗像素替换为亮像素。RSVP 基于每列中像素值的总和，因此玻璃膜疣的高度越高，RSVP 投影图像中的玻璃膜疣就越亮。

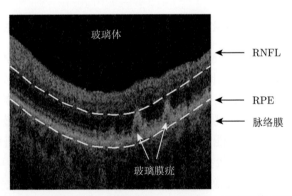

图 11-11　限制 OCT 图像数据以生成 RPE 层附近的 RSVP

下方白色曲线是正常 RPE 层的基线，上方白色曲线由所有 B-扫描中最大的玻璃膜疣高度确定。因此，RSVP 排除了可能包含噪声的视网膜的外部区域，如玻璃体、视网膜神经纤维层和脉络膜

2. RPE 层提取

　　现有大部分 OCT 视网膜层自动分割方法仅考虑正常视网膜，没有考虑玻璃膜疣的存在[42-44]，因此不适用于玻璃膜疣分割。这里提出一种 RPE 定位方法，

类似于文献 [26] 中的方法，但同时考虑了玻璃膜疣的存在。首先使用双边滤波[45]平滑 OCT 图像，并基于阈值检测玻璃体的边界来估计 RNFL 的位置，然后通过检测位于 RNFL 下方的高反射和局部连通区域得到 RPE 层的初始估计。采用半径为 $2\mu m$ 的圆形模板对得到的初始 RPE 区域执行形态学开操作（先腐蚀后膨胀），以去除小的孤立区域（这些区域主要由 SD-OCT 图像中的噪声引起），而保留尺寸大于 $2\mu m$ 的玻璃膜疣。采用最大轴向厚度（$20\mu m$）约束作为 RPE 估计，使得由其他 RPE 异常（如 GA）导致的错误检测到的亮像素作为虚假 RPE 的影响最小。同时，通过双线性插值确定缺失 RPE 的位置。估计得到了两种 RPE 分割结果：①通过初始估计的双线性插值获得可能存在玻璃膜疣的不健康（异常）RPE 层；②通过三次多项式拟合获得健康（正常）的无玻璃膜疣的 RPE 层，本操作将“平滑”任何玻璃膜疣。拟合得到的正常 RPE 层和插值得到的异常 RPE 层之间的区域被标记为玻璃膜疣。

用于 RSVP 生成的投影区域的基线是正常 RPE 层的拟合下边界，而投影区域的上边界通过将基线向上平移得到，平移距离为整个体数据中最大玻璃膜疣的高度（图 11-11）。该方式选定的 OCT 子体积排除了可能影响玻璃膜疣可视化效果的视网膜结构，特别是 RNFL 和脉络膜。

3. 玻璃膜疣的暗区域填充

对于 SD-OCT 图像中的每个 A-扫描，采用通过插值得到的 RPE 层中的最大强度值替换其下方的像素灰度值。经过填充后，玻璃膜疣的暗区域变亮，RPE 层的一些暗区也变得更亮，但 RPE 的强度变化与玻璃膜疣的强度变化相比要小得多，因为在 RSVP 图像中仅考虑使用拟合得到的 RPE 为基线生成的狭窄区域内的像素（图 11-11）。

4. 算法评估

为了有效地评估 RSVP 方法对玻璃膜疣分割的影响，分析了来自 8 名患者的 46 个 3D SD-OCT 视网膜图像。每个 3D OCT 图像集均是由蔡司 SD-OCT 设备（卡尔蔡司医疗技术公司，美国加利福尼亚州）以 1024 像素轴向分辨率在 $6mm\times 6mm$（对应于 512 像素 $\times 128$ 像素）区域上获得的。对数据集进行了定性和定量评估。定性比较了传统 SVP 和 RSVP。为了改善传统 SVP 图像的可视化效果，还叠加了病变标记，这些标记采用文献 [36] 中的技术得到。还比较了使用 Gorczynska 等的方法[38]生成的 SVP 眼底投影图像，并将一些患者的 CFP 作为定性评估视网膜可视化的金标准。玻璃膜疣和 GA 都在 CFP 上可见。为了定性评估玻璃膜疣的可视化，手动勾画了这些患者的 CFP、SVP 和 RSVP 图像中的玻璃膜疣和 GA 病变。由于章节篇幅的限制，仅显示了具有代表性的 4 名不同患者的定性比较结果。

　　为了定量评估 SVP 和 RSVP 图像中的玻璃膜疣可视化效果，由 2 名专业的 OCT 判读者独立评价来自 3 名患者的 4 次扫描。如前所述，每个判读者在 OCT B-扫描中独立标记玻璃膜疣。然后，每个判读者在 2 个不同的时期独立地标记每幅图像 2 次，以便能够评估同一判读者内在的变化。

　　定量评估的金标准是通过轴向投影白色标记生成 en face 玻璃膜疣位置图（称为"标记图像"）而获得的。对于每个三维图像，通过求取每个判读者的两次玻璃膜疣标记图像的交集，生成每个判读者对该图像的单一标记结果：

$$R = R_1 \cap R_2 \tag{11-1}$$

式中，R_1 和 R_2 为每个判读者在 2 个不同时期对同一扫描图像进行玻璃膜疣标记的图像。对于每个玻璃膜疣轮廓，将 2 个判读者的分割结果进行相同内插操作生成组合的判读结果。还在 SVP 和相应的 RSVP 图像中显示了每个判读者手动标注的玻璃膜疣，如图 11-12 所示。然后，将 SVP 和 RSVP 产生的玻璃膜疣标记与判读者标记的图像（金标准）进行定量的比较。此外，由于玻璃膜疣的边界在 SVP 和 RSVP 图像中非常模糊，不能精确标注，使用可视化玻璃膜疣的数量重叠率作为度量指标来代替逐像素分类，以定量评估玻璃膜疣的可视化效果：

$$数量重叠率 = \frac{投影图像与金标准均标记的数量}{金标准标记的数量} \tag{11-2}$$

式 (11-2) 度量了不同方法可视化三维图像中玻璃膜疣的能力：如果在金标准图像中标注的大部分玻璃膜疣可以在 en face 图像中可视化，则数量重叠率将接近于 1；如果大量的玻璃膜疣在 en face 图像中不可见，则数量重叠率将接近于 0。

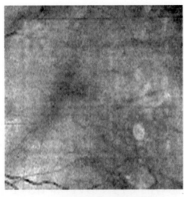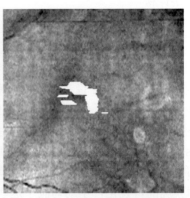

（a）SVP 眼底投影图像　　　　（b）由 Stopa 等的方法[37]获得的白色标记玻璃膜疣覆盖图

图 11-12　SVP 眼底投影图像及玻璃膜疣手动标记

5. 结果

图 11-12 显示了由同一扫描数据获得的 SVP 眼底投影图像, 其中的白色手动标记叠加由 Stopa 等的方法[37] 得到。

对于在 OCT 中不可见的 RPE 部分, 使用低像素灰度填充基于 RPE 的眼底投影图像中的不完整信息, 从而使得这些区域在 RSVP 投影图像上显得很暗。图 11-13 显示了 OCT 投影图像生成方法的比较。图 11-13 (a) 和 (b) 分别是传统 SVP 和 RSVP 方法的投影结果。图 11-13 (c) ～ (f) 是通过 Gorczynska 等的方法[38] 得到的眼底投影图像, 分别对应于不同解剖层的四个水平: ONL、OS、RPE 和脉络膜。图 11-13 (g) ～ (i) 分别显示了对应于眼底投影图像中红色、蓝色和黄色虚线的三个 B-扫描, 红色三角形指示的暗阴影区域 [图 11-13 (g)] 对应于眼底投影图像中的视网膜血管 [图 11-13 (a) ～ (f)]。图 11-13 (b) 中血管对比度高于图 11-13 (a)。绿色和蓝色三角形指示的玻璃膜疣分别具有高反射率和低反射率。可以看出, RSVP 图像可以比任何其他单独投影图像更清楚地显示玻璃膜疣。

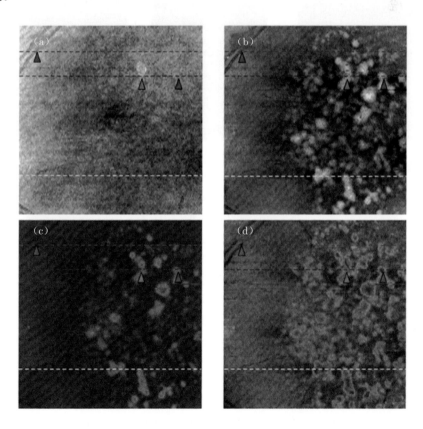

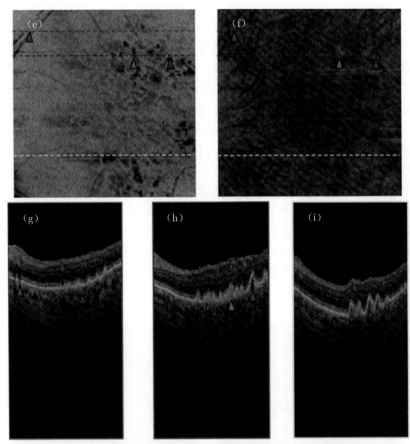

图 11-13　OCT 视网膜投影图像生成方法的比较

（a）SVP 眼底投影图像；（b）RSVP 投影图像；（c）～（f）分别为 Gorczynska 等的方法 [38] 得到的 ONL、OS、RPE 和脉络膜限制区域眼底投影图像；（g）～（i）是对应于投影图像（a）～（f）中的红色、蓝色和黄色虚线的三个 B-扫描，其中红色三角形指示图像中的视网膜血管，绿色和蓝色三角形分别指示具有高和低反射率的玻璃膜疣

　　图 11-14 显示了通过参考 B-扫描手动勾画的玻璃膜疣边界。图 11-14（g）～（i）分别显示了对应于图 11-14（d）～（f）中的红色、蓝色和黄色虚线的三个 B-扫描。在 B-扫描中，玻璃膜疣和 GA 很容易区分。蓝色和绿色轮廓分别代表较大的玻璃膜疣和 GA。红色、蓝色和黄色三角形标注了 CFP[图 11-14（d）]、SVP[图 11-14（e）]、RSVP[图 11-14（f）] 和 B-扫描图像 [图 11-14（g）～（i）] 中的 GA 位置。可以在 SVP 图像 [图 11-14（e）] 中辨别出 GA 的范围。然而，SVP 投影图像中难以可视化显示玻璃膜疣。从图 11-14 可以看出，在 RSVP 投影图像上可以观察到几乎所有在 CFP 上标注的玻璃膜疣。

　　对于判读者 1 和 2，在 B-扫描上的两次分割结果的平均重叠率分别为 67.04% 和 90.88%。两个不同判读者在 B-扫描上的分割结果平均重叠率为 65.14%。表 11-5

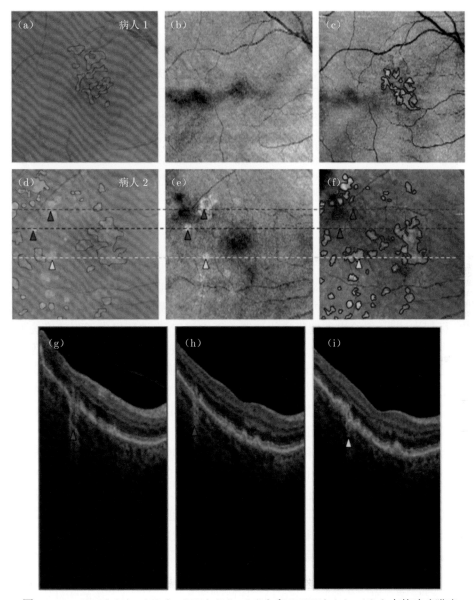

图 11-14　CFP[（a）、（d）]、SVP[（b）、（e）] 和 RSVP[（c）、（f）] 中的玻璃膜疣
蓝线和绿线分别标注了玻璃膜疣和 GA 轮廓；三幅 B-扫描（g）～（i）对应于（d）～（f）中的三条虚线，红色、
蓝色和黄色三角形标注了 CFP（d）、SVP（e）、RSVP（f）和 B-扫描图像（g）～（i）中的 GA 位置

显示了来自三个不同患者的四次 OCT 中不同方法（SVP/RSVP）和金标准（B-扫描分割）的玻璃膜疣数量重叠率，RSVP 的数量重叠率明显高于 SVP。大多数玻璃膜疣在 SVP 投影图像中不能被有效地可视化，因此，它们在扫描图像 3 和 4 中

完全不存在。然而大多数玻璃膜疣在 RSVP 投影图像中清晰可见。"判读者 1&2"列对应于两个判读者的组合分割结果。

表 11-5　SVP 和 RSVP 方法的玻璃膜疣数量重叠率　（单位：%）

图像	判读者 1		判读者 2		判读者 1 & 2	
	SVP	RSVP	SVP	RSVP	SVP	RSVP
1	8.6	82.9	12.1	72.7	6.1	87.9
2	2.2	91.3	5.4	91.9	2.4	92.9
3	0.0	100.0	0.0	60.0	0.0	100.0
4	0.0	80.0	0.0	70.8	0.0	76.5
均值	2.7	88.6	4.4	73.9	2.1	89.3

6. 讨论

RSVP 投影图像相比于传统 SVP 投影图像能够更好地可视化视网膜玻璃膜疣。另外，RSVP 方法不会显示 GA，因为 GA 位于 RPE 层下方而不会被包含在投影图像中，因此 RSVP 方法避免了包含影响玻璃膜疣可视化显示的影响因素。彩色标记方法[37] 仅给出玻璃膜疣的位置，而 RSVP 方法还提供了更精确的玻璃膜疣厚度信息。传统的 SVP 方法不能够有效显示玻璃膜疣，Gorczynska 等的方法[38] 虽然可以在眼底图像上显示玻璃膜疣，但玻璃膜疣会被分开显示在不同解剖水平的眼底图像上。RSVP 方法通过综合利用单一图像增强了玻璃膜疣可视化显示。此外，由于 RSVP 将投影区域限制在 RPE 窄带邻域，减少了噪声和 RNFL 的影响，使血管可视化显示也更加有效。

RSVP 方法对不同类型和形态的玻璃膜疣都有效，因为通过暗像素填充使具有中低反射率的玻璃膜疣（图 11-13 中蓝色三角标记的玻璃膜疣）也能被有效地可视化。暗像素填充对具有高反射率的玻璃膜疣（图 11-13 中绿色三角标记的玻璃膜疣）可视化显示几乎没有影响，因为这些玻璃膜疣通过自身的亮度和高反射率特性早已具有较好的可视化效果。所有的玻璃膜疣能够同时被显示在单一的 RSVP 投影图像上，方便我们更容易地确认玻璃膜疣。为了改进玻璃膜疣的可视化效果，有些扫描仪软件应用了基于分片 SVP 视网膜投影的方法（蔡司 SD-OCT，卡尔蔡司医疗技术公司，软件版本 6.0.1），这些方法与 Gorczynska 等的方法[38] 相似，但还没有见到类似的工作被公开发表于同行评议文献中。相比于蔡司 OCT 设备提供的方法，本章的 RSVP 方法具有如下几方面的创新：①全自动（蔡司软件需要人为指定待处理分片区域作为输入）；②软件自带的分片方法限定从 RNFL 到 RPE 的视网膜区域，而 RSVP 方法仅包含全部玻璃膜疣的 RPE 窄带区域，因此 RSVP 方法比分片方法能够更好地可视化显示玻璃膜疣；③RSVP 方法通过利用图像处理技术填充玻璃膜疣暗区来提升可视化效果。通过定量和定性分析可知，

RSVP 方法相比于 SVP 方法能够更有效地可视化显示玻璃膜疣，比手动标记方法[37]和选择性区域限制方法[38]更方便，这对眼科医生直接快速地评估非渗出性 AMD 患者的黄斑退化非常重要。

下面将讨论目前方法存在的不足。由于玻璃膜疣下方的暗区填充和 RPE 层的提取都是基于自动算法实现的，所以在基于 RPE 的眼底投影图像上可能存在错误，但这些错误对玻璃膜疣可视化显示的影响很小。另一不足是，在填充玻璃膜疣的暗区时有可能会将小的与玻璃膜疣相似的 PED 也进行填充，从而将 PED 误认为玻璃膜疣，不过这种情况没有出现在这次研究中。在未来的研究中将改进自动填充算法，以便更好地区分 PED 和玻璃膜疣，避免这种错误的出现。最后一处不足是，与金标准的重叠率不是很好。精确的金标准应该基于组织学切片得到，但这是非常困难的。另外，本项定量评价采用的切片量化和判读者数量相对较小。每个判读者在每种情况下需要判读和标注很多单个的 B-扫描，这是非常耗时费力的。相比于判读者间的差异，SVP 和 RSVP 间的重叠率差异很大，而 RSVP 优于 SVP。

综上所述，本节提出了一种新的基于 RPE 投影的三维 OCT 视网膜图像玻璃膜疣可视化显示方法。本方法采用自动 RPE 分割、玻璃膜疣分割和图像后处理技术提升玻璃膜疣在投影图像上的显著性，并最小化其他视网膜病变对投影图像的影响。通过与传统 SVP 方法的定量和定性比较可知：RSVP 方法能够更有效地可视化玻璃膜疣，这有助于眼科医生更直接、更快速地评估非渗出性 AMD 患者的黄斑区域。

11.3 地图状萎缩分割和可视化

目前存在多种针对 FAF 图像的半自动和自动 GA 分割方法[45,46]。Deckert 等[47]提出了一种基于区域生长的方法，该方法需要手动给出 GA 区域的种子点。Lee 等[48]采用水平集方法和杂交方法在 FAF 图像中识别弱荧光 GA 区域和其他干扰血管结构[49]。文献 [50] 给出了一种基于分水岭变换技术的人机交互分割方法。Sayegh 等[51]比较分析了 SD-OCT 和 FAF 图像用于 GA 分级的效果，发现 SD-OCT 是一种能够有效评估 GA 范围的成像技术。Chiu 等[52]采用图理论和动态规划分割含有 GA 和玻璃膜疣的视网膜层。Schütze 等[53]认为目前的自动分割方法不能精确地评估视网膜层厚度，从而不能精确地检测 GA。目前，如果要定量地在 SD-OCT 图像中评估 GA，需要专家手动地在 B-扫描图像中给出 GA 病变，然后将手动标注的 GA 投影到眼底图像上，以在视网膜表面显示 GA 范围，这类似于通过 FAF 图像观察 GA。每个 SD-OCT 体数据通常包含 128 或 200 幅 B-扫描图像（蔡司扫描仪，卡尔蔡司医疗技术公司，美国加利福尼亚州），因此在

B-扫描上手动标注 GA 是非常费时的, 不适用于日常的临床诊断。另外, 还存在多种其他方法[54-56]。

本节将介绍几种新颖的基于 SD-OCT 图像的 GA 分割和可视化方法: ①SD-OCT 图像半自动 GA 分割[57]; ②基于含局部相似因子的区域活动轮廓模型的自动 GA 分割[58]; ③基于限制求和面积投影的 GA 可视化[59]; ④基于伪彩色融合策略的玻璃膜疣和 GA 可视化[60]。

11.3.1　SD-OCT 图像半自动 GA 分割

本半自动算法首先从三维 SD-OCT 数据计算视网膜子体积, 并将其用于 GA 的增强检测 (而不是简单分割评估 RPE 层); 然后为了可视化 GA 病变从子体积中生成视网膜二维投影图像 (其表现与 FAF 图像相似); 最后在投影图像中分割 GA 病变。

1. 算法流程

本节提出的半自动 GA 分割算法 (图 11-15) 包括三个部分: ① 对于每个 B-扫描, 首先全自动分割 RPE 层, 然后从 SD-OCT 体数据中提取感兴趣区域子体积, 其有助于在 GA 可能存在的区域以最小的噪声生成投影图像。该子体积仅包含 RPE 层以下 (包括脉络膜层) 的区域, 由于 GA 的存在和 RPE 的变薄, 从该子体积中可以观察到异常的高反射。②从上述子体积中生成 GA 投影图像。③采用几何活动轮廓模型分割该投影图像中的 GA 病变, 并计算 GA 病变的面积。在增强 GA 投影图中, 采用提出的主动轮廓模型分割 GA 病变, 并沿着每个 A-扫描的轴向在脉络膜区域内投影构建该投影图像。

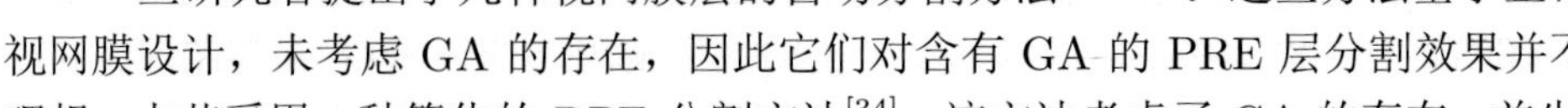

输入图像 → RPE 层估计 → GA 投影图像生成 → 基于几何活动轮廓模型的 GA 分割 → 结果输出

图 11-15　半自动 GA 分割算法流程图

2. RPE 层分割

一些研究者提出了几种视网膜层的自动分割方法[42-44]。这些方法基于正常视网膜设计, 未考虑 GA 的存在, 因此它们对含有 GA 的 PRE 层分割效果并不理想。本节采用一种简化的 RPE 分割方法[34], 该方法考虑了 GA 的存在。首先, SD-OCT 视网膜图像通过双边滤波进行平滑[61]。通过检测玻璃体上边界来估计视网膜神经纤维层 (RNFL) 的位置, 检测 RNFL 是为了方便地分割 RPE 层。在 OCT 体数据的 B-扫描中, 玻璃体区域的反射率通常是相似的, 因此可以使用一个固定的阈值来提取这个背景区域, 这有助于识别 RNFL 表面的轮廓。玻璃体区域的下边界被认为是内界膜和 RNFL 内界的位置。

在 SD-OCT 视网膜图像中，RPE 层表现出高亮的特性，如图 11-16 所示。因此，基于像素强度的方法有助于提取 RPE 层。此外，正常眼睛的 RPE 层具有较为一致的厚度（20μm）。基于上述先验和 RNFL 下的图像像素的直方图统计，可以确定一个阈值，将明亮的 RPE 区域与较暗的背景分离，以生成初始 RPE 估计区域的二值图像。生成一个半径为 20μm 的窄带（由近似平均 RPE 厚度决定），去除初始估计图像中不与该窄带相连的区域。然后通过移除小的选定区域（包含小于 150 像素的区域）来进一步细化 RPE 层分割。为了确保 RPE 是一个连续的线性结构，对所选区域之间的丢失区域进行插值。最后，对每个 A-扫描（即形成 B-扫描的各个轴向线）进行计算，得到 RPE 分割的中轴，从而产生最终的 RPE 层分割结果，更多细节见文献 [57]。

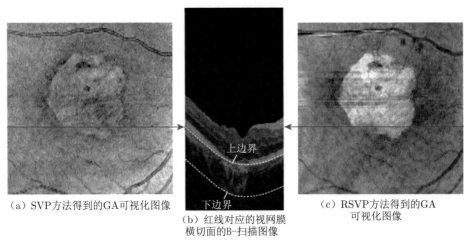

(a) SVP方法得到的GA可视化图像　　(b) 红线对应的视网膜横切面的B-扫描图像　　(c) RSVP方法得到的GA可视化图像

图 11-16　可视化结果比较

投影子体积的上边界和下边界在（b）中用两条平行的黄色虚线标记

3. GA 投影图像的生成

SVP 眼底图像对 GA 的可视化并不理想，这是因为高反射视网膜层（特别是 RNFL 和 RPE 层）的影响使 GA 病变区域变得模糊。蔡司 Cirrus HD-OCT（版本 6.0）上的商业软件提供了一个 sub-RPE 功能[62]，通过从 RPE 拟合轮廓的下方区域轴向投影生成投影图。本节采用的 RSVP 方法通过将体素值之和限制在分割的 RPE 层下的子体积内，即脉络膜所在的区域和显示 GA 的高反射区域，改进了传统的基于 SVP 方法的 GA 可视化。子体积的下边界与上边界（RPE 层）平行，其中平行距离等于体数据末端和 RPE 层之间的最小距离。将子体积轴向的平均强度作为 GA 投影图像的强度值。

图 11-16 比较了 SVP 和 RSVP 两种投影图上的 GA 病变显示，RSVP 图像

中的 GA 病变对比度要高于 SVP 图像，说明 RSVP 图像可以提高 GA 分割算法的性能。另外，该过程可能引入由于不准确的 RPE 层分割引起的异常亮信号（如图 11-16 中靠近上部血管的亮点），但是，实验结果表明这并没有对结果产生负面影响（参见后续的 GA 分割方法评估）。

4. 基于几何活动轮廓模型的 GA 分割

为估计 GA 病变的形状和尺寸，采用几何活动轮廓模型分割 RSVP 投影图像中的 GA 病变。首先对图像进行双边滤波[45] 去噪，作为初步降低噪声对分割影响的步骤。几何活动轮廓模型是由 Caselles 等[63] 和 Malladi 等[64] 共同提出的，其基于曲线演化理论和几何流理论，采用基于水平集的数值算法实现。模型的基本思想是将平面曲线运动轨迹转化为三维曲面运动轨迹，具有易于处理拓扑结构变化的优点。在传统水平集方法的进化过程中，为了使进化的水平集函数接近有符号距离函数，需要重新初始化。为了消除代价高昂的重新初始化过程，Li 等[65] 提出了一个新的公式，强制水平集函数接近有符号距离函数：

$$E\left(\phi\right) = \mu P\left(\phi\right) + E_m\left(\phi\right) \tag{11-3}$$

式中，

$$P\left(\phi\right) = \frac{1}{2}\int_{\Omega}\left(\left|\nabla\phi\right| - 1\right)^2 \mathrm{d}x\mathrm{d}y \tag{11-4}$$

该方法的更多细节见文献 [58]。

5. 定性评价

数据集包括 8 例 GA 患者 12 只眼睛的 55 个纵向 SD-OCT 扫描，采集设备为蔡司 OCT（卡尔蔡司医疗技术公司，美国加利福尼亚州），每个体数据包含 512×128×1024 个体素，对应于位于视网膜黄斑区在横向、纵向和轴向分别为 6mm×6mm×2mm 的体积。图 11-17 和图 11-18 显示了两例不同 GA 患者多次成像时间的 GA 分割结果。

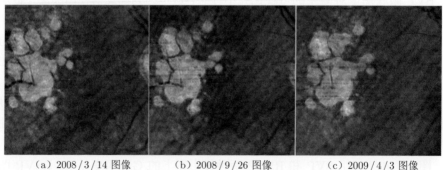

(a) 2008/3/14 图像　　　(b) 2008/9/26 图像　　　(c) 2009/4/3 图像

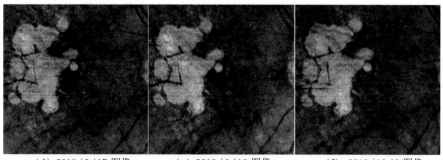

　　（d）2010/2/17 图像　　　　（e）2010/6/16 图像　　　　（f）2010/12/8 图像

图 11-17　　88 岁女性患者右眼 RSVP 图像的 GA 分割结果

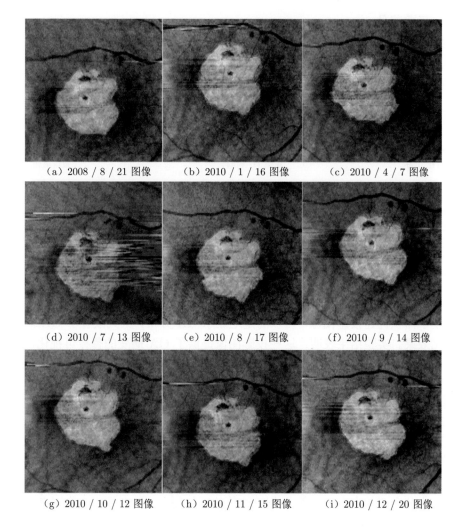

　　（a）2008 / 8 / 21 图像　　　（b）2010 / 1 / 16 图像　　　（c）2010 / 4 / 7 图像

　　（d）2010 / 7 / 13 图像　　　（e）2010 / 8 / 17 图像　　　（f）2010 / 9 / 14 图像

　　（g）2010 / 10 / 12 图像　　　（h）2010 / 11 / 15 图像　　　（i）2010 / 12 / 20 图像

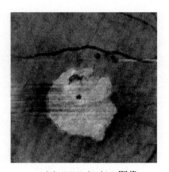

(j) 2011/1/24 图像

图 11-18   76 岁女性患者右眼 RSVP 图像的 GA 分割结果

6. 定量评估

表 11-6 给出了本次评估的最终结果。表 11-6 中 A$_1$ 表示第一个专家的第一次分割，A$_2$ 表示第一个专家的第二次分割，B$_1$ 表示第二个专家的第一次分割，B$_2$ 表示第二个专家的第二次分割。表 11-6 的实验结果表明本方法能够较准确地分割 GA。

表 11-6   本次实验相关系数（CC）、成对 U 检验 p 值、GA 面积绝对差和手动分割之间的重叠率评估

对比方法	病人数/体数据数	CC	p 值 (U 检验)	面积绝对差/mm^2	面积绝对差/%	数量重叠率/%
自动分割-专家平均	8 / 55	0.970	0.026	1.438 ± 1.26	27.17 ± 22.06	72.60 ± 15.35
自动分割-专家 A$_1$	8 / 55	0.967	0.047	1.308 ± 1.28	25.23 ± 22.71	73.26 ± 15.61
自动分割-专家 A$_2$	8 / 55	0.964	0.024	1.404 ± 1.31	26.14 ± 21.48	73.12 ± 15.15
自动分割-专家 B$_1$	8 / 55	0.968	0.017	1.597 ± 1.33	29.21 ± 22.17	71.16 ± 15.42
自动分割-专家 B$_2$	8 / 55	0.977	0.022	1.465 ± 1.14	27.62 ± 20.57	72.09 ± 14.82

7. 结论

本小节提出了一种 SD-OCT 图像的半自动 GA 分割算法。从 RPE 层下方的视网膜子体积构建投影图像，可以清楚地显示 GA 异常，大大改善了 GA 病变的可视化效果。实验结果表明：这些投影图像提供了 GA 病变的鲁棒可视化，并可采用基于边缘的几何活动轮廓模型对得到的 RSVP 投影图像进行 GA 分割。定性和定量实验将该算法与专家分割结果进行了比较，证明了该方法能够有效地分割 GA。该分割算法还可用于提取和评估 GA 病变在纵向 OCT 研究中的量化特征，如 GA 的面积和范围。

11.3.2   基于含局部相似因子的区域活动轮廓模型的自动 GA 分割

1. 方法

本小节介绍的全自动 GA 分割算法整体框架如图 11-19 所示。针对三维 SD-OCT 图像数据，利用视网膜层分割算法[66]估计 BM 层边界，并以此边界为基准，

向下构建限制区域；然后对限制区域内的 A-扫描进行灰度均值计算，形成 GA 投影图像[57]。采用迭代阈值分割算法对 OCT 眼底图像进行粗分割，并统计 B-扫描图像各列的信号灰度最大值，提取出 GA 候选区域。将预处理结果作为水平集[67]初始活动轮廓曲线，最后通过嵌入局部相似因子的区域活动轮廓模型（Chan-Vese method with local similarity factor，CVLSF）对 GA 病变区域进行细化。

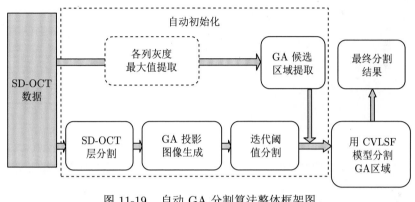

图 11-19　　自动 GA 分割算法整体框架图

2. 迭代阈值 GA 分割

SD-OCT 眼底图像存在大量噪声且灰度不均匀，如图 11-20（a）和（b）所示。传统阈值分割技术[68,69]将眼底图像中大量 GA 病变区域排除在外，无法将分割结果作为后续基于区域活动模型的活动初始轮廓曲线。这里提出用基于大津法的迭代阈值分割方法对投影图像进行粗分割，以保持更多的 GA 病变区域。通过迭代计算限制区域的阈值，并更新前景域和背景域，直至算法收敛于稳定值。

3. GA 候选区域提取

GA 病变区域的部分灰度非常接近背景，导致无法将其提取出来。此外，迭代阈值算法将一些背景错误地分为 GA 病变区域，如图 11-20（e）所示，其分割结果不足以用于水平集函数的初始化。首先采用 5×5 均值滤波对 GA 投影图像进行预处理，消除噪声干扰，并对所有列灰度信号进行统计，找到每列的最大值，形成水平方向的灰度最大值信号。根据灰度最大值信号的均值和方差计算灰度阈值，阈值计算为均值减去方差。用该阈值对灰度最大值信号进行分割，大于该阈值的区域被认为是 GA 候选区域。获得 GA 候选区域后，将进行以下后续处理来改进分割结果：① 采用形态学开运算移除小的伪 GA 区域，其中开运算的模板为“圆形”结构。② 移除远离图像中心且靠近图像边界的连通区域。当连通区域距离图像中心大于距离阈值 D，其区域平均灰度小于灰度阈值 I 时，将连通区域移除, 其中 D 取值为 2mm, I 取值为眼底图像最大灰度的三分之一。
③ 根据 GA 候选区域对预处理后的分割结果进行补偿。

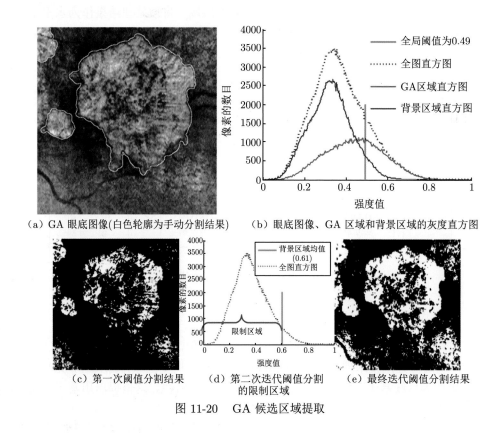

(a) GA 眼底图像(白色轮廓为手动分割结果)   (b) 眼底图像、GA 区域和背景区域的灰度直方图

(c) 第一次阈值分割结果   (d) 第二次迭代阈值分割   (e) 最终迭代阈值分割结果
的限制区域

图 11-20   GA 候选区域提取

4. 基于改进活动轮廓模型的 GA 分割

将上述粗糙的分割结果作为改进区域活动轮廓模型的初始轮廓。改进的区域
活动轮廓模型[67]不仅能有效地抑制噪声影响, 而且可以保持更多的图像细节。假
设眼底图像 $I(x,y) \in \Omega$ 被活动轮廓曲线 C 分为两个部分, 即内部 [in(C)] 和外
部 [out(C)] 区域, 则目标函数定义为

$$E(c_1, c_2, C) = \lambda_1 \iint_{\text{in}(C)} \left(|I(x,y) - c_1|^2 + \text{LSF}_1(x,y) \right) \mathrm{d}x\mathrm{d}y$$

$$+ \lambda_2 \iint_{\text{out}(C)} \left(|I(x,y) - c_2|^2 + \text{LSF}_2(x,y) \right) \mathrm{d}x\mathrm{d}y + \mu \text{Length}(C)$$

$$(11\text{-}5)$$

式中，μ、λ_1 和 λ_2 是大于零的常量，控制着内部能量项和外部能量项的贡献；c_1 和 c_2 表示全局灰度均值；LSF 表示局部相似因子；Length 表示长度。目标是内部能量项 $[\mathrm{in}(C)]$，而背景则是外部能量项 $[\mathrm{out}(C)]$。将活动轮廓曲线 C 嵌入高一维的水平集中，用水平集函数 $\Phi(x,y)$ 表示活动轮廓曲线 $C^{[70]}$。因此，能量函数可改写为

$$E\left(c_1, c_2, \Phi(x,y)\right)$$
$$= \lambda_1 \iint_\Omega \left[|I(x,y) - c_1|^2 H(\Phi(x,y)) + \mathrm{LSF}_1(x,y) H(\Phi(x,y)) \right] \mathrm{d}x\mathrm{d}y$$
$$+ \lambda_2 \iint_\Omega \left\{ |I(x,y) - c_2|^2 [1 - H(\Phi(x,y))] + \mathrm{LSF}_2(x,y) [1 - H(\Phi(x,y))] \right\} \mathrm{d}x\mathrm{d}y$$
$$+ \mu \iint_\Omega \delta(\Phi(x,y)) |\nabla\Phi(x,y)| \, \mathrm{d}x\mathrm{d}y \tag{11-6}$$

式中，$H(\Phi(x,y))$ 和 $\delta(\Phi(x,y))$ 分别是赫维赛德 (Heaviside) 函数和狄拉克 (Dirac) 函数的正则化形式，其方程为

$$H_\varepsilon(z) = \frac{1}{2}\left(1 + \frac{2}{\pi}\arctan\frac{z}{\varepsilon}\right), \quad \delta_\varepsilon(z) = \frac{1}{\pi}\frac{\varepsilon}{\varepsilon^2 + z^2}, \quad z \in \mathbb{R} \tag{11-7}$$

全局灰度均值 c_1 和 c_2 按下式计算为

$$\begin{cases} c_1(\Phi(x,y)) = \dfrac{\displaystyle\iint_\Omega I(x,y) H(\Phi(x,y)) \, \mathrm{d}x\mathrm{d}y}{\displaystyle\iint_\Omega H(\Phi(x,y)) \, \mathrm{d}x\mathrm{d}y} \\[6mm] c_2(\Phi(x,y)) = \dfrac{\displaystyle\iint_\Omega I(x,y) [1 - H(\Phi(x,y))] \, \mathrm{d}x\mathrm{d}y}{\displaystyle\iint_\Omega [1 - H(\Phi(x,y))] \, \mathrm{d}x\mathrm{d}y} \end{cases} \tag{11-8}$$

局部相似因子定义为

$$\begin{cases} \mathrm{LSF}_1(x,y) = \displaystyle\sum_{(i,j)\in N_{(x,y)}} \frac{|I(i,j) - c_1|^2}{d_{(x,y),(i,j)}} \\[4mm] \mathrm{LSF}_2(x,y) = \displaystyle\sum_{(i,j)\in N_{(x,y)}} \frac{|I(i,j) - c_2|^2}{d_{(x,y),(i,j)}} \end{cases} \tag{11-9}$$

式中，$N_{(x,y)}$ 表示以 (x,y) 为中心的局部邻域，实验中定义一个 5×5 的局部窗口；$d_{(x,y),(i,j)}$ 表示像素点 (i,j) 到窗口中心 (x,y) 的距离。

采用梯度下降法求解能量函数 [式 (11-6)] 的最小值：

$$\frac{\partial \Phi(x,y)}{\partial t} = \delta\left(\Phi(x,y)\right)\left[\lambda_2 \left|I(x,y) - c_2\right|^2 - \lambda_1 \left|I(x,y) - c_1\right|^2 + \lambda_2 \text{LSF}_2(x,y)\right.$$

$$\left. - \lambda_1 \text{LSF}_1(x,y) + \mu\nabla\left(\frac{\nabla\Phi(x,y)}{\|\nabla\Phi(x,y)\|_2}\right)\right] \tag{11-10}$$

CVLSF 能量泛函 [式 (11-10)] 的数据项与传统 Chan-Vase 模型[68] 相似，但不同的是局部相似因子的引入，详见文献 [58]。

5. GA 分割评价

本小节算法在两个数据集上进行了评价。第一个数据集与 11.3.1 节所用的相同。第二个数据集包括 56 例 GA 患者 56 只眼的 SD-OCT，使用蔡司 OCT 设备（卡尔蔡司医疗技术公司，美国加利福尼亚州）获取。每个立方体由 200×200×1024 个体素组成，对应于视网膜黄斑区在横向、纵向和轴向分别为 6mm×6mm×2mm 的体积。

图 11-21 展示了灰度严重不均匀的 GA 眼底图像，且图像受到未知程度的噪声影响，这给 GA 病变区域的准确分割和量化带来一定的难度。图 11-21 中红色轮廓表示不同 GA 病变大小的分割结果。由此看出，提出的算法能够得到相对准确的 GA 病变区域，也可以说明，算法对不同程度 GA 病变的眼底图像具有一定程度的适用性。

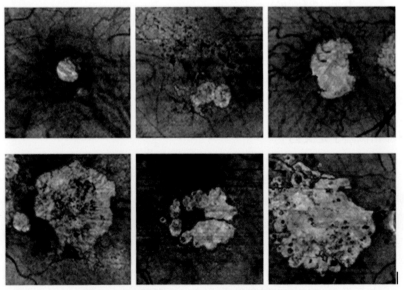

图 11-21　不同 GA 病变大小的分割结果示例

不同的眼科医生在两个不同时间的手动标记结果如图 11-22 所示。可视化结果表明，同一眼科医生在不同时间的两个标记中存在不同程度的差异，而不同的眼科医生间也存在一定程度的差异。所以很难确定唯一的手动标记结果，即所谓的金标准。为了得到理想的金标准，作者将四次分割结果的公共 GA 病变区域作为金标准，以尽可能地消除主观差异。

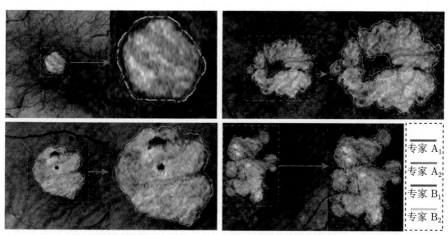

图 11-22　两名不同的眼科医生于两个不同时间在 RSVP 投影图像上的手动标记结果

感兴趣区域（橘黄色框）的放大图像显示在每幅图像的右边；颜色标签显示在右下角的图例中

为了更加客观地评价算法的性能，对临床眼科医生的手动分割结果进行了主观差异分析，如表 11-7 所示。临床眼科专家手动标记结果分别为 A_i 和 B_i，A 和 B 表示两名临床眼科专家，i 表示第 i 次分割（$i=1, 2$）。由表 11-7 可以看出，同一眼科医生的两次手动分割结果一致性较高，重叠率约为 93%。$A_{1\&2}$ - $B_{1\&2}$ 则是衡量两个观察者间的主观差异，其差异略高于自身的主观差异，重叠率约为 91%。它们都具有很高的相关性且没有统计学差异。重叠率（大于 90%）和 GA 面积绝对差（小于 5%）显示了很高的一致性，凸显了在生成的投影图像中对 GA 区域进行测量和量化的有效性和可行性。

表 11-7　专家内和专家间的相关系数（CC）、成对 U 检验 p 值、绝对 GA 区域差异和手动分割之间的重叠率评估

对比方法	病人数/体数据数	CC	p 值（U 检验）	面积绝对差/mm²	面积绝对差/%	重叠率/%
专家 A_1-专家 A_2	8 / 55	0.998	0.658	0.239± 0.210	3.70 ± 2.97	93.29 ± 3.02
专家 B_1-专家 B_2	8 / 55	0.996	0.756	0.243± 0.412	3.34 ± 5.37	93.06 ± 5.79
专家 $A_{1\&2}$-专家 $B_{1\&2}$	8 / 55	0.995	0.522	0.314± 0.466	4.68 ± 5.70	91.28 ± 6.04

通过比较手动分割结果和 11.3.1 节中的算法（下文称 QC 算法）来评价本

算法在第一个数据集上的性能（表 11-8）。图 11-23 给出了四组三种方法的 GA 病变区域分割可视化比较。通过可视化结果比较发现，QC 算法位于 GA 轮廓的最里层，也就是说，QC 算法测量的 GA 病变区域面积小，欠分割较多。而本方法所获得的 GA 轮廓非常接近金标准，表 11-8 所示的定量分析也证实了这一结论。总体而言，本方法比 QC 方法更接近手动分割结果，相关系数更高 (0.979 对比 0.970)，面积差异则更小 (12.95% 对比 27.17%)，面积重叠率更高 (81.86% 对比 72.60%)。相比于以前的方法估计，较小的面积差异表明本方法估计的面积似乎更接近于手工测量值，这将转化为一个更准确的 GA 量化。本方法与手动金标准的差异也非常接近本方法与每个专家的手动分割结果的差异。本方法的分割性能得到了显著提升，而且得到的分割结果没有统计学差异（p 值都大于 0.05），然而 QC 算法具有统计学差异（p 值都小于 0.05）。这说明本方法比 QC 方法得到的结果更接近手动分割结果。综上所述，与手动分割相比，本方法具有更好的分割性能。

第二个数据集与第一个数据集的不同之处是，临床眼科医生对 FAF 图像进行手动分割，然后对 OCT 眼底图像与 FAF 图像进行手动配准，将配准结果投影到眼底图像，从而实现分割结果的对比分析。图 11-24 给出了第二个数据集的一些例子，并对本方法、手动分割、QC 算法和商业软件得到的结果进行对比分析。可视化结果表明，本方法产生的结果与手动分割结果非常接近，修正了以前算法的缺点。表 11-9 列出了第二个数据集各算法的分割结果，各算法与手动分割结果的对比显示出较高的相关性，且没有统计学差异 (p>0.05)。本方法所得到的 GA 病变区域重叠率 (70.00%) 均高于 QC 算法 (65.88%) 和商业软件 (62.40%)，而 QC 算法的重叠率又高于商业软件。但本方法在第二个数据集上得到的重叠率小于在第一个数据集上的重叠率，最大的原因可能是 OCT 眼底图像与 FAF 图像配准产生的内部差异。令人惊讶的是，本方法和手动分割之间的面积绝对差 [(1.215 ± 1.58)mm^2] 高于 QC 算法和手动分割之间的面积绝对差 [(0.951 ± 1.28)mm^2]，

表 11-8   本方法、QC 方法和手动分割结果的定量对比分析

参数	QC 方法 (本方法) 对比专家平均	QC 方法 (本方法) 对比专家 A$_1$	QC 方法 (本方法) 对比专家 A$_2$	QC 方法 (本方法) 对比专家 B$_1$	QC 方法 (本方法) 对比专家 B$_2$
病人数/体数据数	8 / 55	8 / 55	8 / 55	8 / 55	8 / 55
CC	0.970 (0.979)	0.967 (0.975)	0.964 (0.976)	0.968 (0.976)	0.977 (0.975)
p 值 (U 检验)	0.026 (0.221)	0.047 (0.389)	0.024 (0.201)	0.017 (0.138)	0.022 (0.191)
面积绝对差/mm^2	1.438 ± 1.26 (0.811 ± 0.94)	1.308 ± 1.28 (0.758 ± 0.99)	1.404 ± 1.31 (0.853 ± 1.04)	1.597 ± 1.33 (0.984 ± 1.08)	1.465 ± 1.14 (0.897 ± 1.05)
面积绝对差/%	27.17 ± 22.06 (12.95 ± 11.83)	25.23 ± 22.71 (12.62 ± 12.86)	26.14 ± 21.48 (13.32 ± 12.74)	29.21 ± 22.17 (14.91 ± 12.65)	27.62 ± 20.57 (14.07 ± 11.78)
重叠率/%	72.60 ± 15.35 (81.86 ± 12.01)	73.26 ± 15.61 (81.42 ± 12.12)	73.12 ± 15.15 (81.61 ± 12.29)	71.16 ± 15.42 (80.05 ± 13.05)	72.09 ± 14.82 (80.65 ± 12.51)

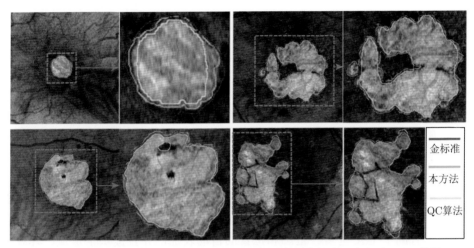

图 11-23　各算法的 GA 病变区域分割结果示例（包括金标准、本方法、QC 算法）

所示情况与图 11-22 相同，可以直接比较；感兴趣区域（橘黄色框）的放大图像显示在每幅图像的右边；颜色标签显示在右下角的图例中

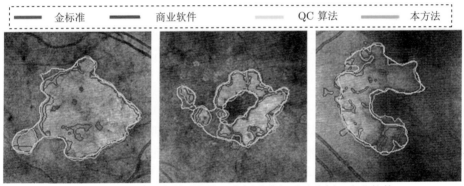

图 11-24　对第二个数据集的三个例子进行手动分割、商业软件、

QC 方法和本方法分割结果的对比分析

表 11-9　本方法、QC 算法、商业软件与 FAF 上专家手动分割在第二个数据集上的分割结果对比分析

对比方法	病人数/体数据数	CC	p 值（U 检验）	面积绝对差/mm^2	面积绝对差/%	重叠率/mm^2
QC 算法对比 FAF	56 / 56	0.955	0.524	0.951 ± 1.28	19.68± 22.75	65.88± 18.38
本方法对比 FAF	56 / 56	0.937	0.261	1.215 ± 1.58	22.96± 21.74	70.00± 15.63
商业软件对比 FAF	56 / 56	0.807	0.140	1.796 ± 2.51	34.13± 38.62	62.40±21.16

但是这些差异都在同一个范围内。本方法分割结果与手动分割结果的重叠率较高，但与 QC 方法相比，面积绝对差略高，这可能是由于 QC 方法产生的区域很小或

对 GA 区域同时存在过分割和欠分割，而本方法与手动分割结果相比总体上具有更高的相似度。

6. 讨论

本小节针对 SD-OCT 视网膜图像的 GA 病变区域，介绍了一种自动 GA 分割算法，可实现准确而客观地测量 GA 病变的大小、位置并预测病情未来的进展。正如表 11-8 所示，通过与手动分割结果进行比较分析，证明本方法具有很高的准确率，其准确率高于现有的半自动分割结果[57]。表 11-9 同样也表明本方法与手动分割结果具有很高的一致性，相比于商业软件分割结果和现有的半自动分割结果，本方法也具有较高的重叠率。图 11-23 和图 11-24 中的示例图像证实了这些结论，也凸显了本方法与手动分割结果的相似性。通过本方法产生的可靠结果可能有助于 GA 区域、范围和位置的自动表征，并且提供了定量、客观和可靠的方法来测量和跟踪 GA 的演化，以及晚期非渗出性年龄相关性黄斑变性的进展。

造成 SD-OCT 图像中自动 GA 分割困难的原因是高噪声水平和严重不均匀灰度，因为在使用同一厂商的仪器获得的图像中，图像质量和噪声特性会有所不同，而在不同厂商之间这些差异甚至更大。本方法克服这一困难的一个关键是设计了一种考虑局部相似因子的改进 Chan-Vese 方法。该方法能够轻松处理拓扑结构和不规则形状的变化。

7. 结论

本小节介绍了一种自动 GA 分割算法，通过局部空间距离平衡灰度差异来构建局部相似因子，将局部相似因子嵌入区域活动轮廓模型中，建立了基于局部相似因子的区域活动轮廓模型，并将改进模型用于 OCT 视网膜图像的 GA 分割，使该方法能够克服噪声对分割结果的影响。实验结果证明，本小节的方法具有较好的分割性能，且优于 QC 算法和商业软件。因此，本小节的方法可以提供可靠的 GA 量化数据，这可能有助于跟踪和预测 GA 在未来一段时间内的演化程度、演化方向及演化速度，也有助于临床眼科医生诊断和治疗晚期干性 AMD。

11.3.3　基于限制求和面积投影的 GA 可视化

现有的基于 SD-OCT 图像的眼底投影 GA 可视化技术的主要原理是识别出受 GA 影响区域中出现的典型脉络膜增亮。然而，脉络膜中的许多血管，通常表现为低反射值，降低了受 GA 影响的黄斑区域的对比度和区分度。例如，图 11-25 显示了脉络膜血管系统对 GA 可视化的影响，其中图 11-25（a）和（b）分别是由蔡司 3D SD-OCT 设备获得的 SVP 和 RPE 下块投影图。

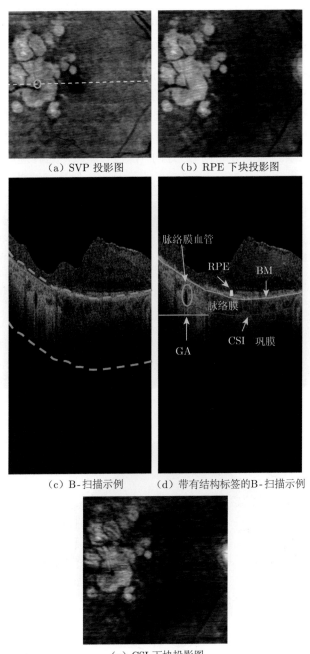

（a）SVP 投影图　　　　（b）RPE 下块投影图

（c）B-扫描示例　　　（d）带有结构标签的B-扫描示例

（e）CSI 下块投影图

图 11-25　脉络膜血管系统对 GA 可视化的影响

CSI 指脉络膜-巩膜交界面

RPE 边界由人工划定。图 11-25（c）显示了与图 11-25（a）中黄色虚线对应的 B-扫描，图中可以观察到的几个结构都是手动标记的。

1. 基于受限区域和投影的 GA 可视化

受限区域和投影（restricted summed-area projection，RSAP）技术的主要策略是利用 SD-OCT 图像中观察到的 RPE 层下方 [图 11-25 (c) 中两条绿色虚线之间的区域] 的反射率强度分布来填充脉络膜血管产生的低强度区域，通过分析强度变化确定脉络膜血管。图 11-26 显示了含有 GA 的 RPE 下方的强度分布，可以观察到强度分布向 x 方向 (深度) 递减，这种递减的速度在 GA

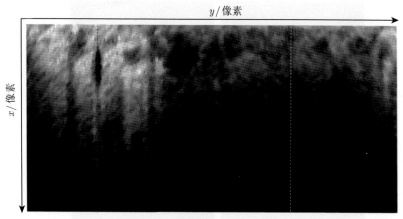

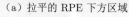

（a）拉平的 RPE 下方区域

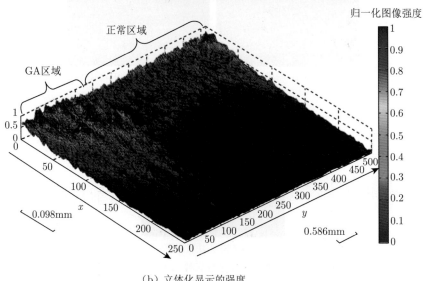

（b）立体化显示的强度

图 11-26　强度分布分析

区域通常比在正常区域要慢。图 11-27（a）和（b）分别显示了 GA 和正常区域在 RPE 下方区域 [图 11-26（a）] 的强度分布 (用红色曲线表示)。这一原则构成了所提出的 RSAP 技术的基本思想。本算法流程图如图 11-28 所示，具体算法步骤如下[59]。

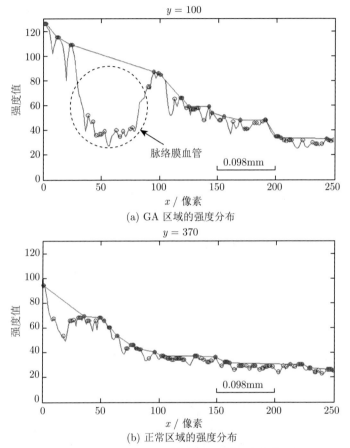

(a) GA 区域的强度分布

(b) 正常区域的强度分布

图 11-27　第 100 列和第 370 列的强度变化图

（a）和（b）在图 11-26（a）中分别用蓝色虚线和黄色虚线表示，红色曲线：两列的强度值，蓝圈：局部最大强度点，品红色星号：更深处 (x 方向) 的最大强度点

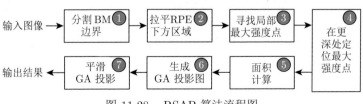

图 11-28　RSAP 算法流程图

（1）分割 BM 边界：采用自动三维图搜索方法对 BM 边界进行分割[44]。

（2）拉平 RPE 下方区域：以 BM 边界为基线，向下平移一定的距离得到 RPE 下方区域，该距离由能检测到 GA 的最大深度决定，在本节中作为一个独立的参数，在后面的参数评估中将进行分析讨论。拉平的 RPE 下方区域如图 11-26(a) 所示。

（3）寻找局部最大强度点：在拉平的 RPE 下方区域 (A-扫描位置) 的每一列上寻找具有局部最大强度值的点 (即该点的强度值大于其上下两个邻接点的强度值)，如图 11-27 的蓝圈所示。

（4）在更深处定位最大强度点：选取其值随深度 (x 轴) 递减的最大强度点，如图 11-27 的品红色星号所示。此步骤的目的是确保 RPE 下方的强度持续下降。

（5）面积计算：计算由更深处最大强度点构成表面下的面积。使用线性插值拟合步骤（4）得到的最大强度点（图 11-27 中的品红色线)，并计算由该插值形成的多边形（即图 11-27 品红线下方的区域）的面积。

（6）生成 GA 投影图：以上述计算面积为各投影位置的初始 GA 投影值。

（7）平滑 GA 投影：使用中值滤波对生成的 GA 投影图进行平滑处理。为减少噪声的影响，且使最终的 GA 投影图更平滑，使用了一个简单的邻域为 3×3 的中值滤波进行平滑。

图 11-29（a）是采用 RSAP 生成的 GA 投影图，图 11-29（b）是三种 GA 投影方法在图 11-29（a）中红色虚线矩形区域的局部放大对比。如图 11-29（b）所示，与 SVP 和 RPE 下块投影图 [图 11-25（a）和（b）] 相比，RSAP 投影图对比度更高，也克服了脉络膜血管对 GA 可视化的影响。

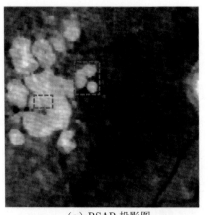
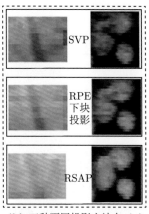

（a）RSAP 投影图 　　　（b）三种不同投影方法在（a）
　　　　　　　　　　　　　　　　中感兴趣区域的结果比较

图 11-29　RSAP 生成的 GA 投影图

2. 实验结果

通过与 SVP 和 RPE 下块投影方法进行比较,对 RSAP 进行了定性和定量的分析。首先分析算法中提到的 RPE 下方最大深度对 GA 可视化产生的影响,然后对所有 99 幅测试图像进行了修正。图 11-30 显示了一只眼睛在不同深度下的 GA 可分性,深度范围为 100~300 像素（约 0.2~0.6mm）,间隔为 10 像素。从图 11-30 可以看出,当深度从 100 像素增加到 240 像素时,GA 的可分性增加,然后随着深度的增加,GA 的可分性保持稳定。图 11-31 为 99 幅 SD-OCT 图像在不同深度下的 GA 可分性的均值与标准差,结果表明,最佳深度范围为 190 ~ 210 像素（约 0.37~0.41mm）。当 RPE 下方区域的深度远小于 SD-OCT 图像中可以观察到 GA 的轴向区域时,由于只使用了 BM 附近与 GA 相关的高强度值的有限区

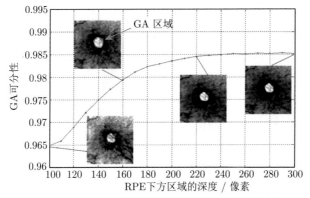

图 11-30　一只眼睛在不同深度下的 GA 可分性展示
嵌入的四幅 GA 投影图对应其中的四个红点

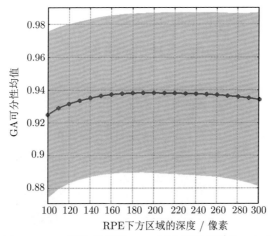

图 11-31　基于 99 幅 SD-OCT 图像的不同 RPE 下方深度得到的 GA 可分性的均值（红线）和标准差（浅粉色阴影）

域，所以 GA 的可分性较低。当该深度增加到大于最优值时，GA 可分性降低，因
为包含了更多巩膜中的低强度背景区域。在本章中，所有测试图像的 RPE 下方
区域的最大深度均设置为 200 像素（约 0.39mm）。

表 11-10 显示了三种可视化方法的平均性能，实验数据来自 21 例患者 27 只
眼睛的全部 99 个体数据（3D SD-OCT 图像）。图 11-32 展示了每只眼睛的 GA
与背景的平均差异和可分性值（计算公式见文献 [59]）。图 11-33（a）～（c）为采
用 SVP、RPE 下块投影和 RSAP 三种方法对一位患者左眼进行 SD-OCT 后生
成的 GA 投影图像。图 11-33（d）显示了图 11-33（a）～（c）中虚线标记所在行

表 11-10　SVP、RPE 下块投影和 RSAP 投影图的平均差异和 GA 可分性

对比方法	眼睛数/体数据数	平均差异	GA 可分性
SVP	27/99	0.129	0.880
RPE 下块投影	27/99	0.238	0.919
RSAP	27/99	0.276	0.938

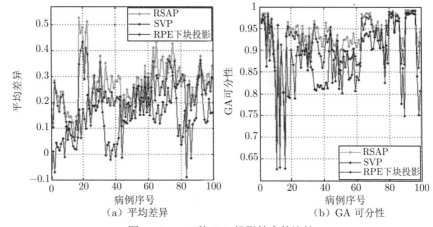

（a）平均差异　　　　　　　　　　（b）GA 可分性

图 11-32　三种 GA 投影技术的比较

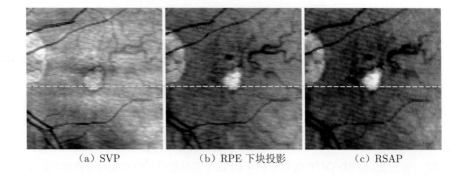

（a）SVP　　　　　　　　（b）RPE 下块投影　　　　　　　　（c）RSAP

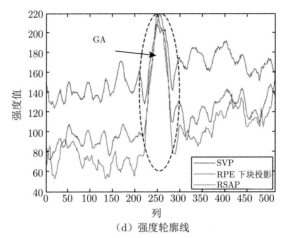

（d）强度轮廓线

图 11-33　三种 GA 投影方法在一位患者左眼上的比较

的强度轮廓。图 11-33（d）中椭圆形虚线标记的区域对应于 GA 投影图像中的亮区域 [图 11-33（a）~（c）]。

3. 讨论

为提高 GA 在眼底投影图中的对比度和区分度，本小节提出了一种新的投影方法——RSAP，并与两种现有方法（SVP 和 RPE 下块投影）进行了比较。GA区域的识别和量化在晚期干性 AMD 的诊断和治疗中越来越重要[71]。随着药理学和 GA 细胞疗法的发展和时间的推移，准确识别和监测 GA 对于临床判断这些新型治疗方式的疗效至关重要[72,73]。虽然 SD-OCT 有可能成为更好的视网膜成像技术，但在生成眼底图像时，由于低对比度和视网膜病变与视网膜结构的重叠，直接在 SD-OCT 中显示 GA 受到了限制。RSAP 方法通过考虑受限投影和脉络膜血管系统的分布，改进了 GA 的可视化效果。对 21 例患者的 99 个三维 SD-OCT图像进行定量比较，结果显示 RSAP 增强了 GA 的对比度和区分度，比 SVP 和RPE 下块投影能够更有效地显示 GA。

11.3.4　基于伪彩色融合策略的玻璃膜疣和 GA 可视化

GA 会导致哪些主要的视网膜层发生形变仍然无法明确，无论是 RPE 层、脉络膜血管层还是 PR 层，都会在 GA 的影响下变形[74,75]。最新的组织病理学说认为，GA 的出现首先可以归结于 RPE 层细胞的损失，然后是光感受器细胞的死亡和脉络膜血管层的萎缩[76-79]。Bearelly 等[75] 在 GA 患者体内通过 SD-OCT 成像技术对 PR 层和 PRE 层交界面开展研究，包括 SD-OCT 是否可以为 GA 边界处的 PR 层的可再生测量提供足够的分辨率，以及是否可以成功描绘出 GA 边界处 PR 层和 RPE 层之间的关系。该研究工作强调了在 SD-OCT 图像中 GA 和细胞损失，以及 PR 层和 RPE 层变薄之间存在直接的联系。在 SVP 眼底投影图像中，由于 RPE 层细胞损失，进入脉络膜的光线的穿透力增强，结合来自脉络膜的光线的恒定高反射，导致 GA 表现为明亮且均匀的区域[72]。此外，一些具体的实例已经表明，SVP 眼底成像技术并不是 GA 检查的最佳选择，因为 RPE 层上方具有高反射信号的视网膜层会使 GA 区域变得模糊。

本小节将给出一种新的玻璃膜疣和 GA 可视化方法，它利用 RPE 层损失和增加脉络膜反射信号强度来增强 GA 病变区域的显著性，结合玻璃膜疣和 GA 投影图像的伪彩色融合技术，可进一步用于在单一眼底图像上精确有效地显示玻璃膜疣和 GA。

1. 玻璃膜疣可视化

11.2.2 节中介绍的 RSVP 方法[35] 是全自动的技术，它不需要用户进行输入。该方法把投影区域限制到 RPE 层附近。为了有效改进玻璃膜疣的可视化效果，RSVP 方法也加入了玻璃膜疣区域的亮度信息。对于 SD-OCT 图像每一列而言，在插值得到的 RPE 层中强度最高的像素会替换它下方的像素。

2. GA 可视化

在 SD-OCT 图像中可以观察到 GA 的两个特性：脉络膜高亮和 RPE 层变薄。由于 RPE 层细胞损失，光线对视网膜的穿透力变强，从而使脉络膜的反射也变强，这导致 GA 病变区域的脉络膜总是比正常区域的脉络膜更亮。另外，GA 病变区域的 RPE 层厚度总是比其他区域更薄。因此，本节介绍的 GA 可视化算法主要基于高亮的脉络膜区域，此外 RPE 层变薄的特性也被用来进一步增强 GA 可视化的效果。

3. 脉络膜区域求和

为了改进用于 GA 可视化的传统 SVP 方法，把 SVP 的投影区域限制为 RPE 层下方高亮的脉络膜区域。图 11-34 展示了使用 SVP 方法和 RSVP 方法得到的 GA 可视化结果。使用 RSVP 方法得到的 GA 对比度要高于使用 SVP 方法得到的 GA 对比度，这可以潜在地改进 GA 分割算法的性能。此外，由于对 SD-OCT 图像使用了双边滤波进行平滑，RSVP 投影图像比 SVP 投影图像更模糊。

4. RPE 层厚度

对于没有发生 GA 病变的正常视网膜，RPE 层的厚度大约是 20μm。因此对每一个 A-扫描，可以利用上述分割获得的 RPE 层邻域 [图 11-4（a）中红线限定的玻璃膜疣投影区域] 获得与 RPE 层厚度相关的眼底投影图。在分割获得的 RPE 层邻域内，选择滑动窗口内的最大值来平均像素强度，然后逐次对 A-扫描

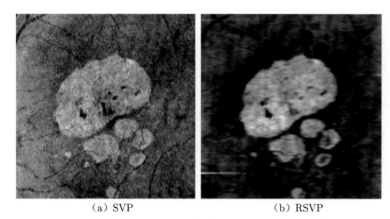

(a) SVP　　　　　　　　　　　　　　(b) RSVP

图 11-34　用于 GA 可视化的 SVP 投影图和 RSVP 投影图

黄色的椭圆形虚线表示 GA 区域内的玻璃膜疣

进行计算。滑动窗口的尺寸为 20μm,这对应了正常 RPE 层的厚度。RPE 层是所选邻域内最亮的区域且几乎有固定的亮度强度,因此选择上述的映射策略。在滑动窗口内高亮的像素越多,说明 RPE 层越厚,反之说明 RPE 层越薄。在 RPE 层变薄的区域,尽管该映射策略不会产生真实的 RPE 层厚度值,但是它可以获得较好的区域表示。

5. GA 双特性结合

令 P_1 表示标准化后的 RSVP 投影图,P_2 表示 RPE 层厚度图,则 GA 投影图可以表示为

$$P_{GA} = P_1 \circ (1 - P_2)^a \tag{11-11}$$

式中,常数 a 的取值范围为 $(0, 1)$,它控制 RPE 层厚度对 GA 投影图的影响,通过在大量实例中调节参数 a 后进行观察,发现 $a=0.5$ 是最佳选择;"$\circ$" 表示元素级相乘,即 P_1 和 $(1 - P_2)^a$ 对应的元素进行相乘。

图 11-35（a）展示了使用式 (11-11) 获得的最终 GA 投影图,它结合了高亮的脉络膜层和变薄的 RPE 层这两个 GA 特性。图 11-35（b）展示了图 11-34（b）和图 11-35（a）中虚线表示的第 170 行的强度变化。如图 11-35（b）中黑色虚线所示,RPE 层厚度图可以抑制背景信息,从而增强 GA 的显著性。GA（中间的绿色圆形虚线）和背景之间的边缘斜率表明最终的投影图像 [图 11-35（a）] 比 RSVP 投影图像 [图 11-34（b）] 有更高的 GA 对比度。因为 GA 边缘附近的背景强度被 RPE 层厚度图抑制,所以 GA 边缘的梯度强度变得更高。这有助于进行 GA 分割。然而在最终投影图的 GA 区域内,强度值会有所下降。

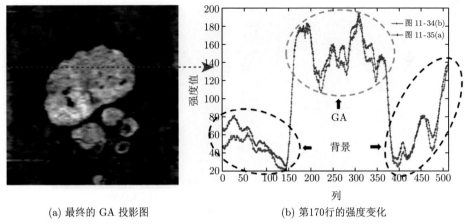

(a) 最终的 GA 投影图　　　　　　　　(b) 第170行的强度变化

图 11-35　　结合两种 GA 特性的 GA 投影图

6. 伪彩色融合

上述玻璃膜疣和 GA 投影方法可以显示某种具体的病理特征（玻璃膜疣或者GA）。为了在一幅图像中同时观察玻璃膜疣和 GA，采用伪彩色融合策略进行融合显示。伪彩色图像的三个通道（R、G、B）分别是 SVP 投影图、玻璃膜疣投影图和 GA 投影图。图 11-36 展示了结合 SVP 投影图、玻璃膜疣投影图和 GA 投影图的伪彩色融合图。可以发现 GA 出现在 R 通道和 B 通道，玻璃膜疣出现在G 通道。在 GA 投影图中，因为玻璃膜疣降低了脉络膜的亮度，所以玻璃膜疣看起来更暗。但是在伪彩色图像中，玻璃膜疣呈现绿色，GA 呈现紫色。在伪彩色图像 [图 11-36（d）] 中，玻璃膜疣和 GA 被标记为不同的颜色，可以进行玻璃膜疣和 GA 的联合分析。在伪彩色融合图像中，用黄色椭圆形虚线标记的玻璃膜疣尽管位于 GA 区域内，但是仍然可以被清晰地观察到。

7. 实验结果

本小节对上述方法进行了定性和定量评估。在本研究中，有些患者有对应的CFP，其中可以观察到玻璃膜疣和 GA。通过在 CFP 上手动标记玻璃膜疣和 GA，这些患者的 SVP 和伪彩色图像的可视化效果能够被定性地评估。

一种有效的评估玻璃膜疣和 GA 的方式是直接在 B-扫描上进行观察。为了定性评估伪彩色图像中玻璃膜疣和 GA 的可视化效果，两名眼科专家对来自三个患者的 SD-OCT 体数据进行逐个 B-扫描标记，生成金标准。手动标记所有的 B-扫描是费时费力的，因此只随机选择了 82 个 SD-OCT 体数据中的 3 个用于定量研究。和文献 [65] 中的方法类似，每个专家都单独在 B-扫描上标记玻璃膜疣或GA。为了评估每个专家自身的差异，他们在两个不同的场景下对每个 B-扫描标记两次。标记的 A-扫描通过投影生成玻璃膜疣/GA 的眼底投影图（称为"标记

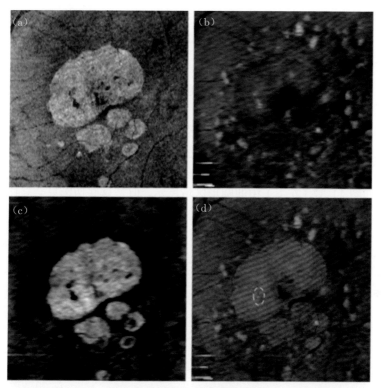

图 11-36 基于伪彩色融合的玻璃膜疣和 GA 可视化

（a）SVP 投影图（R 通道）；（b）玻璃膜疣投影图（G 通道）；（c）GA 投影图（B 通道）；（d）伪彩色图，其中黄色椭圆形虚线表示 GA 区域内的玻璃膜疣

图"）。通过对每个专家的两次分割结果取交集来生成唯一的玻璃膜疣/GA。对于每一个玻璃膜疣/GA 轮廓，通过取不同专家分割结果的交集获得最终的金标准。

同样在 CFP、SVP 和伪彩色图像上手动标记玻璃膜疣和 GA，这些标记的图像用来和专家标记的图像（金标准）进行定量比较。玻璃膜疣和 GA 的边缘在 CFP、SVP 和伪彩色图像上是模糊的，标记的边缘并不精确。因此，没有使用逐像素的分类，而是使用式 (11-2) 的病变区域数量重叠率作为定量评估玻璃膜疣和 GA 可视化效果的指标。

数量重叠率可以表示玻璃膜疣和 GA 的检测精度：如果金标准中的大部分玻璃膜疣/GA 可以在眼底投影图像中看到，那么数量重叠率接近 1；如果金标准中的大部分玻璃膜疣/GA 无法在眼底投影图像中看到，那么数量重叠率接近 0。为了反映假阳性，过分割率被定义为

$$过分割率 = \frac{假阳性标记数}{金标准标记数} \tag{11-12}$$

式中，假阳性标记数表示在伪彩色图像中被标记为玻璃膜疣/GA，而在金标准图像中未被标记为玻璃膜疣/GA 的标记数目。

8. 定性评估

图 11-37 展示了同一个患者的伪彩色融合图像和 CFP 的视觉比较。对应的 SVP 投影图展示在图 11-36（a）中。和 CFP 图像 [图 11-37（右上）] 相比，伪彩色图像 [图 11-37（左上）] 在显示和区分玻璃膜疣及 GA 上效果更好，因为伪彩色图像有更高的对比度，以及不同颜色标记的玻璃膜疣和 GA 具有更好的区分度。RPE 层提取过程中会受到病变区域干扰而存在误差，导致伪彩色图像中会出现伪影，如图 11-37（左上）中的圆形区域所示，但是这些伪影只会轻微地影响玻璃膜疣的可视化。

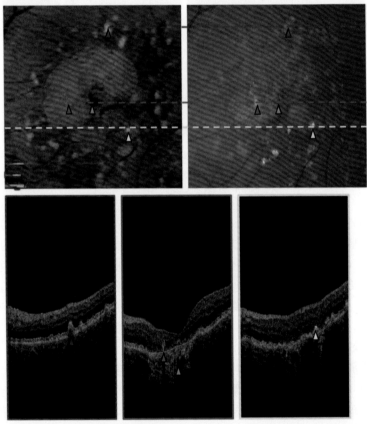

图 11-37　患者一只左眼的伪彩色图像（左上）和 CFP 图像（右上）的视觉比较

三幅 B-扫描图像对应第一行的三条线；红色三角形表示眼底图像和 B-扫描中的玻璃膜疣，蓝色和黄色三角形表示 GA 区域内的两个玻璃膜疣，绿色三角形表示高亮脉络膜层中的黑色空洞；黄色三角形标记了 B-扫描和眼底图像中的高亮区域；红色圆圈表示伪彩色图像中的伪影，该伪影是由于 RPE 层分割误差导致的

9. 定量评估

表 11-11 给出了专家内和专家间手动标注的重叠率的一致性结果，其中 k_i 表示专家 k 进行第 i 次标注。可以看到 GA 分割的重叠率比玻璃膜疣分割的重叠率要高，专家 2 在两次场景下标注的一致性比专家 1 略高。

表 11-11 专家内和专家间手动标注重叠率评估 （单位：%）

图像	病变	患者 1	患者 2	患者 3	平均
专家 1_1-专家 1_2	玻璃膜疣	81.8	94.9	29.4	68.7
	GA	88.9	100.0	100.0	96.3
专家 2_1-专家 2_2	玻璃膜疣	73.2	84.4	66.7	74.8
	GA	100.0	100.0	100.0	100.0
专家 1-专家 2	玻璃膜疣	90.3	81.5	66.7	79.5
	GA	66.7	66.7	100.0	77.8

表 11-12 比较了 SVP、CFP 和本方法在三个 OCT 体数据上的玻璃膜疣和 GA 数量重叠率。标记为“专家 1&2”的列表示两个专家标注的平均数量重叠率。表 11-13 比较了玻璃膜疣和 GA 的过分割率。表 11-14 展示了玻璃膜疣和 GA 分别在金标准图像、SVP、CFP 和伪彩色图像中的数量。

表 11-12 SVP、CFP 及本方法（和金标准相比）分别得到的玻璃膜疣和 GA 的
数量重叠率 （单位：%）

图像		专家 1		专家 2		专家 1 & 2	
		玻璃膜疣	GA	玻璃膜疣	GA	玻璃膜疣	GA
患者 1	SVP	4.9	**100.0**	3.2	**66.7**	3.9	100.0
	CFP	43.9	25.0	41.9	33.3	50.0	25.0
	本方法	**63.4**	100.0	**80.7**	66.7	**88.5**	100.0
患者 2	SVP	11.8	100.0	11.0	100.0	15.4	100.0
	CFP	**85.3**	75.0	**88.9**	66.7	**92.3**	75.0
	本方法	64.7	100.0	70.4	100.0	80.8	100.0
患者 3	SVP	0.0	100.0	0.0	100.0	0.0	100.0
	CFP	44.0	100.0	**66.7**	100.0	50.0	100.0
	本方法	**77.8**	100.0	**66.7**	100.0	**87.5**	100.0
均值	SVP	5.6	**100.0**	4.7	**88.9**	6.4	**100.0**
	CFP	57.7	66.7	65.8	66.7	64.1	66.7
	本方法	**68.6**	100.0	**72.6**	88.9	**85.6**	100.0

注：最高的数量重叠率用粗体表示。

从表 11-12~ 表 11-14 可以看出，伪彩色图像比 SVP 和 CFP 更适合可视化玻璃膜疣和 GA。对于 GA 可视化而言，SVP 图像和本节提出的方法具有相似的性能，但是由于玻璃膜疣几乎不可见，因此和金标准相比，二者的数量重叠率和过分割率都非常小。同时，CFP 图像在可视化玻璃膜疣时效果较好，但是可视化

表 11-13　SVP、CFP 及本方法（和金标准相比）分别得到的玻璃膜疣
和 GA 的过分割率　　　　　　　　（单位：%）

图像		专家 1		专家 2		专家 1 & 2	
		玻璃膜疣	GA	玻璃膜疣	GA	玻璃膜疣	GA
患者 1	SVP	0.0	0.0	3.23	0.0	3.85	0.0
	CFP	**39.0**	0.0	**71.0**	0.0	**88.5**	0.0
	本方法	29.3	0.0	41.9	0.0	61.5	0.0
患者 2	SVP	0.0	100.0	0.0	100.0	0.0	100.0
	CFP	**52.9**	100.0	**51.9**	100.0	**84.6**	100.0
	本方法	26.5	100.0	11.1	100.0	42.3	100.0
患者 3	SVP	0.0	0.0	0.0	0.0	0.0	0.0
	CFP	**200.0**	0.0	**266.7**	0.0	**225.0**	0.0
	本方法	11.1	0.0	16.7	0.0	12.5	0.0
均值	SVP	0.0	33.3	1.08	33.3	1.28	33.3
	CFP	**97.3**	33.3	**129.9**	33.3	**132.7**	33.3
	本方法	22.3	33.3	23.2	33.3	38.8	33.3

注：最高的过分割率用粗体表示。

表 11-14　玻璃膜疣和 GA 在金标准图像、SVP、CFP 和伪彩色图像中的数量

图像		专家 1	专家 2	专家 1 & 2	SVP	CFP	本方法
玻璃膜疣	患者 1	41	31	26	2	35	38
	患者 2	34	27	26	3	45	29
	患者 3	9	6	8	0	22	7
GA	患者 1	8	3	8	6	2	6
	患者 2	4	3	4	6	6	6
	患者 3	2	1	1	1	1	1

GA 时效果较差，这使得它很难区分这两种疾病。因为在 CFP 中 GA 的对比度很
低 [图 11-37（右上）]，很难区分玻璃膜疣和 GA，这使得其 GA 的数量重叠率明
显比 SVP 和伪彩色图像要低，玻璃膜疣的过分割率比 SVP 和伪彩色图像要高。
对于患者 2 的玻璃膜疣可视化而言，CFP 的效果比本小节提出的方法要好，可能
是因为不精确的 RPE 层分割引起的伪影导致本方法遗漏了小的玻璃膜疣。但是
总体而言，本方法取得了最优的效果。由于 GA 病变区域比玻璃膜疣更大且更容
易识别，所以 GA 的数量重叠率比玻璃膜疣明显要高。事实上，本方法能把专家
1 标记的 GA 区域全部正确识别出来，也能识别专家 2 标记的大部分 GA 区域。
在对玻璃膜疣的识别中，本方法的结果与专家 2 的标注更为接近，与两个专家标
注的合并结果相比，本方法结果的重叠率为 85.6% 。另一个有趣的发现是，在本
方法得到的伪彩色图像上标注的玻璃膜疣和 GA 与金标准（逐 B-扫描标注）相
比的数量重叠率（表 11-12）与两个专家逐 B-扫描标注结果间的差异（表 11-11）
相近。同一专家在伪彩色图像上的标注结果与逐 B-扫描标注结果间的差异与他两

次逐 B-扫描标注结果间的差异也相仿。类似地，在本方法得到的伪彩色图像上标注结果与金标准间的平均误差也与两个专家逐 B-扫描标注结果间的差异相近。

10. 讨论

目前，观察玻璃膜疣和 GA 通常在 CFP 上进行。但是在大多数情况下，由于 CFP 在深度轴上的限制，玻璃膜疣很难和 GA 区分开。验证和区分玻璃膜疣和 GA 的最有效方式就是在 B-扫描上进行观察。

此外，传统的 SVP 投影方法无法利用 SD-OCT 体数据在深度轴上的优势，使得玻璃膜疣变得模糊。本节给出的方法利用了该优势，能在单幅图像上同时观察玻璃膜疣和 GA，且利用伪彩色融合策略使得二者更易区分，如图 11-37 所示。总体而言，本小节给出的方法在可视化玻璃膜疣和 GA 方面比 SVP 和 CFP 效果更好。基于本小节的方法，两位专家能够清晰地看出所有的 GA 病变区域，并能够看出绝大多数玻璃膜疣病变区域。

总之，本小节给出了一种用于玻璃膜疣和 GA 可视化的全新方法。它利用 GA 的高亮脉络膜层和 RPE 层变薄的特性，增强了 GA 的可视化效果。为了充分且有效地在单幅图像上展示玻璃膜疣和 GA，利用伪彩色融合策略组合玻璃膜疣和 GA 投影图。实验结果表明，伪彩色融合图像对于玻璃膜疣和 GA 可视化比 SVP 和 CFP 图像更加有效。在 SVP 图像中，大部分玻璃膜疣无法被观察到，且 GA 的对比度较低。在 CFP 图像中，尽管玻璃膜疣和 GA 可以被观察到，但是它们之间对比度较低，导致很难区分玻璃膜疣和 GA。在伪彩色融合图像中，玻璃膜疣和 GA 被标记为不同的颜色，使得它们更容易被区分。本节给出的方法有助于眼科医师进一步观察和评估玻璃膜疣和 GA。

11.4　结　　论

本章介绍了几种新颖的半自动或全自动的 SD-OCT 图像中 GA 和玻璃膜疣分割和可视化方法，从而能够鲁棒、精确、客观定量地对玻璃膜疣和 GA 的范围及位置进行评估。这些方法结合了多种新颖算法及多种现有技术。定量和定性的实验结果表明：这些方法与现有其他方法相比更加鲁棒和有效。本章的方法在诊断晚期非渗出 AMD 患者的过程中可能具有一定的临床作用，因为其提供的相对可靠的 GA 和玻璃膜疣定性和定量分析结果有助于跟踪 GA 和玻璃膜疣的范围和位置。

参 考 文 献

[1] Coleman H R, Chan C C, Ferris F L, et al. Age-related macular degeneration[J]. Lancet, 2008, 372(9652): 1835-1845.

[2]　Jager R D, Mieler W F, Miller J W. Age-related macular degeneration[J]. N. Engl. J. Med., 2008, 358(24): 2606-2617.

[3]　Klein R, de Peto T, Bird A, et al. The epidemiology of age-related macular degeneration[J]. Am. J. Ophthalmol., 2004, 137(3): 486-495.

[4]　Alfaro D V, Liggett P E, Mieler W F, et al. Age-related Macular Degeneration: A Comprehensive Textbook[M]. Baltimore, MD: Lippincott Williams & Wilkins, 2006.

[5]　Bird A C, Bressler N M, Bressler S B, et al. An international classification and grading system for age-related maculopathy and age-related macular degeneration: the international ARM epidemiological study group[J]. Surv. Ophthalmol., 1995, 39(5): 367-374.

[6]　Klein R, Klein B E, Linton K L. Prevalence of age-related maculopathy: The Beaver Dam eye study[J]. Ophthalmology, 1992, 99(6): 933-943.

[7]　Bressler N M, Bressler S B, Fine S L. Age-related macular degeneration[J]. Surv. Ophthalmol., 1988, 32(6): 375-413.

[8]　Klein R, Klein B E, Franke T. The relationship of cardiovascular disease and its risk factors to age-related maculopathy: The Beaver Dam eye study[J]. Ophthalmology, 1993, 100(3): 406-414.

[9]　Vingerling J R, Dielemans I, Hofman A, et al. The prevalence of age-related maculopathy in the Rotterdam study[J]. Ophthalmology, 1995, 102(2): 205-210.

[10]　Hirvela H, Luukinen H, Laara E, et al. Risk factors of age-related maculopathy in a population 70 years of age or older[J]. Ophthalmology, 1996, 103(6): 871-877.

[11]　Duanggate C, Uyyanonvara B. A review of automatic drusen detection and segmentation from retinal images[C]//Proceedings of the 3rd International Symposium on Biomedical Engineering, 2008: 222-225.

[12]　Rapantzikos K, Zervakis M. Nonlinear enhancement and segmentation algorithm for the detection of age-related macular degeneration (AMD) in human eye's retina[C]// Proceedings of International Conference on Image Processing. Thessaloniki, Greece, 2001: 1055-1058.

[13]　Rapantzikos K, Zervakis M, Balas K. Detection and segmentation of drusen deposits on human retina: Potential in the diagnosis of age-related macular degeneration[J]. Med. Image Anal., 2003, 7(1): 95-108.

[14]　Checco P, Corinto F. CNN-based algorithm for drusen identification[C]//Proceedings of International Symposium on Circuits and Systems. Kos, Greece, 2006: 2181-2184.

[15]　Smith R T, Chan J K, Nagasaki T, et al. Automated detection of macular drusen using geometric background leveling and threshold selection[J]. Arch. Ophthalmol., 2005, 123(2): 200-206.

[16]　Parvathi S S, Devi N. Automatic drusen detection from colour retinal images[C]// Proceedings of International Conference on Computational Intelligence and Multimedia Applications. Siuakasi, India, 2007: 377-381.

[17]　Lee N, Laine A F, Smith T R. Learning non-homogeneous textures and the unlearning problem with application to drusen detection in retinal images[C]//Proceedings of 5th

IEEE International Symposium on Biomedical Imaging: From Nano to Macro. Paris, France, 2008: 1215-1218.

[18] Freund D E, Bressler N, Burlina P. Automated detection of drusen in the macula[C]// Proceedings of 6th IEEE International Symposium on Biomedical Imaging: From Nano to Macro. Boston, USA, 2009: 61-64.

[19] Sbeh Z B, Cohen L D, Mimoun G, et al. An adaptive contrast method for segmentation of drusen[C]//Proceedings of International Conference on Image Processing. Santa Barbara, USA, 1997: 255-258.

[20] Brandon L, Hoover A. Drusen detection in a retinal image using multilevel analysis[C]//Proceedings of International Conference on Medical Image Computing and Computer Assisted Intervention. Montreal, QC, Canada, 2003: 618-625.

[21] Thaibaoui A, Rajn A, Bunel P. A fuzzy logic approach to drusen detection in retinal angiographic images[C]//Proceedings of 15th International Conference on Pattern Recognition. Barcelona, Spain, 2000: 748-751.

[22] Liang Z, Wong D W K, Liu J, et al. Towards automatic detection of age-related macular degeneration in retinal fundus images[C]//Proceedings of 32nd Annual International Conference of the IEEE Engineering in Medicine and Biology Society. Buenos Aires, Argentina, 2010: 4100-4103.

[23] Quellec G, Russell S R, Abràmoff M D. Optimal filter framework for automated, instantaneous detection of lesions in retinal images[J]. IEEE Trans. Med. Imaging, 2011, 30(2): 523-533.

[24] Freeman S R, Kozak I, Cheng L, et al. Optical coherence tomography-raster scanning and manual segmentation in determining drusen volume in age-related macular degeneration[J]. Retina, 2010, 30(3): 431-435.

[25] Bower B A, Chiu S J, Davies E, et al. Development of quantitative diagnostic observables for age-related macular degeneration using spectral domain OCT[C]//Proceedings of SPIE: Ophthalmic Technologies XVII. San Jose, USA, 2007: 64260W.

[26] Farsiu S, Chiu S J, Izatt J A, et al. Fast detection and segmentation of drusen in retinal optical coherence tomography images[C]// Proceedings of SPIE: Ophthalmic Technologies XVIII. San Jose, USA, 2008: 68440D.

[27] Toth C A, Farsiu S, Chiu S J, et al. Automatic drusen segmentation and characterization in spectral domain optical coherence tomography (SDOCT) images of AMD eyes[J]. Invest. Ophthalmol. Vrs. Sci., 2008, 49(13): 5394.

[28] Yi K, Mujat M, Park B H, et al. Spectral domain optical coherence tomography for quantitative evaluation of drusen and associated structural changes in non-neovascular age-related macular degeneration[J]. Br. J. Ophthalmol., 2009, 93(2): 176-181.

[29] Jain N, Farsiu S, Khanifar A A, et al. Quantitative comparison of drusen segmented on SD-OCT versus drusen delineated on color fundus photographs[J]. Invest. Ophthalmol. Vis. Sci., 2010, 51(10): 4875-4883.

[30] Gregori G, Wang F, Rosenfeld P J, et al. Spectral domain optical coherence tomography

imaging of drusen in nonexudative age-related macular degeneration[J]. Ophthalmology, 2011, 118(7): 1373-1379.

[31] Iwama D, Hangai M, Ooto S, et al. Automated assessment of drusen using three-dimensional spectral-domain optical coherence tomography[J]. Invest. Ophthalmol. Vis. Sci., 2012, 53(3): 1576-1583.

[32] Mora A D, Vieira P M, Manivannan A, et al. Automated drusen detection in retinal images using analytical modelling algorithms[J]. Biomed. Eng. Online, 2011, 10(1): 1-16.

[33] Akram M U, Mujtaba S, Tariq A. Automated drusen segmentation in fundus images for diagnosing age related macular degeneration[C]// Proceedings of International Conference on Electronics, Computer and Computation (ICECCO). Ankara, Turkey, 2013: 17-20.

[34] Chen Q, Leng T, Zheng L L, et al. Automated drusen segmentation and quantification in SD-OCT images[J]. Med. Image Anal., 2013, 17(8): 1058-1072.

[35] Chen Q, Leng T, Zheng L L, et al. An improved optical coherence tomography-derived fundus projection image for drusen visualization[J]. Retina, 2014, 34(5): 996-1005.

[36] Jiao S, Knighton R, Huang X, et al. Simultaneous acquisition of sectional and fundus ophthalmic images with spectral-domain optical coherence tomography[J]. Optics Express, 2005, 13(2): 444-452.

[37] Stopa M, Bower B A, Davies E, et al. Correlation of pathologic features in spectral domain optical coherence tomography with conventional retinal studies[J]. Retina, 2008, 28(2): 298-308.

[38] Gorczynska I, Srinivasan V J, Vuong L N, et al. Projection OCT fundus imaging for visualizing outer retinal pathology in non-exudative age-related macular degeneration[J]. Br. J. Ophthalmol., 2009, 93(5): 603-609.

[39] Klein R, Davis M D, Magli Y L, et al. The Wisconsin age-related maculopathy grading system[J]. Ophthalmology, 1991, 98(7): 1128-1134.

[40] Smith R T, Chan J K, Nagasaki T, et al. A method of drusen measurement based on reconstruction of fundus background reflectance[J]. Br. J. Ophthalmol., 2005, 89(1): 87-91.

[41] Shin D S, Javornik N B, Berger J W. Computer-assisted, interactive fundus image processing for macular drusen quantitation[J]. Ophthalmology, 1999, 106(6): 1119-1125.

[42] Chiu S J, Li X T, Nicholas P, et al. Automatic segmentation of seven retinal layers in SDOCT images congruent with expert manual segmentation[J]. Optics Express, 2010, 18(18): 19413-19428.

[43] Lu S, Cheung C Y L, Liu J, et al. Automated layer segmentation of optical coherence tomography images[J]. IEEE Trans. BioMed. Eng., 2010, 57(10): 2605-2608.

[44] Garvin M K, Abràmoff M D, Wu X, et al. Automated 3-D intraretinal layer segmentation of macular spectral-domain optical coherence tomography images[J]. IEEE Trans. Med. Imaging, 2009, 28(9): 1436-1447.

[45] Bindewald A, Bird A C, Dandekar S S, et al. Classification of fundus autofuorescence patterns in early age-related macular disease[J]. Invest. Ophthalmol. Vis. Sci., 2005, 46(9): 3309-3314.

[46] Schmitz-Valckenberg S, Brinkmann C K, Alten F, et al. Semiautomated image processing method for identification and quantification of geographic atrophy in age-related macular degeneration[J]. Invest. Ophthalmol. Vis. Sci., 2011, 52(10): 7640-7646.

[47] Deckert A, Schmitz-Valckenberg S, Jorzik J, et al. Automated analysis of digital fundus autofluorescence images of geographic atrophy in advanced age-related macular degeneration using confocal scanning laser ophthalmoscopy (CSLO)[J]. BMC Ophthalmol., 2005, 5(1): 1-8.

[48] Lee N, Laine A F, Barbazetto I, et al. Level set segmentation of geographic atrophy in macular autofluorescence images[J]. Invest. Ophthalmol. Vis. Sci., 2006, 47: 10.

[49] Lee N, Laine A F, Smith R T. A hybrid segmentation approach for geographic atrophy in fundus auto-fluorescence images for diagnosis of age-related macular degeneration[C]//Proceedings of the 29th Annual International Conference of the IEEE Engineering in Medicine and Biology Society. Lyon, France, 2007: 4965-4968.

[50] Lee N, Smith R T, Laine A F. Interactive segmentation for geographic atrophy in retinal fundus images[C]//Proceedings of 42nd Asilomar Conference on Signals, Systems and Computers. Pacific Grove, USA: IEEE, 2008: 655-658.

[51] Sayegh R G, Simader C, Scheschy U, et al. A systematic comparison of spectral-domain optical coherence tomography and fundus autofluorescence in patients with geographic atrophy[J]. Ophthalmology, 2011, 118(9): 1844-1851.

[52] Chiu S J, Izatt J A, O'Connell R V, et al. Validated automatic segmentation of AMD pathology including drusen and geographic atrophy in SD-OCT images[J]. Invest. Ophthalmol. Vis. Sci., 2012, 53(1): 53-61.

[53] Schütze C, Ahlers C, Sacu S, et al. Performance of OCT segmentation procedures to assess morphology and extension in geographic atrophy[J]. Acta Ophthalmol., 2011, 89(3): 235-240.

[54] Feeny A K, Tadarati M, Freund D E, et al. Automated segmentation of geographic atrophy of the retinal epithelium via random forests in AREDS color fundus images[J]. Comput. Biol. Med., 2015, 65(1): 124-136.

[55] Hu Z, Medioni G G, Hernandez M, et al. Segmentation of the geographic atrophy in spectral-domain optical coherence tomography and fundus autofluorescence images[J]. Invest. Ophthalmol. Vis. Sci., 2013, 54(13): 8375-8383.

[56] Nittala M G, Hariri A, Henry E, et al. Correlation between fundus autofluorescence and spectral domain optical coherence tomography measurements in geographic atrophy[J]. Investi. Ophthalmol. Vis. Sci., 2014, 55(13): 5896.

[57] Chen Q, de Sisternes L, Leng T, et al. Semi-automatic geographic atrophy segmentation for SD-OCT images[J]. Biomed. Opt. Express, 2013, 4(12): 2729-2750.

[58] Niu S, de Sisternes L, Chen Q, et al. Automated geographic atrophy segmentation for

SD-OCT images using region-based C-V model via local similarity factor[J]. Biomed. Opt. Express, 2016, 7(2): 581-600.

[59] Chen Q, Niu S, Shen H, et al. Restricted summed area projection for geographic atrophy visualization in SD-OCT images[J]. Transl. Vision Sci. Technol., 2015, 4(5): 2.

[60] Chen Q, Leng T, Niu S, et al. A false color fusion strategy for drusen and GA visualization OCT images[J]. Retina, 2014, 34(12): 2346-2358.

[61] Tomasi C, Manduchi R. Bilateral filtering for gray and color images[C]//Proceedings of the International Conference on Computer Vision. Bombay, India, 1998: 839-846.

[62] Yehoshua Z, Garcia Filho C A, Penha F M, et al. Comparison of geographic atrophy measurements from the OCT fundus image and the sub-RPE slab image[J]. Ophthalmic Surgery, Lasers and Imaging Retina, 2013, 44(2): 127-132.

[63] Caselles V, Catté F, Coll T, et al. A geometric model for active contours in image processing[J]. Numer. Math., 1993, 66: 1-31.

[64] Malladi R, Sethian J A, Vemuri B C. Shape modeling with front propagation: A level set approach[J]. IEEE Trans. Pattern Anal. Mach. Intell., 1995, 17(2): 158-175.

[65] Li C, Xu C, Gui C, et al. Level set evolution without re-initialization: a new variational formulation[C]//Proceedings of the IEEE Computer Society Conference on Computer Vision and Pattern Recognition. San Diego, USA, 2005: 430-436.

[66] de Sisternes L, Hu J, Rubin D L, et al. Localization of damage in progressive hydroxy-chloroquine retinopathy on and off the drug: inner versus outer retina, parafovea versus peripheral fovea[J]. Invest. Ophthalmol. Vis. Sci., 2015, 56(5): 3415-3426.

[67] Chan T F, Vese L A. Active contours without edges[J]. IEEE Trans. Image Process., 2001, 10(2): 266-277.

[68] Otsu N. A threshold selection method from gray-level histograms[J]. IEEE Trans. Syst. Man Cybern., 1979, 9(1): 62-66.

[69] Gonzalesand R, Woods R. Digital Image Processing[M]. Upper Saddle River, NJ: Prentice Hall, 1992.

[70] Osher S, Sethian J A. Fronts propagating with curvature-dependent speed: Algorithms based on Hamilton-Jacobi formulation[J]. J. Comput. Phys., 1988, 79(1): 12-49.

[71] Yehoshua Z, Rosenfeld P J, Gregori G, et al. Progression of geographic atrophy in age related macular degeneration imaged with spectral domain optical coherence tomography[J]. Ophthalmology, 2011, 118(4): 679-686.

[72] Volz C, Pauly D. Antibody therapies and their challenges in the treatment of age-related macular degeneration[J]. Eur. J. Pharm. Biopharm., 2015, 95(Part B): 158-172.

[73] Zhang K, Hopkins J J, Heier J S, et al. Ciliary neurotrophic factor delivered by encapsulated cell intraocular implants for treatment of geographic atrophy in age-related macular degeneration[J]. Proc. Natl. Acad. Sci. U.S.A., 2011, 108(15): 6241-6245.

[74] Yehoshua Z, Rosenfeld P J, Albini T A. Current clinical trials in dry AMD and the definition of appropriate clinical outcome measures[J]. Seminars Ophthalmol., 2011, 26(3): 167-180.

[75] Bearelly S, Chau F Y, Koreishi A. Spectral domain optical coherence tomography imaging of geographic atrophy margins[J]. Ophthalmology, 2009, 116(9): 1762-1769.

[76] Dunaief J L, Dentchev T, Ying G S, et al. The role of apoptosis in age-related macular degeneration[J]. Arch. Ophthalmol., 2002, 120(11): 1435-1442.

[77] Hageman G S, Luthert P J, Chong N H V, et al. An integrated hypothesis that considers drusen as biomarkers of immune-mediated processes at the RPE-Bruch's membrane interface in aging and age-related macular degeneration[J]. Prog. Retin. Eye Res., 2001, 20(6): 705-732.

[78] Lutty G, Grunwald J, Majji A B, et al. Changes in choriocapillaris and retinal pigment epithelium in age-related macular degeneration[J]. Mol. Vis., 1999, 5: 35.

[79] McLeod D S, Taomoto M, Otsuji T, et al. Quantifying changes in RPE and choroidal vasculature in eyes with age-related macular degeneration[J]. Invest. Ophthalmol. Vis. Sci., 2002, 43(6): 1986-1993.

第 12 章 三维视网膜 OCT 图像中症状性渗出紊乱的自动分割

渗出性 AMD 是 AMD 的一种高级形式，严重时会导致视力丧失。对渗出物进行定性分析是治疗和后期跟进的必要条件。本章将介绍一种基于图模型的三维 SD-OCT 图像中渗出区自动分割方法。

12.1 引　　言

AMD[1] 是导致成人 (>50 岁) 视力下降和失明的主要原因。由于脉络膜异常血管的生长引起的渗出性 AMD，或称新生血管性 AMD，是 AMD 的一种高级形式，会引起视网膜下和视网膜内的血管液渗漏。近年来，向玻璃体内注射抗血管内皮生长因子 (包括雷珠单抗和贝伐单抗)[2-4] 的治疗手段已经出现。它可以使新生血管退化和渗漏液体被吸收。注射的频率主要由内视网膜液体的量决定。在临床上可以通过有限的 SD-OCT 切片来主观估计内视网膜液量[5-8]。不同观察者的主观估计仍存在很大的差异，可能导致治疗过程中治疗方法的严重不一致。而基于图像处理的自动化的液体分割方法有可能改善这一情况[9,10]。本章使用症状性渗出紊乱（SEAD）这个术语来描述 AMD 的主要症状，包括视网膜下积液、内积液和色素上皮脱离（PED）（图 12-1）。在 SD-OCT 中，由于 SEAD 的信噪比相对较低，且 SEAD 具有较大的形状变异性，所以其分割是一项极具挑战性的工作。完全分割三维 SEAD 的体积则更加困难。

图搜法可以成功地应用于表面分割[11,12]，图割法被广泛应用于区域对象的分割[13-15]，图搜法与图割法的协同结合可以解决更复杂、更具挑战性的医学图像分割问题，包括同时分割 SEAD 和视网膜各层。

本章介绍一种有效结合了图搜法和图割法的全三维、全自动的 SEAD 分割方法[16]，将视网膜顶部和底部表面作为 SEAD 分割的约束条件，使用基于层特定纹理特征的自动体素分类进行分割初始化。新的图搜-图割方法明显优于传统的独立图搜和图割方法，并且有可能改善渗出性 AMD 导致的 CNV 的临床治疗。

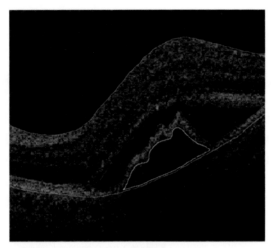

图 12-1　SEAD 实例

蓝色表示视网膜上边界，橙色表示视网膜下边界，红色表示内积液，绿色表示 PED

12.2　相 关 方 法

12.2.1　传统图割算法

近年来，图割法在图像分割中得到了广泛应用[13,15,17−23]。传统的图割框架[13,15] 可以解决三维 OCT[24] 中 SEAD 分割问题。通过在能量函数中同时引入边界项和区域项，该方法计算在适当构图[17,18] 上的最小割。对于多目标区域分割，可以引入交互项作为能量函数的硬性几何约束条件[11]。整体问题也可以通过使用最大流算法计算最小割来解决。传统的图割框架可以应用于不同拓扑形状的物体，但不能避免低分辨率图像的分割泄漏。

12.2.2　最优曲面逼近图搜法

在分析三维 OCT 图像中多个视网膜内层时，最优表面法（图搜法）[12,25−27] 是另一种基于图的非常重要的方法[28,29]。以 SEAD 为例，视网膜下积液、内积液损害及色素上皮脱离均与周围视网膜层有关。图搜法将视网膜之间的边界建模为类似地形的曲面，并建议将类似地形的曲面表示为相关的闭合集。图搜法通过寻找一个最佳的闭合集来分割类地形曲面。对于多曲面情况，最优曲面方法为每个类似地形的曲面[12] 构造了相应的子图，并添加了加权的图间弧，从而在子图之间强制执行几何约束。利用最大流算法，可以将多个最优曲面分割作为一个单一的最小割问题同时求解。该方法在寻找全局最优的地形类曲面的稳定结果方面取得了很好的效果。然而，它受到先前形状要求的限制。对于单个 OCT 图像中的多个 SEAD，可以将其建模为多个区域与多个曲面交互的问题。本章将介绍一种基于图的多区域、多曲面同时分割方法[30]。

12.3　基于概率约束图中的图搜–图割法

图搜–图割法由两个主要步骤组成：初始化和分割（图 12-2）。在初始化步骤中，先对输入的 OCT 图像进行预处理。预处理步骤包括：分层，拟合最底层（即 RPE 层），确定 SEAD 区域[31]，忽略 SEAD 区域内的点，并拉平扫描图像。初始化采用了一种基于纹理分类的方法。在初始化步骤之后，采用概率归一化细化初始化结果。在分割步骤中，图搜–图割方法协同集成了初始化的结果。

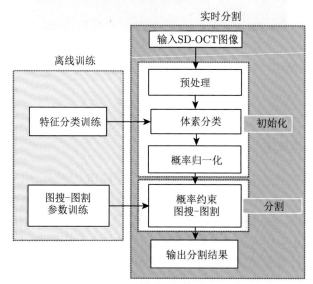

图 12-2　算法流程图

12.3.1　初始化

为了初始化基于图的 SEAD 分割算法，首先需要对 SEAD 区域进行初始分割。我们直接将一种统计体素分类方法应用于预处理后的输入图像，以寻找可能存在于 SEAD 区域内的体素。分类器给每个体素分配属于 SEAD 的可能性。这种可能性将作为基于图的分割算法的一个约束。

1. 预处理

首先，我们通过 11 层分割[29]的输出来确定视网膜的上表面和下表面。这 11 层中，视网膜上表面对应于 ELM，底层对应于 RPE。虽然在大多数情况下，能成功分割含有 SEAD 的视网膜 OCT 图的上表面，但底层的分割比较困难，特别是当 SEAD 位于 RPE 下时（图 12-3）。在这些情况下，分割结果可能会沿着 SEAD 的顶部，而不是沿着视网膜的底部。文献 [31] 中提出了一种通过分析 A-扫描组中单个层的厚度和结构特性来检测 X-Y 平面中 SEAD 位置的方法。首先根据正常图像集中层厚度的标准差计算出 A-扫描属于 SEAD 足迹的可能性概率。然后对可能性概率进行阈值化，生成二值化 SEAD 足迹，并用于校正底面分割，使其大约位于视网膜底部的位置，因为如果不存在 SEAD 的话，这就是其原本所在的位置。具体校正是通过用一个薄板样条拟合第 11 层上的一组（1000 个）随机采样点实现的，这些点来自二值化的 SEAD 足迹区域的外部。图 12-3 为薄板样条拟合前后底面的代表性实例。最后，根据所识别的薄板样条曲面将视网膜图像拉平。

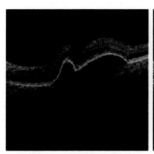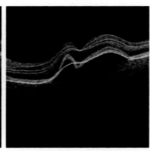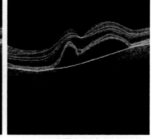

|（a）原始 OCT 的
B-扫描图像|（b）所有层的分割结果（第 11
层在最底部，为蓝绿色）|（c）经过薄板样条拟合后的
第 11 层|

图 12-3　视网膜层校正图

2. 体素分类

用有监督的体素分类方法来生成充满液体的 SEAD 区域的初始分割结果，该方法基于先前分割的视网膜上表面和下表面之间的体素进行训练。首先对训练图像在 X、Y 方向进行 2 倍下采样，在深度方向进行 4 倍下采样，以加快特征提取和后续体素分类的速度。详细步骤如下：①特征提取。对于每一个体素，计算出多个结构特征、纹理特征和位置特征 (表 12-1)。结构特征 (1~15) 描述局部图像结构，纹理特征 (16~45) 描述局部纹理。体素在视网膜中的位置 (高度) 被编码为三个位置特征 (46~48)，即体素与先前分割表层 1、7 和 11 层之间的欧氏距离。最后，还有文献 [31] 中确定的与 SEAD 的检测和描述相关的四种特征 (49~52)。②训练阶段。在训练阶段，随机抽取预处理后的训练图像，采集 SEAD 内外的体素。由于单个 OCT 图像中 SEAD 体素的数量不同，分别对扫描中的正常体素和 SEAD 体素进行采样，以确保在每次扫描中获得足够数量的正样本。对每幅训练图像随机抽取 10000 个正样本和 50000 个负样本。如果一张训练图像中的正样本体素低于 10000，则所有可用的正样本体素都应被包括在训练集中[32]。由于图像中的 SEAD 是充满液体的，SEAD 内部的体素对应于积液，而 SEAD 外部的体素不对应，因此采用二分类器。在一个独立的小规模图像集上进行对比实验的基础上，选用 K-近邻分类器。本设计中采用的 K-近邻方法[33] 允许近似最近邻分类，最大误差参数设置为 2。该分类器训练时间短，不足 20s。训练阶段只需要运行一次，训练后该分类器就可以对未知的体素[34] 进行分类。③测试阶段。使用前述训练好的分类器对图像进行测试。经过预处理和特征提取后，在顶部和底部表面之间的每个体素都被分配一个 0~1 之间的值，用以判断该体素在 SEAD 区域内的可能性。

表 12-1　使用的分类特征

特征序号	特征描述
1~5	海森矩阵在尺度上的第一个特征值 σ=1, 3, 6, 9, 14
6~10	海森矩阵在尺度上的第二个特征值 σ=1, 3, 6, 9, 14
11~15	海森矩阵在尺度上的第三个特征值 σ=1, 3, 6, 9, 14
16~45	高斯滤波器组的输出，包括二阶导数 σ=2, 4, 8
46~48	体素与层 1, 7, 11 的距离
49~52	文献 [31] 描述的层纹理特征：平均强度、共生矩阵的熵和惯性、小波系数标准差 (一级)

3. 初始化后处理——概率归一化

前面描述的初始化方法并不总是成功的。针对这些情况，提出了一种后处理方法来处理这些情况中的图像噪声。结果表明，在灰度值范围较小时，SEAD 区域的灰度分布与高斯分布基本一致。利用该知识对初始化结果进行后处理，如图 12-4 所示。其处理流程如下：①在原始曲线上找出最大的灰度值；②利用这个值，将曲线的左侧进行翻转复制；③将对称部分以外的灰度值的概率设为零。经过后处理后，后续的基于图的分割受到生成的似然图的约束。

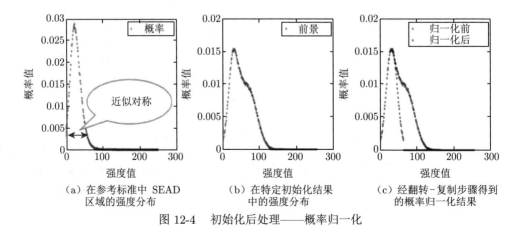

（a）在参考标准中 SEAD　　　（b）在特定初始化结果　　　（c）经翻转-复制步骤得到
　　区域的强度分布　　　　　　　中的强度分布　　　　　　　　的概率归一化结果

图 12-4　初始化后处理——概率归一化

12.3.2 基于图搜–图割的 SEAD 分割

将图搜和图割方法协同应用于 SEAD 的分割。用两个层作为约束 SEAD 分割的辅助目标对象,一层在 SEAD 区域上方,另一层在 SEAD 区域下方。

1. 代价函数设计

分割问题通常表示为能量最小化问题。目标是找到一个最小化能量函数 $\text{En}(f)$ 的解。代价函数设计如下:

$$\text{En}(f) = E(\text{Surface}) + E(\text{Regions}) + E(\text{Interactions}) \tag{12-1}$$

式中,$E(\text{Surface})$ 表示与所有曲面分割相关的代价;$E(\text{Regions})$ 表示与分割区域相关的代价;$E(\text{Interactions})$ 表示区域与曲面之间约束的代价。

(1)曲面代价函数:采用图搜法进行多曲面分割。与文献 [12] 相似,代价函数设计为

$$E(S) = \sum_{v \in S} C_v + \sum_{(p,q) \in N} h_{p,q}[S(p) - S(q)] \tag{12-2}$$

式中,S 是期望的曲面分割结果;C_v 是一种基于边缘的代价,它与 S 包含体素 v 的可能性成反比;(p,q) 是一对相邻列;$h_{p,q}$ 是一个凸函数,用来惩罚曲面 S 在 p 和 q 上的形状变化。

(2)区域代价函数:图割法[13] 已成功应用于区域分割。典型的图割能量函数定义为

$$E(f) = \sum_{p \in P} R_p(f_p) + \sum_{p \in P, q \in N_p} B_{p,q}(f_p, f_q) \tag{12-3}$$

式中,N_p 为 p 邻域内的一组像素;$R_p(f_p)$ 是将标签 $f_p \in L$ 赋值给 p 的代价,通常根据图像强度来定义,可以将其理解为图像强度的似然对数函数;$B_{p,q}(f_p, f_q)$ 是根据图像强度的梯度将标签 $f_p, f_q \in L$ 赋给 p 和 q 的代价。

重要的是,整个框架整合了初始化步骤的结果:①源节点是高似然体素 (概率大于 0.8,然后用形态学腐蚀算法处理),汇节点是低概率体素 (概率为 0);②提出的概率约束能量函数定义为

$$E(\text{Regions}) = \sum_{p \in P} (\alpha \cdot D_p(f_p) + \beta \cdot C_p(f_p)) + \sum_{p \in P, q \in N_p} \gamma \cdot B_{p,q}(f_p, f_q) \tag{12-4}$$

式中,α、β、γ 分别是数据项 D_p、概率约束项 C_p 和边界项 $B_{p,q}$ 的权重,且满足 $\alpha + \beta + \gamma = 1$。这些组成部分的定义如下:

$$D_p(f_p) = \begin{cases} -\ln P(I_p|O), & \text{若} f_p = \text{前景标签} \\ -\ln P(I_p|B), & \text{若} f_p = \text{背景标签} \end{cases} \tag{12-5}$$

$$B_{p,q}(f_p, f_q) = \exp\left(-\frac{(I_p - I_q)^2}{2\sigma^2}\right) \cdot \frac{1}{d(p,q)}\delta(f_p, f_q) \tag{12-6}$$

并且

$$\delta(f_p, f_q) = \begin{cases} 1, & \text{若 } f_p \neq f_q \\ 0, & \text{其他} \end{cases}$$

式中，I_p 为像素 p 的强度；$P(I_p|O)$ 和 $P(I_p|B)$ 是像素 p 的灰度值分别属于前景和背景的概率，分别由单独训练阶段的前景和背景灰度直方图估计得出；$d(p,q)$ 是像素 p 和 q 之间的欧氏距离；σ 是沿着边界相邻像素点的强度差异的标准差。

$$C_p(f_p) = 1 - \exp(-\lambda \cdot \mathrm{Init}P(p)) \tag{12-7}$$

式中，$\mathrm{Init}P(p)$ 是初始化结果中 p 的概率；λ 是一个常数（这里设 $\lambda = 1$）。

在训练阶段，每个目标的灰度直方图由训练图像估计得出。$P(I_p|O)$ 和 $P(I_p|B)$ 可以在此基础上计算出来。至于式（12-4）中的参数 α、β 和 γ，由于 $\alpha + \beta + \gamma = 1$，将分割准确率作为 α 和 β 的函数，通过优化函数值来估计 α 和 β，并令 $\gamma = 1 - \alpha - \beta$。采用梯度下降法[35] 进行优化。

（3）层与区域之间的交互：用 $E(\mathrm{Interactions})$ 表示层与区域之间的交互。用两个曲面 S_S 和 S_I 来约束区域，如图 12-5 所示。如果区域内的体素低于曲面 S_I，则会受到惩罚。同样地，如果区域内的体素高于曲面 S_S，则也给出惩罚。建议的交互项定义如下：

$$E(\mathrm{Interactions}) = \sum_{\substack{v \in p \\ z(v) - S_S(p) > d}} w_v f_v + \sum_{\substack{v \in p \\ S_I(p) - z(v) > d}} w_v f_v \tag{12-8}$$

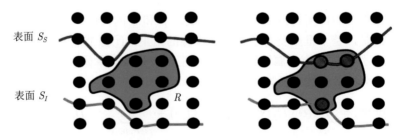

(a) 两个类地形的表面S_S 和 S_I 及绿色区域R | (b) 在区域与曲面之间加入约束

图 12-5 2D 示例中表面–区域交互的图示

(b) 中如果该区域的体素高于曲面 S_S，则会受到惩罚 (如蓝色所示)；如果区域内的体素低于曲面 S_I，也会受到惩罚 (如红色所示)

式中，$z(v)$ 表示体素 v 的 z 坐标；p 是包含 v 的列；$S_s(p)$ 和 $S_I(p)$ 分别是曲面 S_S 和 S_I 上 p 列的 z 值；d 是一个预先定义的距离阈值 (这里取 $d = 1$)；w_v 是 v 的惩罚权重，如果 v 在区域 R 内，则 $f_v = 1$。

2. 建图

对上表面 S_s、下表面 S_I 和区域 R 分别构造三个子图，这三个子图可合并为图 G，可以用最小割/最大流技术[13] 求解。

对于曲面 S_s，按照文献 [12] 中的方法构造子图 $G_{SS}(V_{SS}, A_{SS})$。V_{SS} 中的每个节点恰好准确对应于图像中的一个体素。图中添加了两种类型的弧：①相邻列 p 和 q 之间包含惩罚项 $h_{p,q}$ 的列间弧；②具有 $+\infty$ 权值的列内弧，它使目标曲面具有单调性。每个节点分配一个权值 w_n，使得图 G_{SS} 的闭集的总权值等于 $E(\text{Surface})$ 的边缘代价项。按照文献 [36] 中的方法，对每个节点要么以权值 w_n 连接到汇节点 T(如果 $w_n > 0$)，要么以权值 $-w_n$ 连接到源节点 S(如果 $w_n < 0$)。对于曲面 S_I，采用相同的建图方法创建另一个子图 $G_{SI}(V_{SI}, A_{SI})$。

对于区域代价项，采用文献 [13] 中的图割法构造第三个子图 $G_R(V_R, A_R)$。这里，V_R 中的每个节点也恰好对应于图像中的一个体素。两个终端节点，汇节点 T 和源节点 S，与已经在 G_{SS} 和 G_{SI} 中使用的节点相同。每个节点都有到汇节点和源节点的 t 链接，对应数据项。N 链接连接每对相邻节点，对应边界项。图 12-6 显示了图的结构。V_R、V_{SS} 和 V_{SI} 中的节点都是对应的，所以这三个子图可以合并成一个图 G。

在 G_{SS} 和 G_R 之间以及 G_R 和 G_{SI} 之间添加附加的图间弧，以包含几何交互约束。对于 G_{SS} 和 G_R，如果子图 G_R 中的一个节点 (x, y, z) 标记为 "源"，并且子图 G_{SS} 中的一个节点 $(x, y, z + d)$ 标记为 "汇"，即 $z - S_{SS}(x, y) > d$，那么将会添加从每个节点 $G_R(x, y, z)$ 到 $G_{SS}(x, y, z + d)$ 带有惩罚权重的有向弧，如图 12-6（b）所示。对于 G_R 和 G_{SI}，也采用相同的方法。

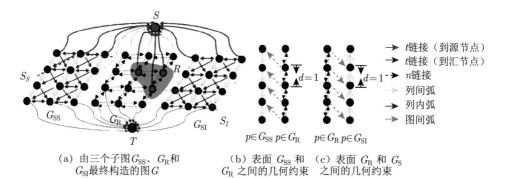

(a) 由三个子图 G_{SS}、G_R 和   (b) 表面 G_{SS} 和   (c) 表面 G_R 和 G_S
G_{SI} 最终构造的图 G G_R 之间的几何约束   之间的几何约束

图 12-6 建图结构示意图

12.4　性　能　评　估

12.4.1　实验方法

在初始化过程中，比较了概率归一化之前和之后的性能来显示概率归一化的有效性。

在分割过程中，比较了文献 [17] 中的传统图割方法、文献 [13] 中的传统图搜方法及本章基于概率约束的图搜–图割方法。多变量方差分析（multivariate analysis of variance，MANOVA）测试[37] 考虑了三个性能指标：真阳性体积分数（true positive volume fraction，TPVF），用来表示参考标准描述中流体总量分数；假阳性体积分数（false positive volume fraction，FPVF）[33]，用来表示被错误识别的流体量；相对体积差比率（relative volume difference ratio，RVDR），用来测量相对于标准参考体积的体积差异比率，以显示性能差异的统计意义。它们的定义如下：

$$\text{TPVF} = \frac{|C_{TP}|}{|C_{td}|} \tag{12-9}$$

$$\text{FPVF} = \frac{|C_{FP}|}{|U_d - C_{td}|} \tag{12-10}$$

$$\text{RVDR} = \frac{||V_M| - |V_R||}{|V_R|} \tag{12-11}$$

式中，U_d 为数据中所有体素的集合；C_{td} 是正确分割的体素集和；$|\cdot|$ 表示体积；$|V_M|$ 是用方式 M 分割的体积；$|V_R|$ 是体积参考标准。更多细节参见文献 [38]。

统计相关性分析中，采用线性回归分析[39] 和 Bland-Altman 图[40] 来评估自动分割和手动分割之间的相关性和一致性。

可重复性分析中，邀请视网膜专家手动分割视网膜内积液和视网膜下积液，并在三个月后再次进行手动分割。对一只眼睛的所有切片的手动分割需要超过两个小时，耗时较长，因此只对整个数据集中随机选择的五只眼进行重新分割。

以黄斑为中心的三维 OCT 视网膜数据（200×200×1024 体素，对应 6mm× 6mm×2mm 区域、体素大小为 30μm ×30μm ×1.95μm）来自 15 例渗出性 AMD 患者。一位视网膜专家在 iPad 上使用 TruthMarker 软件[41] 在每只眼睛的每个切片上手动分割视网膜内积液和视网膜下积液，作为参考标准。

12.4.2　初始化性能评估

初始化结果的四个例子及它们通过概率归一化处理后的结果如图 12-7 所示。可以看到第三和第四列图像中，经过概率归一化，错误检测的体素数量已经明显减少。表 12-2 的第一行与第二行反映了概率归一化前后 TPVF、FPVF 和 RVDR 的均值。在概率归一化后，FPVF 明显降低（从 4.5% 降至 3.0%）。

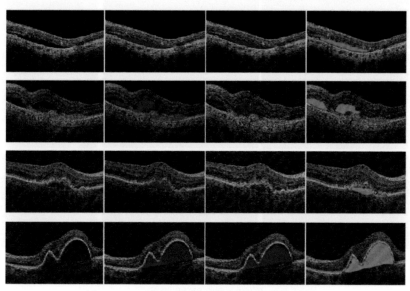

图 12-7　SEAD 初始化的四个例子的实验结果

第一列为原始图像，第二列为初始化结果，第三列为概率归一化后的最终初始化结果，最后一列为金标准；注意
第三列和第四列中通过概率归一化获得的改进

表 12-2　各方法的 TPVF、FPVF 及 RVDR 的平均值和标准差（中值）　（单位：%）

项目	TPVF	FPVF	RVDR
初始化	72.3 ±17.6 (77.5)	4.5 ±3.7 (3.6)	21.1±41.2 (16.4)
概率归一化后初始化	72.5 ±17.5 (77.5)	3.0 ±3.2 (2.5)	20.8±40.5 (16.2)
传统图割[13]	77.9±23.9 (81.4)	3.6 ±3.3 (3.2)	20.2±37.6 (6.5)
传统图搜[29]	82.8±10.5 (86.0)	3.2 ±4.5 (2.6)	22.8±45.6 (12.5)
本章的概率约束图搜–图割方法	86.5±9.5 (90.2)	1.7 ±2.3 (0.5)	12.8±32.1 (4.5)

12.4.3　分割性能评估

　　三例分割结果如图 12-8 所示。表 12-2 通过 TPVF、FPVF、RVDR 指标对提出的方法的分割性能进行了定量评估。与传统图割[13] 和图搜[29] 方法相比，提出的概率约束图搜–图割方法获得了更好的性能。所提出的方法的 MANOVA 测试与传统图割[13] 及传统图搜[29] 方法相比的 p 值分别为 $p<0.01$、$p<0.04$，即两种性能的改善都具有统计意义。所提出方法的 TPVF、FPVF、RVDR 的平均值分别为 86.5%、1.7% 和 12.8%。典型 SEAD 分割结果的三维可视化结果如图 12-9 所示。

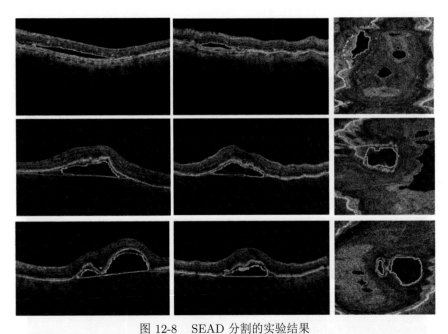

图 12-8　SEAD 分割的实验结果

第一列、第二列、第三列分别对应轴向、矢状和冠状视图；红色代表视网膜上表面，绿色代表视网膜下表面，黄色代表分割的 SEAD 表面

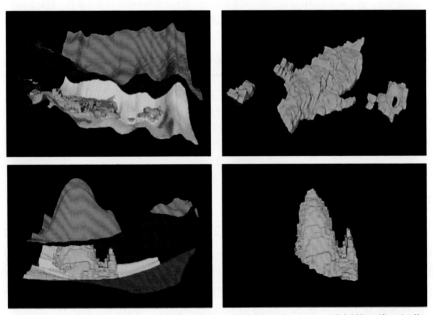

图 12-9　两个例子（图 12-8 中第一和第三个案例）中 SEAD 分割的三维可视化

红色代表视网膜上表面，绿色代表视网膜下表面，橙色代表分段 SEAD 表面

所提出的方法在主频为 3.33GHz 的 CPU、内存为 24GB 的 HP Z400 工作站进行测试。初始化和分割的计算时间分别为 15min 和 10min。

12.4.4　统计相关分析及重复性分析

如图 12-10 所示，比较了 SEAD 体积和 Bland-Altman 图的全自动概率约束图搜–图割方法与手动追踪方式 1 的线性回归分析结果。手动追踪方式 1 与 2 的分割结果重复性评估如图 12-11 所示。这些数据说明：①观察者内部有很高的相关性，重复性 $r = 0.9913$。相比之下，自动分割与手动分割 1 具有较高相关性（$r = 0.9447$）。②Bland-Altman 图显示了自动分割与手动分割 1 及手动分割 1 与手动分割 2 的 95% 一致性界限分别为 $[-0.34, 0.45]$、$[-0.24, 1.16]$。自动分割与手动分割 1 和手动分割 1 与手动分割 2 相比，有更小的偏差。

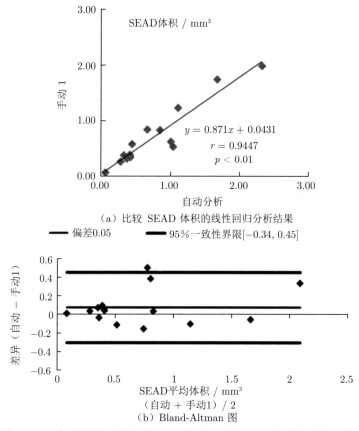

（a）比较 SEAD 体积的线性回归分析结果

（b）Bland-Altman 图

图 12-10　自动图搜–图割方法和手动追踪方式 1 之间的统计相关分析

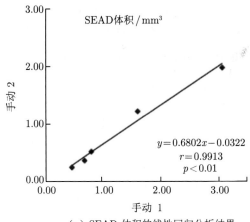

$$y = 0.6802x - 0.0322$$
$$r = 0.9913$$
$$p < 0.01$$

（a）SEAD 体积的线性回归分析结果

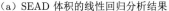
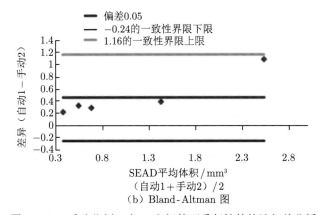

（b）Bland-Altman 图

图 12-11　手动分割 1 与 2 之间的可重复性的统计相关分析

12.5　结　论

　　结果表明，基于概率约束的图搜–图割方法明显优于传统图搜和图割方法，并且它在渗出性 AMD 患者的 SD-OCT 图像中分割视网膜内积液和视网膜下积液的表现与临床医生相当。

12.5.1　SEAD 分割的重要性

　　如引言中提及的，目前的治疗完全基于临床医生对于来自 SD-OCT 的视网膜内积液量和视网膜下积液量的主观评估。尽管未在研究中证实，但其他领域的证据和经验表明，由此产生的同一观察者或不同观察者之间的主观评估差异将引起治疗方面相当大的变化，从而导致治疗不足或过度治疗。虽然每次治疗基于定期和频繁地向玻璃体内注射抗血管内皮生长因子（VEGF），其潜在破坏性眼内炎和视力丧失的风险小于二千分之一，但由于终身治疗需要很多次的注射，累积的风险仍然很大。此外，每次注射的费用很高，所以会对患者及其家庭或医保系统带来极大负担。因此我们提出的定量方法有助于避免过度治疗，既可以降低患者的健康风险又可以节省医疗成本。但是，在本方法应用到临床之前，仍需要进行大量的实验验证。

12.5.2　基于概率约束的图搜–图割方法的优点

本章介绍了一种用于 SEAD 分割的基于图论的方法。使用多目标策略分割 SEAD，用两个视网膜表面作为 SEAD 分割的辅助目标（一个在 SEAD 区域上，另一个在 SEAD 区域下）。这两个辅助表面提供了 SEAD 分割的自然约束，并使每个搜索空间充分缩小，从而得到更准确的分割结果。文献 [42] 也用到了类似的想法。本方法有效地结合了图搜和图割方法，同时实现了表面和区域的分割。在初始化中应用了基于自动体素分类的方法，该方法基于文献 [14,31] 中取得较好效果的层纹理特征。后续的图搜–图割方法有效整合了初始化的概率约束，进一步提高了分割准确率。

12.5.3　基于概率约束的图搜–图割方法的局限性

这种基于图论的方法存在一些局限性。第一个局限性是它在很大程度上依赖初始化结果。如果初始化步骤的概率约束不正确，那么最终的分割结果可能会失败。由于初始化不准确导致错误检测 SEAD 的例子如图 12-12 所示。

基于概率约束的图搜–图割方法与手动分割存在较高的相关性，如果该结论在更大规模的研究中得以验证，则该方法有可能适用于临床使用。从图 12-10 和图 12-11 中可以看出，自动分割与手动分割 1 之间的误差比手动分割 1 与手动分割 2 之间的偏差更小，这可能是由于只手动分割了五个 OCT 图像，即分析不够全面，因为手动标注非常耗时，即使借助 TruthMarker 标记软件仍需要很长时间。

12.5.4　异常视网膜层分割

用于视网膜表面和层分割的方法有很多[11,28,29,43−45]。然而这些方式都是在非 AMD 患者的数据集中进行的评估，其中视网膜层和其他结构都是完整的。当视网膜层被破坏，并且有越过层界限的其他结构存在时，如渗出性 AMD 或 DME，分割变得更有挑战性。本章介绍了一种异常视网膜层分割方法，主要任务是 SEAD 分割，并通过两个辅助表面来解决。在这个过程中，正常表面为异常 SEAD 分割提供约束，反过来，异常 SEAD 结构的分割也有助于改善正常表面的分割结果。如实验结果（图 12-8）所示，当 SEAD 被成功地分割，其底部表面的分割也是正确的。这种思想也可用于分割其他类型的异常数据，如肝脏 CT 扫描中的肝肿瘤分割等。

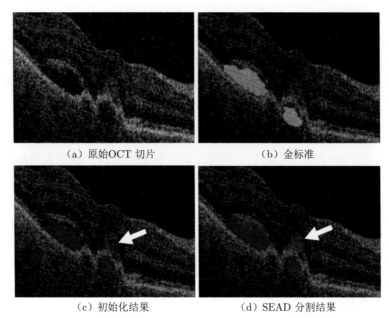

　　　（a）原始OCT 切片　　　　　　（b）金标准

　　　（c）初始化结果　　　　　　（d）SEAD 分割结果

图 12-12　由于初始化不精确导致 SEAD 错误分割的一个例子

参 考 文 献

[1] Jager R D, Mieler W F, Miller J W. Age-related macular degeneration[J]. N. Engl. J. Med., 2008, 358: 2606-2617.

[2] Rosenfeld P J, Brown D M, Heier J S, et al. Ranibizumab for neovascular age-related macular degeneration[J]. N. Engl. J. Med., 2006, 355: 1419-1431.

[3] Ferrara N, Hilan K J, Gerber H, et al. Discovery and development of bevacizumab, an anti-VEGF antibody for treating cancer[J]. Nat. Rev. Drug Discovery, 2004, 3(5): 391-400.

[4] Algvere P V, Steén B, Seregard S, et al. A prospective study on intravitreal bevacizumab (Avastin®) for neovascular age-related macular degeneration of different durations[J]. Acta Ophthalmol., 2008, 86(5): 482-489.

[5] Cukras C, Wang Y D, Meyerle C B, et al. Optical coherence tomography-based decision making in exudative age-related macular degeneration: Comparison of time- vs spectral-domain devices[J]. Eye, 2010, 24(5): 775-783.

[6] Lalwani G A, Rosenfeld P J, Fung A E, et al. A variable-dosing regimen with intravitreal ranibizumab for neovascular age-related macular degeneration: Year 2 of the PrONTO study[J]. Am. J. Ophthalmol., 2009, 148(1): 43-58.

[7] Coscas F, Coscas G, Souied E, et al. Optical coherence tomography identification of occult choroidal neovascularization in age-related macular degeneration[J]. Am. J. Ophthalmol., 2007, 144(4): 592-599.

[8] Kashani A H, Keane P A, Dustin L, et al. Quantitative subanalysis of cystoid spaces and outer nuclear layer using optical coherence tomography in age-related macular degeneration[J]. Invest. Ophthalmol. Vis. Sci., 2009, 50(7): 3366-3373.

[9] Fung A E, Lalwani G A, Rosenfeld P J, et al. An optical coherence tomography-guided, variable dosing regimen with intravitreal ranibizumab (Lucentis) for neovascular age-related macular degeneration[J]. Am. J. Ophthalmol., 2007, 143(4): 566-583.

[10] Dadgostar H, Ventura A A, Chung J Y, et al. Evaluation of injection frequency and visual acuity outcomes for ranibizumab monotherapy in exudative age-related macular degeneration[J]. Am. J. Ophthalmol., 2009, 116(9): 1740-1747.

[11] Delong A, Boykov Y. Globally optimal segmentation of multi-region objects[C]// Proceedings of IEEE International Conference on Computer Vision. Kyoto, Japan, 2009: 285-292.

[12] Li K, X. Wu X D, Chen D Z, et al. Efficient optimal surface detection: theory, implementation and experimental validation[C]//Proceedings of SPIE Medical Imaging. San Diego, USA, 2004: 537048.

[13] Boykov Y, Funka-Lea G. Graph cuts and efficient N-D image segmentation[J]. Int. J. Comput. Vis., 2006, 70(2): 109-131.

[14] Niemeijer M, Lee K, Chen X, et al. Automated estimation of fluid volume in 3D OCT scans of patients with CNV due to AMD[C]// Proceedings of Association for Research in Vision and Ophthalmology (ARVO) Annual Meeting, 2012, 53: 4074.

[15] Boykov Y, Kolmogorov V. An experimental comparison of min-cut/ max-flow algorithms for energy minimization in vision[J]. IEEE Trans. Pattern Anal. Mach. Intell., 2004, 26(9): 1124-1137.

[16] Chen X, Niemeijer M, Zhang L, et al. 3D segmentation of fluid-associated abnormalities in retinal OCT: Probability constrained graph-search-graph-cut[J]. IEEE Trans. Med. Imaging, 2012, 31(8): 1521-1531.

[17] Boykov Y, Jolly M P. Interactive graph cuts for optimal boundary & region segmentation of objects in N-D images[C]//Proceedings of Inter national Conference on Computer Vision (ICCV). Vancouver, Canada, 2001: 105-112.

[18] Kolmogorov V, Zabih R. What energy functions can be minimized via graph cuts?[J]. IEEE Trans. Pattern Anal. Mach. Intell., 2004, 26(2): 147-159.

[19] Veksler O. Star shape prior for graph-cut image segmentation[C]//Proceedings of 10th European Conference on Computer Vision (ECCV), 2008, 5304: 454-467.

[20] Freedman D, Zhang T. Interactive graph cut based segmentation with shape priors[C]// Proceedings of IEEE Conference on Computer Vision and Pattern Recognition (CVPR). San Diego, USA, 2005: 755-762.

[21] Malcolm J, Rathi Y, Tannenbaum A. Graph cut segmentation with nonlinear shape priors[C]//Proceedings of IEEE International Conference on Image Processing. San Antonio, USA, 2007: 365-368.

[22] Vu N, Manjunath B S. Shape prior segmentation of multiple objects with graph cuts[C]//

Proceedings of IEEE Conference on Computer Vision and Pattern Recognition (CVPR). Anchorage, USA, 2008: 1-8.

[23] Chen X, Bagci U. 3D automatic anatomy segmentation based on iterative graph-cut-ASM[J]. Med. Phys., 2011, 38(8): 4610-4622.

[24] Dolejí M, Abràmoff M D, Sonka M, et al. Semi-automated segmentation of symptomatic exudate-associated derangements (SEADs) in 3D OCT using layer segmentation[C]//Proceedings of Biosignal. 2010.

[25] Li K, X. Wu D Z C, Sonka M. Optimal surface segmentation in volumetric images-A graph-theoretic approach[J]. IEEE Trans. Pattern Anal. Mach. Intell., 2006, 28(1): 119-134.

[26] Yin Y, Zhang X, Williams R, et al. LOGISMOS—layered optimal graph image segmentation of multiple objects and surfaces: Cartilage segmentation in the knee joint[J]. IEEE Trans. Med. Imaging., 2010, 29(12): 2023-2037.

[27] Appleton B, Talbot H. Globally minimal surfaces by continuous maximal flows[J]. IEEE Trans. Pattern Anal. Mach. Intell., 2006, 28(1): 106-118.

[28] Garvin M K, Abràmoff M D, Kardon R, et al. Intraretinal layer segmentation of macular optical coherence tomography images using optimal 3-D graph search[J]. IEEE Trans. Med. Imaging, 2008, 27(10): 1495-1505.

[29] Garvin M K, Abràmoff M D, Wu X, et al. Automated 3D intraretinal layer segmentation of macular spectral-domain optical coherence tomography images[J]. IEEE Trans. Med. Imaging, 2009, 28(9): 1436-1447.

[30] Song Q, Chen M, Bai J, et al. Surface-region context in optimal multi-object graph-based segmentation: Robust delineation of pulmonary tumors[C]//Proceedings of the 22nd Biennial International Conference on Information Processing in Medical Imaging. Kloster Irsee, Germany: Springer, 2011: 61-72.

[31] Quellec G, Lee K, Dolejsi M, et al. Three-dimensional analysis of retinal layer texture: Identification of fluid-filled regions in SD-OCT of the macula[J]. IEEE Trans. Med. Imaging, 2010, 29(6): 1321-1330.

[32] Abràmoff M D, Alward W L M, Greenlee E C, et al. Automated segmentation of the optic disc from stereo color photographs using physiologically plausible features[J]. Invest. Ophthalmol. Vis. Sci., 2007, 48 (4): 1665-1673.

[33] Arya S, Mount D M, Netanyahu N S, et al. An optimal algorithm for approximate nearest neighbor searching in fixed dimensions[J]. J. ACM, 1998, 45: 891-923.

[34] Niemeijer M, van Ginneken B, Staal J, et al. Automatic detection of red lesions in digital color fundus photographs[J]. IEEE Trans. Med. Imaging, 2005, 24(5): 584-592.

[35] Snyman J A. Practical Mathematical Optimization: An Introduction to Basic Optimization Theory and Classical and New Gradient-based Algorithms[M]. Boston, MA: Springer, 2005.

[36] Wu X, Chen D Z. Optimal net surface problems with applications[C]//Proceedings of International Colloquium on Automata, Languages, and Programming. Málage, Spain,

2002, 2380: 1029-1042.

[37] Krzanowski W J. Principles of Multivariate Analysis[M]. Oxford: Oxford University Press, 1988.

[38] Udupa J K, LeBlanc V R, Ying Z G, et al. A framework for evaluating image segmentation algorithms[J]. Comput. Med. Imaging Graph., 2006, 30(2): 75-87.

[39] Cox D R, Hinkley D V. Theoretical Statistics[M]. London: Chapman & Hall, 1974.

[40] Bland J M, Altman D G. Statistical methods for assessing agreement between two methods of clinical measurement[J]. Lancet, 1986, 1: 307-310.

[41] Christopher M, Moga D C, Russell S R, et al. Validation of tablet-based evaluation of color fundus images[J]. Retina, 2012, 32(8): 1629-1635.

[42] Chen X, Udupa J K, Alavi A, et al. Automatic anatomy recognition via multi-object oriented active shape models[J]. Med. Phy., 2010, 37(12): 6390-6401.

[43] Cabrera Fernández D, Salinas H M, Puliafito C A. Automated detection of retinal layer structures on optical coherence tomography images[J]. Optics Express, 2005, 13(25): 10200-10216.

[44] Mayer M A, Hornegger J, Mardin C Y, et al. Retinal nerve fiber layer segmentation on FD-OCT scans of normal subjects and glaucoma patients[J]. Biomedical Optics Express, 2010, 1(5): 1358-1383.

[45] Chiu S J, Li X T, Nicholas P, et al. Automatic segmentation of seven retinal layers in SDOCT images congruent with expert manual segmentation[J]. Optics Express, 2010, 18(18): 19413-19428.

第 13 章　基于时序 OCT 图像的脉络膜新生血管生长建模和预测

脉络膜新生血管（CNV）可发生于多种视网膜疾病中，可造成严重的视力损害。本章将介绍一种基于反应扩散模型的对时间序列 OCT 图像进行建模的方法。该方法可用于预测未来的脉络膜新生血管病变区域，为治疗方案的规划提供指导。

13.1　引　　言

CNV 是指由脉络膜产生并向视网膜生长的新生异常血管。CNV 常见于许多脉络膜–视网膜疾病中，如 AMD、病理性近视黄斑变性、组织胞浆菌病等。新生血管反复渗漏和破裂可能导致黄斑严重受损，造成永久性视力损伤。

病理研究表明，CNV 的发生与高浓度 VEGF 有很大的相关性[1]。目前，最有效的 CNV 治疗方法是向玻璃体内注射抗 VEGF 药物。这种治疗方法可以抑制 CNV 的生长，并减少视网膜积液量。然而，治疗过程中通常需要多次注射，这会增加眼内并发症风险，引起视力损伤。此外，该治疗费用昂贵，并且疗效因人而异[2]。因此，理想情况下，应为每个患者制订个性化的治疗计划，确定最少且必需的抗 VEGF 注射次数。

Huang 等[3] 在 1991 年首次提出 OCT 技术。OCT 是非侵入性和非接触式的成像模式。它能提供生物组织的高分辨率截面图像。从视网膜 OCT 图像中可以定量测量病变区域（如囊样水肿、视网膜内积液、下积液、CNV 等）的大小、位置和形状。进一步，基于时序 OCT 图像可以实现对疾病的跟踪[4-6]。因此 OCT 已成为监测 CNV 病情的最有效工具。在 PrONTO 试验[7] 中，对用眼内雷珠单抗治疗的新生血管性 AMD 患者进行 OCT 成像，并借助图像进行治疗方案的初步设计：首先给予所有患者三次玻璃体内注射，每月注射一次；之后实行可变的治疗方案，只有在特定条件下才进行注射，这些条件包括 OCT 图像中可见视网膜内积液或下积液、OCT 图像中测量的黄斑中心厚度等。图 13-1 显示了患有 CNV 的视网膜 OCT 图像实例。

已有几项工作研究了基于 OCT 的视网膜疾病预测。例如，Bogunovic 等[8] 从时序 OCT 图像中提取特征，并采用分类器预测了湿性 AMD 患者的抗 VEGF 治疗结果，但他们只是预测患者对药物治疗有反应或无反应，而无法预测疾病区域

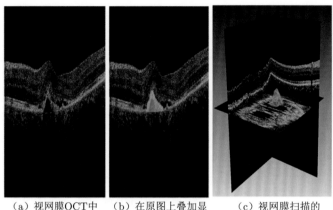

(a) 视网膜OCT中   (b) 在原图上叠加显   (c) 视网膜扫描的
  的一张B-扫描   示了绿色的CNV区域   三维可视化图

图 13-1   含 CNV 的视网膜 OCT 图像的实例

的未来状态。Vogl 等[9] 提出了两种数据驱动的机器学习方法，用于预测视网膜静脉阻塞患者黄斑水肿复发的情况。他们用于定量分析的特征较为简单，如视网膜厚度、图像梯度大小等。

本章将介绍一种针对时序 OCT 图像的基于反应扩散模型的 CNV 生长模型[10]。将有限元法（finite element method，FEM）用于求解模型中的方程，并给出了代表预测准确率的目标函数，通过优化该函数获得最优生长参数。所提出的方法在时序 OCT 数据集上进行了测试，该数据集包含七名患者，每名患者均按月采集了共 12 个三维 OCT 图像。实验结果显示了该方法的准确性。

13.2   方   法

13.2.1   方法概述

方法总体流程如图 13-2 所示。假设有 N 个图像构成时间序列，则用前 $N-1$ 个图像来训练生长参数。首先，对这些 OCT 图像进行图像预处理，包括配准和分割。其次，将分割出来的 CNV 区域和周围组织进行网格化，构建四面体网格。再次，将 CNV 生长模型应用于前 $N-1$ 个图像以获得最佳参数。然后，对这些估计参数应用曲线拟合，以预测第 N 个图像的生长参数，并代入模型得到第 N 个图像的预测结果。最后，将预测图像与真实的第 N 个图像进行比较，以评估算法的准确率。

13.2.2   数据获取

在 12 个月的抗 VEGF 药物临床试验中，对七例患者的七只眼每月采集一次 OCT 图像。图像通过蔡司 Cirrus OCT 设备获取，实际扫描体积为 6mm×

6mm×2mm，三维图像大小为 512×1024×128 体素（每个体素的体积为 11.72μm× 5.86μm×15.6μm）。在本试验中，将患者随机分到治疗组或对照组中。治疗计划包括两个阶段：核心治疗阶段和延长治疗阶段。在第一个治疗阶段，治疗组患者以一个月的间隔（第 0、1、2 月）给予三次玻璃体内抗 VEGF 注射（康柏西普，0.5mg），而对照组患者注射安慰剂。在第二个治疗阶段，治疗组的患者每隔三个月注射一次药物；第二阶段前三个月，对照组患者每月注射一次药物，之后每隔三个月注射一次药物。治疗组和对照组的详细治疗方案如图 13-3 所示。在本方法的实验数据中，四人来自治疗组，三人来自对照组。

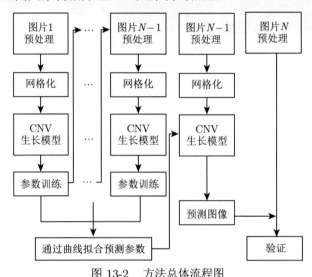

图 13-2　方法总体流程图

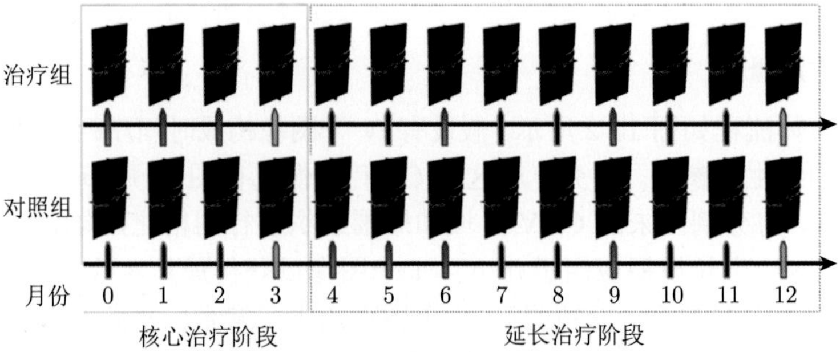

图 13-3　治疗组和对照组的治疗方案图示

红色箭头表示玻璃体内注射药物治疗的时间点，黑色箭头表示注射安慰剂的时间点，蓝色箭头表示评估时间点

13.2.3　图像预处理

在本研究中，每月采集一次 OCT 图像，因此无法避免图像采集时眼睛位置的偏差。为保证预测准确性，需要进行图像配准，以测量同一位置病变区域的变

化。以第一个时间点的图像为参考图像，其他后续图像基于手动输入的标志点，用刚性变换配准到参考图像上 [11]。配准结果如图 13-4 所示。

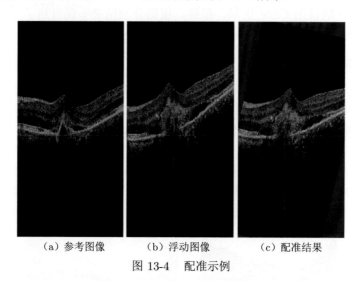

(a) 参考图像　　　(b) 浮动图像　　　(c) 配准结果

图 13-4　配准示例

　　配准后，分割图像以获得感兴趣区域，包括 CNV 区域及周围组织。首先基于三维图搜方法进行视网膜层分割[12,13]，并且使用表面分割结果来定位 CNV 区域[14]。如图 13-5 所示，首先分割得到表面 1~4，分别对应 RNFL 的上边界、OPL 和 ONL 之间的边界、维尔赫夫膜和 RPE 之间的边界、布鲁赫膜。对于分割

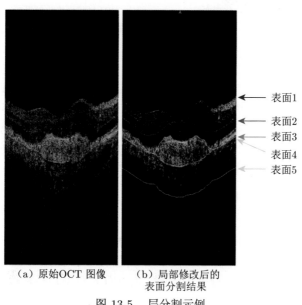

表面1
表面2
表面3
表面4
表面5

(a) 原始OCT 图像　　　(b) 局部修改后的
　　　　　　　　　　　　表面分割结果

图 13-5　层分割示例

结果较差的数据，在经验丰富的眼科医生的指导下手动修改了局部分割结果。由于脉络膜的下边界难以识别，所以将表面 4 向下平移特定距离得到表面 5。表面 3、4 之间的区域设为 CNV 区域，最终，根据分割结果不仅得到了 CNV 病变区域，而且获得了三个组织层：外视网膜层、内视网膜层及脉络膜层。

13.2.4　网格化

采用 Iso2Mesh 方法[14] 对分割出来的 CNV 体积和视网膜层进行四面体网格化。Iso2Mesh 是一个三维面和体网格生成器，可以直接从分割好的二值或灰阶医学图像生成高质量的三维四面体网格或三角形表面[15]。

网格化包括以下两个步骤：第一步，根据设定的密度生成三角等值面；第二步，用四面体元素填充等值面包围的三维区域。在第二步中，可以用不同的标签区分对应 CNV 或对应不同视网膜层的网格。图 13-6 显示了视网膜三维网格化结果。

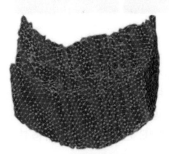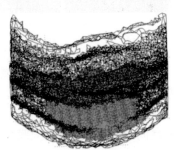

　　　（a）网格化表面　　　　　　（b）CNV 区域网格化结果（红色）

图 13-6　视网膜三维网格化结果

13.2.5　CNV 生长模型

反应扩散模型[16] 是一种广泛应用于地质学、生物学和物理学的数学模型。它描述了分布在空间和时间中的物质变化。在文献 [17]~[19] 中，反应扩散模型用于模拟肿瘤生长。与已有方法不同的是，在本方法中，该模型不但能模拟 CNV 对组织的侵犯，也能模拟 CNV 在药物作用下的萎缩。具体来说，在模型中加入了治疗项来模拟药物治疗的影响。该模型可以定义如下：

$$\frac{\partial u}{\partial t} = f(u,t) + \nabla \cdot (c\nabla u) - a \cdot u \tag{13-1}$$

式中，u 表示 CNV 的分布密度，初始化值为 4000；c 表示 CNV 向周围正常组织的扩散系数；$a \cdot u$ 表示治疗项，其中 a 设置为一个常数。

源项 f 可以用 Logistic 模型表示[20]，Logistic 模型是一种数值预测的常用技术。源项 f 定义如下：

$$f(u,t) = \rho \cdot u(1-u) \tag{13-2}$$

式中，ρ 是 CNV 生长速率。联合式 (13-1) 和式 (13-2)，可得

$$\frac{\partial u}{\partial t} = \rho \cdot u(1-u) + \nabla \cdot (c\nabla u) - a \cdot u \tag{13-3}$$

$$c\nabla u \cdot \boldsymbol{n}_{\partial\Omega} = 0 \tag{13-4}$$

式（13-4）表示在视网膜域边界 Ω 上设定诺依曼边界条件。然后，应用 FEM[21,22] 来求解上述反应扩散模型中的偏微分方程。基于 Galerkin 方法[23]，该连续问题可以转化为有限维的子向量空间中的离散问题。

图 13-7 给出了两张图上的 CNV 密度预测结果。对结果采用阈值 4000 进行分割，得到二值化的 CNV 图像。

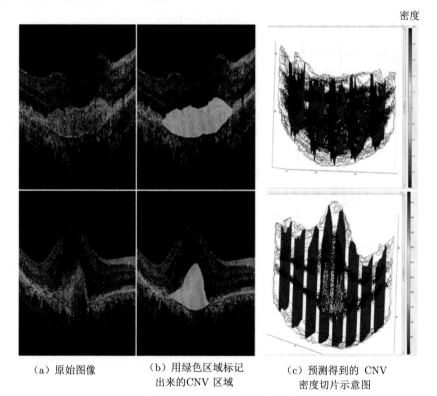

（a）原始图像　　　（b）用绿色区域标记　　　（c）预测得到的 CNV
　　　　　　　　　　　出来的CNV 区域　　　　　　密度切片示意图

图 13-7　建模结果的两个例子

13.2.6　生长参数估计

在 CNV 生长模型中，对于每个患者，需要分别估算参数 ρ 和 c。假设 c 不随时间变化，而 ρ 随着时间变化，其值可以从纵向 OCT 图像估计出来。定义参数集合为 $\theta = \{\rho_1, \rho_2, \cdots, \rho_{N-2}; c\}$，需要从时序 OCT 图像中估计这些参数。

为了得到最优的参数 θ^*，需要最小化表示重叠准确率[24] 的目标函数，即

$$\theta^* = \underset{\theta}{\arg\min}\, E(\theta) \tag{13-5}$$

其中，

$$E(\theta) = \sum_{i=1}^{N-2} w \cdot (1 - \mathrm{TPVF}(\hat{I}_{i+1}(\theta), I_{i+1})) + (1-w) \cdot \mathrm{FPVF}(\hat{I}_{i+1}(\theta), I_{i+1}) \tag{13-6}$$

$$\mathrm{TPVF} = \frac{|\hat{I}_{i+1}| \cap |I_{i+1}|}{|I_{i+1}|} \tag{13-7}$$

$$\mathrm{FPVF} = \frac{|\hat{I}_{i+1}| - |\hat{I}_{i+1} \cap I_{i+1}|}{|I_\Omega| - |I_{i+1}|} \tag{13-8}$$

式中，$|*|$ 表示 $*$ 的体积；$\hat{I}_{i+1}$ 是从真实的第 i 幅图像预测得到的 CNV 区域；I_{i+1} 是真实的第 $i+1$ 幅图像中的 CNV 区域；I_Ω 指整个 OCT 图像区域；TPVF 代表正确预测的 CNV 体积占 CNV 金标准体积的百分比；FPVF 表示错误预测的 CNV 体积占背景体积的百分比；w 设置为 0.5，表示真阳性和假阳性的权重相同。

用遗传算法[25] 进行目标函数优化，设置随机初始化，多次运行算法，排除异常值后，将输出的结果平均，作为最优参数。优化得到前 $N-2$ 个时间点的生长参数 $\rho_1, \rho_2, \cdots, \rho_{N-2}$ 后，采用曲线拟合估计倒数第二个时间点的生长参数 ρ_{N-1}。

13.3　实 验 结 果

实验中，每名患者共采集 12 次 OCT 图像，即 $N{=}12$，则将生长模型用于前 11 个图像，以预测第 12 幅图像。然后通过与真实的第 12 幅图像进行比较来验证预测准确率。由两名专家在每张 B-扫描图像中独立地手动分割 CNV 区域，以得到用于评估的金标准。图 13-8（a）显示了两套金标准对应的 CNV 体积之间的高相关性（$r{=}0.978$）。

图 13-8（b）和图 13-8（c）分别给出了金标准 1 和金标准 2 的 CNV 体积与预测结果的相关性。从图中可以看出，预测结果与这两个金标准高度正相关，相关系数分别为 0.988 和 0.993。所以后续分析中，以金标准 1 作为比较标准。

图 13-9 给出了七例患者的 CNV 生长参数的曲线拟合结果，并将治疗组和对照组分别显示。每条曲线的最后一个点表示估计得到的 ρ_{N-1}。图 13-10 显示了 CNV 生长预测的结果及其与金标准的比较。预测结果的 TPVF、FPVF 和 DSC 如表 13-1 所示。TPVF、FPVF 及 DSC 的均值分别为 78.41%、2.44%、79.22%。这表明了该方法预测 CNV 未来状态的有效性。

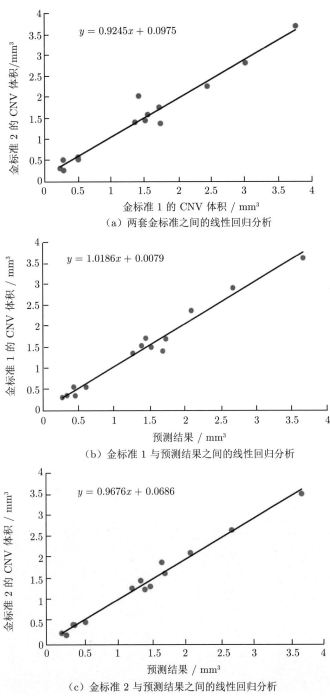

（a）两套金标准之间的线性回归分析

（b）金标准 1 与预测结果之间的线性回归分析

（c）金标准 2 与预测结果之间的线性回归分析

图 13-8　预测结果、金标准 1 和金标准 2 之间的相关性

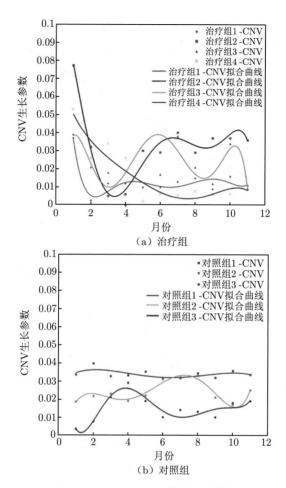

（a）治疗组

（b）对照组

图 13-9　CNV 生长参数拟合曲线图

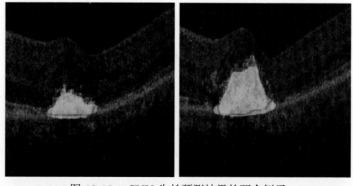

图 13-10　CNV 生长预测结果的两个例子

绿色区域表示 CNV 金标准 1，红线表示预测结果

表 13-1 将预测结果与金标准 1 比较所得的 **TPVF、FPVF 和 DSC** 值(单位:%)

患者编号	TPVF	FPVF	DSC
治疗组 T1	83.54	3.52	76.72
治疗组 T2	75.56	3.72	72.02
治疗组 T3	74.67	3.56	80.85
治疗组 T4	87.58	1.89	84.91
对照组 R1	79.51	2.89	80.24
对照组 R2	82.40	1.41	83.56
对照组 R3	65.63	0.12	76.24
平均	78.41	2.44	79.22

13.4 结　论

本章介绍了一种从时序数据中预测未来时间点的 CNV 状态的方法。该方法能够预测 CNV 在三维数据中的大小和位置,具有一定的开创性。这一方法在包含七个患者的 84 个 OCT 数据上进行了测试,其中患者分别采用了两种治疗方案。预测结果准确率用 DSC 表示,达到 79.22%。预测结果和手动标注的金标准之间的线性回归分析表明它们具有强相关性。因此该方法达到了较好的 CNV 预测效果。另外,根据每个时间点估计得到的 CNV 生长参数(图 13-9),可以分析每个患者对抗 VEGF 药物注射的特定反应。图中可见病人 T1、T2、T3、T4 和 R3 在连续三个月的治疗后对应的生长参数降低,而患者 R1、R2 对治疗反应不大。总而言之,该方法可为临床实践中治疗方案的制订提供有用信息。

该方法仍存在两个方面的局限性。首先,其准确性仍需在大规模数据集上进一步验证;其次,需要进一步改进图像预处理方法,包括配准和分割,以进一步提高预测准确率。

参 考 文 献

[1] Kwak N, Okamoto N, Wood J M, et al. VEGF is major stimulator in model of choroidal neovascularization[J]. Invest. Ophthalmol. Vis. Sci., 2000, 41(10): 3158-3164.

[2] Kubicka-Trzaska A, Wilańska J, Romanowska-Dixon B. Circulating antiretinal antibodies predict the outcome of anti-VEGF therapy in patients with exudative age-related macular degeneration[J]. Acta Ophthalmol., 2012, 90(1): 21-24.

[3] Huang D, Swanson E A, Lin C P, et al. Optical coherence tomography[J]. Science, 1991, 254(5035): 1178-1181.

[4] Drexler W, Fujimoto J G. State-of-the-art retinal optical coherence tomography[J]. Prog. Retinal Eye Res., 2008, 27(1): 45-88.

[5] Jaffe G J, Caprioli J. Optical coherence tomography to detect and manage retinal disease and glaucoma[J]. Am. J. Ophthalmol., 2004, 137(1): 156-169.

[6] Hee M R, Baumal C R, Puliafito C A, et al. Optical coherence tomography of age-related macular degeneration and choroidal neovascularization[J]. Ophthalmology, 1996, 103(8): 1260-1270.

[7] Rosenfeld P J, Fung A E, Lalwani G A. Visual acuity outcomes following a variabledosing regimen for ranibizumab (lucentistm) in neovascular AMD: The PrONTO study[J]. Invest. Ophthalmol. Vis. Sci., 2006, 47(13): 2958-2958.

[8] Bogunovic H, Abràmoff M D, Zhang L, et al. Prediction of treatment response from retinal OCT in patients with exudative age-related macular degeneration[C]//Proceedings of Ophthalmic Medical Image Analysis First International Workshop. Boston, MA, USA: University of Lowa, 2014: 129-136.

[9] Vogl W D, Waldstein S M, Gerendas B S, et al. Predicting macular edema recurrence from spatio-temporal signatures in optical coherence tomography images[J]. IEEE Trans. Med. Imaging, 2017, 36(9): 1773-1783.

[10] Zhu S, Shi F, Xiang D H, et al. Choroid neovascularization growth prediction with treatment based on reaction-diffusion model in 3-D OCT images[J]. IEEE J. Biomed. Health Inform., 2017, 21(6): 1667-1674.

[11] Guo X. Three dimensional moment invariants under rigid transformation[C]//Proceedings of International Conference on Computer Analysis of Images and Patterns. Budapest, Hungary, 1993, 719: 518-522.

[12] Shi F, Chen X, Zhao H, et al. Automated 3-D retinal layer segmentation of macular optical coherence tomography images with serous pigment epithelial detachments[J]. IEEE Trans. Med. Imaging, 2015, 34(2): 441-452.

[13] Chen X, Niemeijer M, Zhang L, et al. Three-dimensional segmentation of fluid-associated abnormalities in retinal OCT: Probability constrained graph-search-graph-cut[J]. IEEE Trans. Med. Imaging, 2012, 31(8): 1521-1531.

[14] Fang Q. Iso2Mesh: A 3D surface and volumetric mesh generator for MATLAB/ Octave[CP/OL]. 2010. http://iso2mesh.sourceforge.net/cgi-bin/index.cgi?Home.

[15] Fang Q, Boas D A. Tetrahedral mesh generation from volumetric binary and grayscale images[C]//Proceedings of the Sixth IEEE International Conference on Symposium on Biomedical Imaging: From Nano to Macro. Boston, USA, 2009: 1142-1145.

[16] Islam A E, Goel N, Mahapatra S, et al. Reaction-Diffusion Model[M]. New Delhi, India: Springer, 2015: 181-207.

[17] Chen X, Summers R M, Yao J. Kidney tumor growth prediction by coupling reaction-diffusion and biomechanical model[J]. IEEE Trans. Biomed. Eng., 2013, 60(1): 169-173.

[18] Wong K C L, Summers R M, Kebebew E, et al. Pancreatic Tumor Growth Prediction with Multiplicative Growth and Image-derived Motion[M]//Proceedings of International Conference on Information Processing in Medical Imaging. Sabhal Mor Ostaig, UK: Springer, 2015: 501-513.

[19] Lê M, Delingette H, Kalpathy-Cramer J, et al. Bayesian personalization of brain tumor growth model[C]//Proceedings of International Conference on Medical Image Comput-

ing and Computer-Assisted Intervention. Munich, Germany: Springer, 2015: 424-432.

[20] Friedman J, Hastie T, Tibshirani R. Additive logistic regression: A statistical view of boosting[J]. Ann. Stat., 2000, 28(2): 337-407.

[21] Bathe K J. Finite Element Method[M]. Oxford: Butterworth-Heinemann, 2000.

[22] Mohamed C D. Finite element modeling of brain tumor mass-effect from 3D medical images[C]//Proceedings of International Conference on Medical Image Computing and Computer-Assisted Intervention. Munich, Germany, 2015: 400-408.

[23] Hanhart A L, Gobbert M K, Izu L T. A memory-efficient finite element method for systems of reaction-diffusion equations with non-smooth forcing[J]. J. Comput. Appl. Math., 2004, 169(2): 431-458.

[24] Hoge C D, Biros G. An image-driven parameter estimation problem for a reaction-diffusion glioma growth model with mass effects[J]. J. Math. Biol., 2008, 56(6): 793-825.

[25] Mitchell M. An Introduction to Genetic Algorithms[M]. Cambridge: MIT Press, 1998.

缩略词对照表

2D CDL	2D conventional dictionary learning	二维传统字典学习法
3D-ASRC	3D adaptive sparse representation based compression	基于三维自适应稀疏表示的图像压缩
ADAD	absolute drusen area difference	玻璃膜疣面积绝对差异
AL	axial length	眼轴长度
AMAP	averaged maximum a posterior	平均极大后验法
AMD	age-related macular degeneration	年龄相关性黄斑变性
AO-OCT	adaptive optics OCT	自适应光学相干断层扫描
AO-SLO	adaptive optics SLO	自适应光学激光扫描检眼镜
AU	arbitrary units	无量纲单位
AUC	area under curve	曲线下的面积
AWGN	additive white Gaussian noise	加性高斯白噪声
BCVA	best corrected visual acuity	最佳矫正视力
BM	Bruch's membrane	布鲁赫膜
BM3D	block-matching and 3D filtering	块匹配和三维滤波
BRAO	branch retinal artery occlusion	视网膜动脉分枝阻塞
C/D	cup-to-disc ratio	杯盘比
CC	connecting cilia	连接纤毛
CFP	color fundus photograph	彩色眼底图像
ChCap	choriocapillaris	脉络膜毛细血管层
CI	confidence interval	置信区间
CIB	choroid inner boundary	脉络膜内边界
CLAHE	contrast-limited adaptive histogram equalization	对比度受限自适应直方图均衡法
CNR	contrast-to-noise ratio	对比噪声比
CNV	choroidal neovascularization	脉络膜新生血管
COB	choroid outer boundary	脉络膜外边界
COMP	coupled orthonormal matching pursuit	耦合正交匹配追踪
cpRNFL	circumpapillary retinal nerve fiber layer	视盘周围视网膜神经纤维层
CRAO	central retinal artery occlusion	视网膜中央动脉阻塞
CSC	central serous chorioretinopathy	中心性浆液性脉络膜视网膜病变

CSME	clinically significant diabetic macular edema	有临床意义的糖尿病性黄斑水肿
CVLSF	Chan-Vese method with local similarity factor	嵌入局部相似因子的区域活动轮廓模型
CWT	complex wavelet transform	双树复小波变换
DF	decay function	衰减函数
DL	dictionary learning	字典学习
DME	diabetic macular edema	糖尿病性黄斑水肿
DR	diabetic retinopathy	糖尿病性视网膜病变
DSC	Dice similarity coefficient	戴斯相似性系数
EDSS	expanded disability status scale	扩展残疾状态量表
ELM	external limiting membrane	外界膜
EM	expectation-maximization	期望最大化
EME	evaluation measure of enhancement	增强程度
ENL	equivalent number of look	等效外观指数
EP	edge preservation	边缘保真度
ERM	epiretinal membrane	视网膜前膜
ETDRS	early treatment diabetic retinopathy study	早期治疗糖尿病视网膜病变研究
EZ	ellipsoid zone	椭球区
FAF	fundus autofluorescence	眼底自发荧光
FD	fractal dimension	分形维数
FEM	finite element method	有限元法
FPVF	false positive volume fraction	假阳性体积分数
FSIM	feature similarity index measure	特征相似性指数
FTMH	full thickness macular hole	全层黄斑裂孔
GA	geographic atrophy	地图状萎缩
GCC	ganglion cell complex	神经节细胞复合体
GCL	ganglion cell layer	神经节细胞层
GLCM	grey-level co-occurrence matrix	灰度共生矩阵
HOG	histogram of gradient	梯度直方图
ICA	independent component analysis	独立成分分析
ICC	intraclass correlation coefficient	组内相关系数
ILM	internal limiting membrane	内界膜
INL	inner nuclear layer	内核层
IOD	interocular difference	眼间差异
IPL	inner plexiform layer	内丛状层
IS/OS	inner and outer segments	内外节
LBP	local binary pattern	局部二值模式
LPA-ICI	local polynomial approximation-intersection of confidence intervals	置信区间的局部多项式近似插值法

MANOVA	multivariate analysis of variance	多变量方差分析
MAP	maximum a posterior	最大后验概率
MDR	mild non-proliferative diabetic retinopathy	轻度非增殖性糖尿病视网膜病变
MS	multiple sclerosis	多发性硬化
MSBTD	multiscale sparsity based tomographic denoising	基于多尺度稀疏的层析图像去噪
MSR	mean-to-standard-deviation ratio	均值–标准差比
MTM	myopic traction maculopathy	高度近视牵引性黄斑病变
NA	numerical aperture	数值孔径
NCO	neural canal opening	神经脉管开口
OCT	optical coherence tomography	光学相干断层扫描
OCTA	optical coherence tomography angiography	光学相干扫描血管造影术
OMP	orthonormal matching pursuit	正交匹配追踪
ON	optic neuritis	视神经炎
ONH	optical nerve head	视神经乳头
ONL	outer nuclear layer	外核层
OPL	outer plexiform layer	外丛状层
PA	photoacoustic	光声
PCA	principle component analysis	主成分分析
PCV	polypoidal choroidal vasculopathy	息肉状脉络膜血管病变
PDR	proliferative diabetic retinopathy	增殖性糖尿病视网膜病变
PED	pigment epithelial detachment	视网膜色素上皮脱离
PGA	advanced primary open-angle glaucoma	晚期原发性开角型青光眼
PGE	early primary open-angle glaucoma	早期原发性开角型青光眼
PGM	moderate primary open-angle glaucoma	中期原发性开角型青光眼
PPG	pre-perimetric glaucoma	视野缺损前青光眼
PR	photoreceptor	光感受器
PSNR	peak signal-to-noise-ratio	峰值信噪比
PS-OCT	polarization sensitive OCT	偏振敏感光学相干断层扫描
PVD	posterior vitreous detachment	玻璃体后脱离
QCQP	quadratically constrained quadratic programming	二次约束二次规划
RAO	retinal artery occlusion	视网膜动脉阻塞
RNFL	retinal nerve fiber layer	视网膜神经纤维层
ROC	receiver operating characteristic	受试者工作特征

ROI	region of interest	感兴趣区域
RPE	retinal pigment epithelium	视网膜色素上皮
RSAP	restricted summed-area projection	受限区域和投影
RSVP	restricted summed-voxel projection	受限体素和投影
RVDR	relative volume difference ratio	相对体积差比率
RVO	retinal vein occlusion	视网膜静脉阻塞
SBSDI	sparsity based simultaneous denoising and interpolation	基于稀疏性的同步去噪和插值
SD-OCT	spectral domain OCT	谱域光学相干断层扫描
SE	spherical equivalent	等效球镜度数
SEAD	symptomatic exudates associated derangement	症状性渗出紊乱
SLO	scanning laser ophthalmoscope	激光扫描检眼镜
SNR	signal-to-noise ratio	信噪比
SOMP	simultaneous orthogonal matching pursuit	同步正交匹配追踪
SPN	sum-product network	和积网络
SS	signal strength	信号强度
SSIM	structural similarity	结构相似度
SS-OCT	swept source OCT	扫频光学相干断层扫描
SVM	support vector machine	支持向量机
SVP	summed-voxel projection	体素和全投影
TD-OCT	time domain OCT	时域光学相干断层扫描
THS	transform histogram shaping	变换直方图塑造法
TP	texture preservation	纹理保真度
TPVF	true positive volume fraction	真阳性体积分数
UBE	unsigned border error	无符号边界误差
VEGF	vascular endothelial growth factor	血管内皮生长因子
VM	Verhoeff's membrane	维尔赫夫膜
VMT	vitreomacular traction	玻璃体黄斑牵引
VOI	volume of interest	三维感兴趣区域